心血管疾病护理与康复

张光芳　等　主　编
刘建华　等　副主编

吉林科学技术出版社

图书在版编目（CIP）数据

心血管疾病护理与康复 / 张光芳等主编. -- 长春：
吉林科学技术出版社，2022.4
ISBN 978-7-5578-9430-6

Ⅰ．①心… Ⅱ．①张… Ⅲ．①心脏血管疾病－护理②
心脏血管疾病－康复 Ⅳ．①R473.5②R54

中国版本图书馆CIP数据核字（2022）第113609号

心血管疾病护理与康复

主　　编　张光芳　等
副 主 编　刘建华　等
出 版 人　宛　霞
责任编辑　许晶刚
封面设计　梁　晶
幅面尺寸　170mm×240mm　1/16
字　　数　320千字
印　　张　22
版　　次　2022年4月第1版
印　　次　2023年3月第1次印刷

出　　版　吉林科学技术出版社
发　　行　吉林科学技术出版社
地　　址　长春市福祉大路5788号
邮　　编　130118
发行部电话/传真　0431-81629529　81629530　81629531
　　　　　　　　　91629532　81629533　81629534
储运部电话　0431-86059116
编辑部电话　0431-86037574
印　　刷　三河市嵩川印刷有限公司

书　　号　ISBN 978-7-5578-9430-6
定　　价　48.00元

编委会

主　编

张光芳　肖　丽　王晓娟　李　霞
管文婷　李卫娜　曹亚馨

副主编

刘建华　孔德振　张丽丽　潘　晨
刘　廷　赵瑶瑶　王倩倩

目　　录

第一章　心脏概述 ……………………………………………… 1

　　第一节　心　脏 …………………………………………… 1
　　第二节　循环系统疾病病人常见症状体征的护理 ……… 9

第二章　心血管常用药物 …………………………………… 14

　　第一节　抗高血压药物 …………………………………… 14
　　第二节　抗心律失常药物 ………………………………… 19
　　第三节　抗凝血药物 ……………………………………… 22
　　第四节　抗心绞痛药 ……………………………………… 27
　　第五节　抗动脉粥样硬化药 ……………………………… 28
　　第六节　抗心功能不全药物 ……………………………… 30

第三章　心电图基础知识 …………………………………… 41

第四章　心律失常 …………………………………………… 49

　　第一节　概　论 …………………………………………… 49
　　第二节　缓慢性心律失常 ………………………………… 50
　　第三节　快速性心律失常 ………………………………… 57
　　第四节　心律失常病人的护理 …………………………… 64

第五章　高血压 ……………………………………………… 68

　　第一节　原发性高血压 …………………………………… 68
　　第二节　继发性高血压 …………………………………… 74
　　第三节　特殊类型的高血压 ……………………………… 76

第四节 高血压病人的护理……79

第六章 冠心病……83

第一节 概 述……83

第二节 稳定型心绞痛……87

第三节 不稳定型心绞痛……99

第四节 急性心肌梗死……101

第七章 心力衰竭……116

第一节 概 述……116

第二节 慢性心力衰竭……117

第三节 急性心衰……130

第八章 心肌病……134

第一节 扩张型心肌病……134

第二节 肥厚型心肌病……136

第三节 心肌炎……137

第四节 心肌疾病病人的护理……139

第九章 心包疾病……142

第一节 急性心包炎……142

第二节 心包积液及心脏压塞……143

第三节 缩窄性心包炎……144

第四节 心包疾病病人的护理……145

第十章 心脏瓣膜病……148

第一节 二尖瓣狭窄……148

第二节 二尖瓣关闭不全……151

第三节 主动脉瓣狭窄……153

第四节 主动脉瓣关闭不全 ……………………………………………154

第十一章 心脏重症患者护理 ……………………………………158

第一节 常用仪器设备安全使用 ………………………………158
第二节 CCU常用护理技术操作规范 …………………………161
第三节 心脏重症患者护理常规 ………………………………169
第四节 常见临床症状的相关护理常规 ………………………179

第十二章 床旁快检化验指标 …………………………………184

第一节 血气分析参数及临床意义 ……………………………184
第二节 "飞测"定量检测试剂项目参数 ……………………187

第十三章 循环系统常用诊疗技术及护理 ……………………189

第一节 心脏起搏治疗 …………………………………………189
第二节 心脏电复律 ……………………………………………194
第三节 心导管检查术 …………………………………………197
第四节 射频消融术 ……………………………………………199
第五节 心瓣膜病介入性治疗 …………………………………201
第六节 主动脉内球囊反搏术 …………………………………204
第七节 冠状动脉介入性诊断及治疗 …………………………206
第八节 先天性心血管病介入性治疗 …………………………212
第九节 经导管主动脉瓣置换术（TAVR）……………………215

第十四章 心脏康复 ……………………………………………219

第一节 心脏康复的概述 ………………………………………219
第二节 心脏早期康复与二级预防 ……………………………226
第三节 心肺康复的评估 ………………………………………243
第四节 心脏康复的护理 ………………………………………250

第十五章　护理研究…………………………………………………………272

　　第一节　护理学和护理研究的概念………………………………………272
　　第二节　护理研究的发展历史……………………………………………274
　　第三节　护理研究的基本过程……………………………………………281
　　第四节　临床护士能做什么研究…………………………………………286
　　第五节　护理研究中的伦理原则及学术诚信……………………………287
　　第六节　护理科研计划书（开题报告）的基本格式和撰写要点………297

第十六章　人文护理…………………………………………………………301

　　第一节　护理人文关怀概论………………………………………………301
　　第二节　护理人文关怀的方法……………………………………………316
　　第三节　基础护理操作中的人文关怀……………………………………331

参考文献………………………………………………………………………342

第一章　心脏概述

第一节　心　脏

一、循环系统的结构功能与疾病的关系

循环系统由心脏、血管和调节血液循环的神经体液组成。其主要功能是为全身各器官组织运输血液，通过血液将氧、营养物质等供给组织，并将组织产生的代谢废物运走，以保证人体新陈代谢的正常进行，维持生命活动。此外，循环系统还具有内分泌功能。

1．心脏

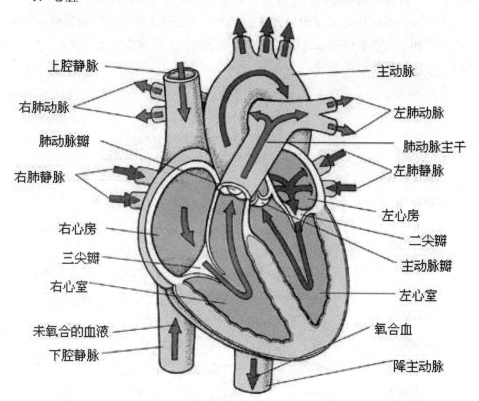

上腔静脉　　　　　　　　　　主动脉

右肺动脉　　　　　　　　　　左肺动脉

肺动脉瓣　　　　　　　　　　肺动脉主干

右肺静脉　　　　　　　　　　左肺静脉

右心房　　　　　　　　　　　左心房

三尖瓣　　　　　　　　　　　二尖瓣

右心室　　　　　　　　　　　主动脉瓣

未氧合的血液　　　　　　　　左心室

下腔静脉　　　　　　　　　　氧合血

　　　　　　　　　　　　　　降主动脉

图1-1　心脏结构示意图

1

（1）心脏结构：心脏是一个中空的器官，其内部分为左、右心房和左、右心室4个腔。左、右心房之间为房间隔，左、右心室之间为室间隔。左心房、左心室之间的瓣膜称二尖瓣，右心房、右心室之间的瓣膜称三尖瓣，两侧瓣膜均有腱索与心室乳头肌相连。左、右心室与大血管之间亦有瓣膜相隔，左心室与主动脉之间的瓣膜称主动脉瓣，右心室与肺动脉之间的瓣膜称肺动脉瓣。心壁可分为3层：内层为心内膜，由内皮细胞和薄结缔组织构成；中层为心肌层，心室肌远较心房肌厚，以左心室为甚；外层为心外膜，即心包的脏层，紧贴于心脏表面，与心包壁层之间形成一个间隙，称为心包腔，腔内含少量浆液，在心脏收缩和舒张时起润滑作用。感染累及心脏可发生心内膜炎、心肌炎、心包炎，当心包腔内积液量增多达一定程度时可产生心脏压塞的症状和体征。

（2）心脏传导系统：心脏有节律地跳动，是由于心脏本身有一种特殊的心肌纤维，具有自动节律性兴奋的能力。心脏传导系统包括窦房结、结间束、房室结、房室束、左右束支及其分支和普肯耶纤维（图1-2）。窦房结为心脏正常的起搏点，冲动在窦房结形成后，随即由结间通道和普通心房肌传递，抵达房室结及左心房，冲动在房室结内传导速度极为缓慢，抵达房室束后传导速度加快，束支及普肯耶纤维的传导速度均极为快捷，使全部心室肌几乎同时被激动，完成1次心动周期。当心脏传导系统的自律性和传导性发生异常改变或存在异常传导组织时，可发生各种心律失常。

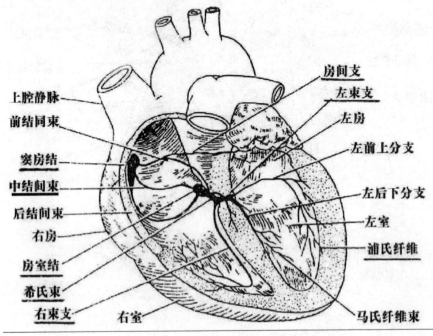

图1-2　心脏传导系统示意图

（3）冠状动脉：心脏的血液供应来自左、右冠状动脉。左冠状动脉主干很短，随即分为前降支和回旋支，前降支及其分支主要分布于左室前壁、前乳头肌、心尖、室间隔前2/3、右室前壁一小部分；回旋支及其分支主要分布于左房、左室侧壁、左室前壁一小部分、左室后壁的一部分或大部分及窦房结（约40％的人右冠状动脉一般分布于右房、右室前壁大部分、右室侧壁和后壁的全部、左室后壁的一部分及室间隔的后1/3，包括房室结（约93％的人）和窦房结（约60％的人。当冠状动脉中的某一支血管发生慢性闭塞时，其他两支血管有可能通过侧支形成来维特其分布区心肌的血供，但侧支形成的能力受自身和外界多种因素的影响，个体差异很大。当冠状动脉的一支或多支发生狭窄甚至阻塞而侧支循环尚未建立时，则可造成相应供血区域的心肌发生缺血性改变或坏死（图1-3）。

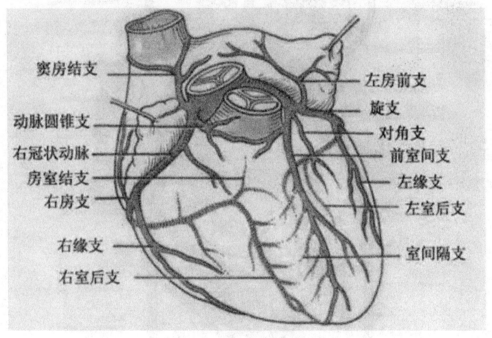

图1-3 冠状动脉示意图

2. 血管 血管分动脉、毛细血管和静脉3类。动脉的主要功能为输送血液到器官组织，其管壁含平滑肌和弹性纤维，能在各种血管活性物质的作用下收缩和舒张，影响局部血流量，改变血流阻力，故又称"阻力血管"。毛细血管是人体进行物质及气体交换的场所，故称其为"功能圈"。

3. 血液循环 人体的血液循环分为体循环和肺循环。血液由左心室泵出，经主动脉及其分支到达全身毛细血管，再通过各级静脉，最后经上、下腔静脉返回右心房，此为体循环。血液由右心室泵出，经肺动脉及其分支到达肺泡毛细血管，再经肺静脉进入左心房，此为肺循环（图1-4）。房间隔、室间隔结构完整及心脏瓣膜结构与功能正常，方能保证血液朝一个方向流动，防止出现血液反流或分流。炎症、退行性改变等原因可引起瓣膜粘连、挛缩、钙化、僵硬，导致瓣口狭窄和（或）关闭不全，胚胎期发育异常造成间隔缺损等，均可引起血流动力学障碍。

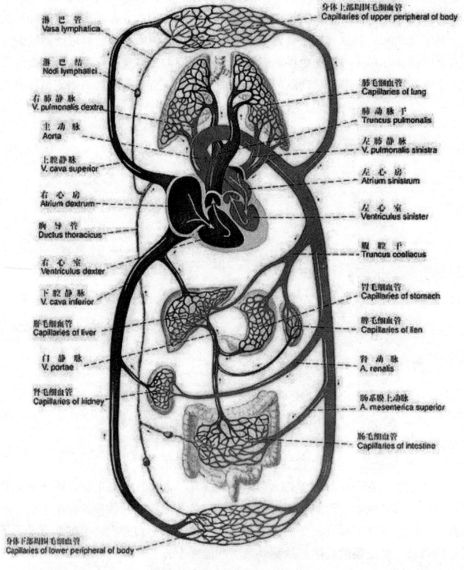

图1-4　人体血液循环示意图

4. 调节循环系统的神经—体液

（1）调节循环系统的神经：主要包括交感神经和副交感神经。当交感神经兴奋时，通过肾上腺素能 a 和受体，使心率加快，心肌收缩力增强，外周血管收缩，血管阻力增加，血压升高。当副交感神经兴奋时，通过乙酰胆碱能受体，使心率减慢，心肌收缩力减弱，外周血管扩张，血管阻力减小，血压下降。

（2）调节循环系统的体液因素，如肾素-血管紧张素-醛固酮系统、血管内皮因子、某些激素和代谢产物等。肾素-血管紧张素-醛固酮系统是调节钠钾平衡、血容量和血压的重要因素。血管内皮细胞生成的收缩物质，如内皮素、血管收绪因子等具有收缩血管作用；内皮细胞生成的舒张物质，如前列环素、一氧化氮等具有扩张血管作用。这两类物质的平衡对维持正常的循环功能起重要作用。

二、心血管病的分类

1. **按病因分类** 根据致病因素可将心血管病分为先天性和后天性两类。先天性心血管病为心脏、大血管在胚胎期发育异常所致，如动脉导管未闭、房间隔缺损、室间隔缺损、法洛四联症等。后天性心血管病为出生后心脏、大血管受外界因素或机体内在因素作用而致病，如冠状动脉粥样硬化性心脏病、风湿性心脏瓣膜病、原发性高血压、肺源性心脏病、感染性心内膜炎、甲状腺功能亢进性心脏病、贫血性心脏病等。

2. **按病理解剖分类** 不同病因的心血管病可同时或分别引起心内膜、心肌、心包或大血管具有特征性的病理解剖变化。按病理解剖可分为心内膜病（心内膜炎、心瓣膜狭窄或关闭不全等、心肌病（心肌炎症、肥厚、缺血、坏死等）、心包疾病（心包炎症、积液、缩窄等）、大血管疾病（动脉粥样硬化、夹层分离、血栓形成或栓塞、血管炎症等）。

3. **按病理生理分类** 按不同心血管病引起的病理生理变化可分为心力衰竭、心律失常、心源性休克、心脏压塞等。

在诊断心血管病时，需将病因、病理解剖和病理生理分类诊断先后列出。例如诊断风湿性心脏瓣膜病时要列出：风湿性心脏瓣膜病（病因）；二尖瓣狭窄伴关闭不全（病理解剖）；心房颤动，心功能 N 级（病理生理）。

三、护理评估

在全面收集病人主、客观资料的基础上，对循环系统疾病病人进行护理评估时应着重注意如下内容：

1. 病史

（1）患病及诊治经过：患病的起始情况和时间，有无明显诱因，主要症状及其特点（如出现的部位、性质、严重程度、持续时间、发作频率、加重或缓解因素），有无伴随症状，是否呈进行性加重，有无并发症。既往检查结果、治疗经过及效果。是否遵从医嘱治疗，包括药物治疗（如药物种类、剂量和用法）和非药物治疗（如心衰和高血压病人能否遵从低盐饮食）。

（2）目前状况：目前的主要不适及病情变化，对日常活动、饮食、睡眠、大小便有无影响，体重、营养状况有无改变。

（3）相关病史：病人有无与心血管病相关的疾病，如糖尿病、甲亢、贫血、风湿热、系统性红斑狼疮等，是否已进行积极的治疗，疗效如何。病人直系亲属中有无与遗传相关的心血管病，如肥厚型心肌病、原发性高血压、冠心病等。

（4）心理-社会状况

1）病人角色：病人对疾病的性质、过程、预后及防治知识的了解程度。患病对病人生活、工作或学习的影响。病人是否能活应角色转变，正确应对。

2）心理状况：有无焦虑、恐惧、抑郁、悲观等心理反应及其严重程度。在患病急性期，病人常因疾病引起的严重症状如呼吸困难、心悸、晕厥、疼痛伴濒死感而产生恐惧；在康复期，部分病人常由于疾病带来生活上的限制、病情的反复、职业的改变或提前退休、在家中角色地位的改变、家人过分保护等因素而感到自尊受到威胁，进而产生自卑、抑郁、悲观等负性情绪，还可能因担心心脏介入手术风险及效果而焦虑。

3）性格特征：评估病人是否容易出现情绪激动、精神紧张。研究证实，A型性格是冠心病、原发性高血压的危险因素之一。此外，情绪徹动和精神紧张也是引起心绞痛发作、心衰加重、血压升高的常见诱因之一。

4）社会支持系统：应评估病人的家庭成员组成，家庭经济状况，文化、教育背景，对病人所患疾病的认识，对病人的关心和支持程度。病人工作单位所能提供的支持，有无医疗保障。病人出院后的就医条件，居住地的社区保健资源等。

5）生活史

①个人史：评估病人的居住地在城市还是农村，居住条件是宽败、干燥、还是拥挤、潮湿、有无充足的阳光；从事的职业是脑力劳动还是体力劳动，是否需要高度集中注意力或久坐少动。原发性高血压、冠心病多见于城市居民和脑力劳动者，风湿性心脏瓣膜病则在农村较常见，在住房拥挤、环境潮湿的居民中发病率明显增高。

②生活方式：评估病人是否经常摄入高热量、高胆固醇、高脂肪、含盐或含咖啡因过多的食物，是否经常暴饮暴食。这些因素往往是某些心血管疾病（如冠心病、高血压）的危险因病人排尿有无异常，有无定时排便的习惯，有无便

秘。日常生活是否有规律，生活自理的程度如何。是否有规律地进行体育锻炼，主要的运动方式及运动量。有无烟酒嗜好，每天吸烟、饮酒的量及持续年限，是否已戒烟酒。

2. 身体评估

（1）一般状态：①生命体征：生命体征评估对于判断心血管病病人病情具有重要意义。如感染性心内膜炎病人常有体湿升高；房颤病人脉搏短绌；奇脉是心脏压塞的表现之一；心源性呼吸困难病人发生呼吸频率、节律及深度的变化；高血压病人血压有不同程度的开高，主动脉瓣关闭不全病人脉压增大。②面容与表情：心绞痛、心肌梗死时病人常表情痛苦；二尖瓣狭窄病人可出现"二尖瓣面容"。③体位：是否能平卧，严重心力衰竭的病人常取半卧位或端坐位。④营养状况：难治性心衰病人常因长期食欲下降而消瘦，部分高血压、冠心病病人体型肥胖。

（2）皮肤黏膜：皮肤贴膜的颜色、温度和湿度，有无发绀，有无身体低重部位水肿。

（3）肺部检查：注意有无干、湿啰音，啰音的部位，与体位变化的关系；是否伴有胸腔积液征。两侧肺底湿啰音常见于左心衰竭肺淤血病人。

（4）心脏血管检查：有无心前区隆起。心尖搏动的位置和范围是否正常，有无震颤和心包摩擦感。叩诊心界的大小和位置是否正常。听诊心率快慢，心律是否整齐，心音有无增强或减弱，有无奔马律及心包摩音，各瓣膜区有无病理性杂音，有无心包摩擦音。是否有颈静脉充盈或怒张等。

（5）腹部检查：有无腹水征及肝颈静脉反流征。

3. 实验室及其他检查

（1）血液检查：如血常规、电解质、血脂、血糖、脑钠肽、心肌坏死标志物、肝肾功能、血培养、血气分析等。不仅有利于了解循环系统疾病的危险因素，协助病因诊断，还有助于病情严重程度和病程演变的判断，了解治疗效果。

（2）心电图检查：包括普通心电图、动态心电图、运动心电图、遥测心电图、食管心电图、起搏电生理、心室晚电位和心率变异性分析等。下面着重介绍常用的前三种。

（3）心电图（electrocrdogram，ECG）：是循环系统疾病病人最常用的无创性检查之一，是诊断心律失常和急性心肌梗死的重要手段，还可用于电解质紊乱、房室肥大的判断。检查时要求病人仰卧，双臂与躯干平行，平静呼吸，避免紧张，防止产生干扰波形而影响分析。

（4）动态心电图（dynamic electrocardiogram，DCG）：又称Holter心电图（Holter ECG monitoring），能记录受检者连续24小时甚至更长时间内日常生活或工作状态下的心电信号。动态电图可提供以下信息：①心率，包括24小时平均心率、最快和最慢心率；②心律失常的类型、发作时间；③心脏停搏的持续时间、次数；④心电图的波形改变，如ST段抬高或下移；⑤心电图改变发生的时间，病人当时的活动状况及伴随症状。根据动态心电图资料，可了解临床症状（如心悸、晕厥、胸痛）与心电图变化之间的关系，有助于分析和寻找这些症状的原因。检查前应告诉病人，为取得可靠资料，应将自己24小时内的活动情况、出现的症状按时间顺序做好记录；若出现电极片脱落，及时告诉医护人员进行更换。

（5）运动心电图（exercise electrocardiography）：可用于早期冠心病的诊断和心功能的评价。目前临床上常采用的运动方式是平板或踏车运动，这两种运动试脸的主要优点是可根据受试者个人的情况，达到其本人的亚极量或极量负荷，符合运动试验的原理和要求，结果比较可靠。检查前应向病人讲明此检查的目的及如何进行运动；嘱病人试验前3小时禁食、禁烟，衣着要适于运动；由于某些药物可影响运动时的心率和血压变化，使试验结果的分析复杂化，应在医师指导下决定是否停用这些药物。运动试验结束后应注意观察血压、心率和心电图变化至少10—15分钟，确保安全后方可离开。

（6）动态血压监测（ambulatoey blood pressare moaitoring，ABPM）：采用特殊血压测量和记录装置，按设定的时间间隔测量并记录24小时的血压，以了解不同生理状态下血压的波动变化。主要观察指标有24小时平均血压、昼夜变化规律及血压波动情况、夜间平均血压等。正常人24小时血压白昼高、夜间低，血压值分布趋势图呈勺形。部分高血压病人的血压趋势图呈非勺形或反勺形。动态血压监测对轻型高血压、阵发性高血压和假性高血压的检测具有重要意义，还可用来评价降压药的效果，有助于选择合理的剂量和用法，维持平稳的降压效应。

（7）心脏影像学检查

1）超声心动图（echocardiogrphy）：包括 M 型超声心动图、二维超声心动图、彩色多普勒血流显像、经食管超声心动图、冠状动脉内超声等。可用于了解心脏结构、心内或大血管内血流方向和速度、心瓣膜的形态和活动度、瓣口面积、心室收缩和舒张功能、左心房血栓、粥样硬化斑块的性质等情况。

2）x线胸片：可显示心脏、大血管的外形。二尖瓣型心脏常见于二尖瓣狭窄，主动脉型心脏常见于高血压、主动脉瓣关闭不全，普遍增大型心脏常见于全心衰竭、心肌病。肺循环影像有助于先天性心脏病、肺动脉高压、肺淤血和肺水肿的诊断。

3）心脏 CT：常规CT主要用于心包疾病和肺动脉栓塞等病变的临床诊断。

近年来冠状动脉CT造影（CTA）发展迅速，逐渐成为评估冠状动脉粥样硬化的有效无创成像方法，是筛选和诊断冠心病的重要手段。

4）MR检查：对心肌病、心包疾病、主动脉瘤、主动脉夹层及大动脉炎的诊断具有较大价值。采用延迟增强技术可定量测定心肌瘢痕面积，识别存活心肌。

5）放射性核素检查（radlonucbde eramination）：目前临床上应用较多的是心肌灌注显像和正电子发射体层显像（PET）心肌各部位放射性物质聚集的多少与该部位冠状动脉血液灌注量呈正相关，局部心肌缺血、细胞坏死及瘢痕形成表现为故射性稀疏区或缺损，运动或药物负荷可提高诊断的敏感性，主要用于评价心肌缺血的范围和严重程度，了解冠状动脉血流和侧支循环情况，检测存活心肌等。

（8）心导管术和血管造影：经外周血管，采用经皮穿刺技术，在 X 线透视下，将特制的导普送入右心或左心系统或分支血管内，测量不同部位的压力、血氧饱和度，测定心功能，记录心内局部电活动或注射造影剂显示心脏和血管图像，可获得准确的诊断资料。

第二节　循环系统疾病病人常见症状体征的护理

一、心源性呼吸困难

心源性呼吸困难（eardiogenic dypnea）指各种心血管疾病引起的呼吸困难。最常见的病因是左心衰竭引起的肺淤血，亦见于右心衰竭、心包积液、心脏压塞时。心源性呼吸困难常表现为：

1. 劳力性呼吸困难：在体力活动时发生或加重，休息后缓解或消失，常为左心衰竭最早出现的症状。系因运动使回心血量增加，加重了肺淤血。开始多发生在较重体力活动时，休息后缓解，随着病情进展，轻微体力活动时即可出现。引起呼吸困难的体力活动类型包括上、步行、穿衣、洗漱、吃饭、讲话等。②夜间阵发性呼吸困难：是心源性呼吸困难的特征之一。即病人在夜间入睡后因突然胸闷、气急而憋醒，被迫坐起，呼吸深快。轻者数分钟至数十分钟后症状逐渐缓解，重者可伴有咳嗽、咳白色泡沫痰、气喘、发绀、肺部哮鸣音，称为"心源性哮喘"。其发生机制包括：平卧位时回心血量增加，肺淤血加重；横膈高位，肺活量减少；夜间迷走神经张力增高，小支气管收缩等。③端坐呼吸：为严重肺淤血的表现，即静息状态下病人仍觉呼吸困难，不能平卧。依病情轻重依次可表现为被迫采取高枕卧位、半坐卧位、端坐位，甚至需双下肢下垂。

【护理评估】

1. 病史评估呼吸困难发生的缓急、时间、特点、严重程度，能否平卧，夜间有无憋醒，何种方法可使呼吸困难减轻，是否有咳嗽、咳痰、乏力等伴随症状，痰液的性状和量。对日常生活和活动耐力的影响，大小便是否正常，病人是否有精神紧张、焦虑不安甚至悲观绝望。

2. 身体评估包括呼吸频率、节律、深度，脉搏，血压，意识状况，体位，面容与表情，皮肤黏膜有无发绀。双肺是否可闻及湿啰音或哮鸣音，啰音的分布是否可随体位而改变。心脏有无扩大，心率、心律、心音的改变，有无奔马律。

3. 实验室及其他检查评估血氧饱和度（SaO_2）和血气分析结果，判断病人缺氧程度及酸碱平衡状况。X线胸片有助于判断肺淤血、肺水肿或肺部感染的严重程度，有无胸腔积液或心包积液。

【常用护理诊断/问题】

1. 气体交换障碍与肺淤血、肺水肿或伴肺部感染有关。

2. 活动无耐力与呼吸困难所致能量消耗增加和机体缺氧状态有关。

【目标】

1. 病人呼吸困难减轻或消失，发绀减轻，肺部湿啰音减少或消失，血氧饱和度和血气分析结果恢复正常。

2. 主诉活动耐力逐渐增加，活动时心率、血压正常，无明显不适。

【护理措施及依据】

1. 气体交换障碍

（1）休息与体位：病人有明显呼吸困难时应卧床休息，以减轻心脏负荷，利于心功能恢复。劳力性呼吸困难者，应减少活动量，以不引起症状为度。对夜间阵发性呼吸困难者，应给予高枕卧位或半卧位，加强夜间巡视。对端坐呼吸者，可使用床上小桌，让病人扶桌休息，必要时双腿下垂。注意病人体位的舒适与安全，可用枕或软垫支托肩、臂、骶、膝部，以避免受压，必要时加用床栏防止坠床。应保持病室安静、整洁，利于病人休息，适当开窗通风，每次15～30分钟，但注意不要让风直接对着病人。病人应衣着宽松，盖被轻软，以减轻憋闷感。

（2）氧疗：对于有低氧血症者，纠正缺氧对保护心脏功能、减少缺氧性器官功能损害有重要的意义。氧疗方法包括鼻导管吸氧、面罩吸氧、无创正压通气吸氧等。

（3）控制液体入量：病人24小时内液体入量控制在1500ml内为宜。

（4）心理护理：呼吸困难病人常因影响日常生活及睡眠而心情烦躁、痛苦、焦虑。应与家属一起安慰鼓励病人，帮助树立战胜疾病的信心，稳定病人情绪，以降低交感神经兴奋性，有利于减轻呼吸困难。

（5）病情监测：密切观察呼吸困难有无改善，发绀是否减轻，听诊肺部湿啰音是否减少，监测SaO_2、血气分析结果是否正常等。若病情加重或SaO_2降低到94%以下，立即报告医生。

2．活动无耐力

（1）评估活动耐力：评估病人心功能状态，判断活动受限程度。了解病人过去和现在的活动型态，确定既往活动的类型、强度、持续时间和耐受力，判断病人恢复以往活动型态的潜力。

（2）制订活动目标和计划：与病人及家属一起确定活动量和持续时间，循序渐进增加活量。病人可遵循卧床休息—床边活动—病室内活动—病室外活动—上下梯的活动步骤。根据病人身体状况和活动时的反应，确定活动的强度、持续时间和频度。当病人活动耐力有所增加时适当给予鼓励，增强病人信心。

（3）监测活动过程中反应：若病人活动中出现明显心前区不适、呼吸困难、头晕眼花、面色苍白、极度疲乏时，应停止活动，就地休息。若休息后症状仍不缓解应报告医生，协助处理。

（4）协助和指导病人生活自理：病人卧床期间加强生活护理，包括饮食护理、皮肤与口腔护理等。进行床上主动或被动的肢体活动，以保持肌张力，预防下肢静脉血栓形成。在活动耐力可及的范围内，鼓励病人尽可能生活自理。教育家属对病人生活自理给予理解和支持，避免病人养成过分依赖的习惯。护士还应为病人的自理活动提供方便和指导：抬高床头，使病人容易坐起；利用床上小桌，让病人可以坐在床上就餐；指导病人使用病房中的辅助设备如床栏杆、椅背、扶手等，以节省体力和保证安全；将经常使用的物品放在病人容易取放的位置；教给病人保存体力、减少氧耗的技巧，如以均衡的速度进行自理活动或其他活动，在较长活动中穿插休息，有些自理活动如刷牙、洗脸等可坐着进行。

（5）出院指导：出院前根据病人病情及居家生活条件如居住的层、卫生设备条件以及家庭支持能力等进行活动指导；指导病人在职业、家庭、社会关系等方面进行必要的角色调整。

【评价】

1．病人呼吸困难减轻或消失，夜间能平卧入睡，发绀消失，肺部无啰音，血氧饱和度和血气分析恢复正常。

2．能根据自身耐受能力，完成活动计划，主诉活动耐力增加，活动时无明显不适且心率、血压正常。

二、心源性水肿

心源性水肿（cardiogenic edema）指心血管病引起的水肿。最常见的病因是右心衰竭。其发生机制主要是：（1）有效循环血量不足，肾血流量减少，肾小球滤过率降低，继发性醛固酮分泌增多，水钠潴留；（2）体循环静脉压增高，毛细血管静水压增高，组织液回吸收减少；（3）淤血性肝硬化导致蛋白质合成减少、胃肠道淤血导致食欲下降及消化吸收功能下降，继发低蛋白血症，血浆胶体渗透压下降。心源性水肿的特点是下垂性、凹陷性水肿，常见于卧床病人的腰骶部、会阴或阴囊，非卧床病人的足踝、胫前。重者可延及全身，甚至出现胸腔积液、腹水。此外，病人还可伴有尿量减少、近期体重增加等。

三、胸痛

多种循环系统疾病可导致胸痛，常见病因包括各种类型的心绞痛、急性心肌梗死、梗阻性肥厚性心肌病、急性主动脉夹层、急性心包炎、心血管神经症等，其特点见表1-1。

表1-1　几种常见胸痛特点比较

病因	特点
稳定型心绞痛	多位于胸骨后，量发作性压榨样痛，于体力活动或情绪激动时诱发，休息或含服硝酸甘油后可缓解
急性心肌梗死	疼痛多无明显诱因，程度较重，持续时间较长，可伴心律、血压改变，含服硝酸甘油多不能缓解
梗阻性肥厚型心肌病	含服硝酸甘油无效甚至加重
急性主动脉夹层	可出现胸骨后或心前区撕裂样剧痛或烧灼痛，可向背部放射
急性心包炎	疼痛可因呼吸或咳嗽而加剧，呈锐痛，持续时间较长
心血管神经症	可出现心前区针刺样疼痛，但部位常不固定，与体力活动无关，且多在休息时发生，伴神经衰弱症状

四、心悸

心悸（palpitation）是一种自觉心脏跳动的不适感。常见的病因有：心律失常，如心动过速、心动过缓、期前收缩、心房扑动或颤动等；心脏搏动增强，如各种器质性心血管病（如二尖瓣、主动脉瓣关闭不全）及全身性疾病（如甲亢、贫血）；心血管神经症。此外，生理性因素如健康人剧烈运动、精神紧张或情绪激动、过量吸烟、饮酒、饮浓茶或咖啡，应用某些药物如肾上腺素、阿托品、氨茶碱等可引起心率加快、心肌收缩力增强而致心悸。心悸严重程度并不一定与病情成正比。初次、突发的心律失常，心悸多较明显；慢性心律失常者，因逐渐适应可无明显心悸；紧张、焦虑及注意力集中时心悸更明显。心悸一般无危险性，但少数由严重心律失常所致者可发生猝死，因此需要对其原因和潜在危险性作出判断。

五、心源性晕厥

心源性晕厥（cardiogenic syncope）系因心排血量骤减、中断或严重低血压而引起脑供血骤然减少或停止而出现的短暂意识丧失，常伴有肌张力丧失而跌倒的临床征象。近乎晕厥指一过性黑蒙，肌张力降低或丧失，但不伴意识丧失。一般心脏供血暂停3秒以上即可发生近乎晕厥；S秒以上可发生晕厥；超过10秒可出现抽搐，称阿—斯综合征（Adams-Stokes syndrome）。心源性晕厥的常见病因包括严重心律失常（如病窦综合征、房室传导阻滞、室性心动过速）和器质性心脏病（如严重主动脉瓣狭窄、梗阻性肥厚型心肌病、急性心肌梗死、急性主动脉夹层、心脏压塞、左房黏液瘤）。晕厥发作时先兆症状常不明显，持续时间甚短。大部分晕厥病人预后良好，反复发作的晕厥系病情严重和危险的征兆。

第二章　心血管常用药物

第一节　抗高血压药物

一、利尿剂

【作用机制】通过排钠排水减轻心脏的容量负荷，对缓解淤血症状，减轻水肿有十分显著的效果，是治疗心衰最有效的药物。

【适应症】高血压病、心力衰竭、水肿

【禁忌症】痛风、肾功能不全

【临床常用药物】

1. 保钾利尿剂：安体舒通、氨苯蝶啶、阿米洛利

2. 噻嗪类利尿剂：氢氯噻嗪

3. 袢利尿剂：呋塞米、托拉塞米

【副作用】

1. 电解质紊乱：特别是低钾、低钠、低氯、低钙、低镁

2. 血压下降

3. 血尿酸升高

4. 糖耐量降低

5. 代谢紊乱

【注意事项】

1. 利尿药类降压药物的作用缓和，服药后2～3周药效达高峰，如配合其他降压药，降压作用在1周内即很明显，利尿药与其他降压药物合用时能增强合用降压药物的降压效应，将来最有可能作为其他降压药物的"增敏"药使用。

2. 目前利尿药在降压治疗中建议使用小剂量，多和其他降压药物合用。

3. 使用利尿剂期间病人不可过度限钠，也不可高钠摄入，一般中度限钠，每天5～8克即可。适量补钾，每天1～3克，或合并使用保钾利尿剂。鼓励多吃富含钾的食物及水果，如芹菜，香蕉，桔汁等。

4. 氢氯噻嗪在剂量超过25mg/d时效应不再增加，氢氯噻嗪12.5～25mg/d对血糖及血脂无不利影响，而每日用量超过50mg可能增加不良反应。其适应人群

是：合并心力衰竭、老年人、单纯收缩期高血压人群。痛风患者不建议使用；使用的过程中应注意低血钾的发生；妊娠妇女慎用。

5. 袢利尿药如呋塞米、托拉塞米、其适应人群是合并心力衰竭和肾功能不全的患者。

6. 醛固酮受体拮抗剂如螺内酯，其适应人群是充血性心力衰竭、心肌梗死后的患者，但是使用过程中应注意高血钾。

二、β受体阻滞剂

【作用机制】

抗高血压的作用机制：阻滞B受体，降低心输出量，降低肾素活性，从而降低血压。

治疗心衰的作用机制：负性肌力作用，对抗交感神经兴奋性。

抗心绞痛作用机制：降低心率和减弱心肌收缩力，减少心肌耗氧量，缓解心绞痛。

【适应症】各种程度的高血压病、多种心血管疾病、心律失常。

【禁忌症】心动过缓或Ⅱ～Ⅲ度房室传导阻滞、哮喘急性发作、急性心力衰竭期等患者禁用。

【副作用】头晕、心动过缓，低血压、倦怠、嗜睡、疲乏、抑郁、加重支气管哮喘、加重低血糖反应、对血脂有影响。

【临床常用药物】阿替洛尔、倍他乐克、比索洛尔、拉贝洛尔。

【用法与用量】从小剂量开始，12.5mg/d，2～4周剂量加倍，须长期应用，一般>3个月才能改善心功能，4～12个月延缓和降低心肌重构。停药时应逐渐减量，以免引起反弹，一般减量维持7～10天，然后停药。

【注意事项】

1. β受体阻滞剂适应人群是冠心病、心绞痛、心肌梗死、心力衰竭、快速心律失常。基础心率快的患者或使用钙拮抗剂致心率过快的患者合用此类药物较好。

2. 高交感激活的患者，如精神紧张、容易激动或肥胖的患者都是较好的应用人群。

3. 长期使用β受体阻滞剂类药物后不能突然停药，而应逐渐减量后停用，否则可引起药物的反跳作用，导致血压反跳性升高，并可能诱发冠心病患者发生心绞痛或心肌梗死。

4. β受体阻滞剂和利尿药是经典的降压药物，众多安慰剂对照研究证实这两类药物能够降低高血压患者心血管疾病的发病率及死亡率。

5. 临床试验同样证实了β受体阻滞剂能够降低心肌梗死患者再发心肌梗死的发生率以及死亡率，是已确诊的冠状动脉粥样硬化性心脏病患者的一线治疗药物。

三、血管紧张素转换酶抑制剂（ACEI）

【作用机制】

1. 抗高血压的作用机制：抑制周围和组织的血管紧张素转换酶，使血管紧张素II生成减少，同时抑制激肽酶使缓激肽降解减少，降低周围血管阻力和减低血压，从而达到降压作用。

2. 治疗心衰的作用机制：抑制肾素血管紧张素系统，抑制交感神经系统，在改善和延缓心室重塑中起关键作用。

【适应症】原发性高血压、肾性高血压、心力衰竭。

【禁忌症】高血钾、妊娠、双侧肾动脉狭窄。

【副作用】咳嗽、体位性低血压、血管神经性水肿、血钾升高。

【临床常用药物】

1. 短效：卡托普利（巯甲丙脯酸）

2. 中效：依那普利（依那林）

3. 长效：苯那普利（洛汀新）、培哚普利、雅施达等。

【临床应用】

1. 适用于各型高血压，降压时不伴有反射性心率加快；

2. 长期应用不易引起电解质紊乱和脂质代谢障碍；

3. 防止和逆转高血压患者血管壁的增厚和心肌肥大；

4. 改善高血压患者的生活质量，降低死亡率。

5. 迄今此类药物已有20多个品种，已公认为一线抗高血压药物之一。单用疗效不佳时可与利尿剂、钙拮抗剂合用。

6. 常用于伴有心衰、糖尿病、高血脂老年性中、重度高血压，但肾功能不全、妊娠高血压慎用。

【使用注意事项】

1. 妊娠、高血钾、双肾动脉狭窄是其绝对禁忌证。

2. 怀孕6～9个月时应用可引起羊水过少、新生儿无尿、颅骨发育不全、肺发育不全和（或）胎儿或新生儿死亡。

3. 刺激性干咳是ACEI常见的不良反应，其发生率估计在0～44%，亚洲人群较西方人群发生率高；血管神经性水肿，发生率较低，可发生嘴、舌头和上呼吸道的特异性改变以及肠道的血管性水肿。

4．ACEI及ARB类药物的最大优势是在降压同时，脏器保护的证据最多。因此，也是近年来选择较多的降压药物。

5．另外，噻嗪类利尿药可以预防ACEI引起的高钾血症，而ACEI则可改善利尿药引起的糖耐量减低。因此，ACEI和噻嗪类利尿药构成了一对理想的、具有协同作用的组合。

四、血管紧张素 II受体阻滞剂（ARB）

【作用机制】主要是通过阻滞组织的血管紧张素 II受体亚型AT1，更充分有效地阻断血管紧张素 II的水钠潴留、血管收缩与组织重构作用。其余同ACEI类。

【临床常用药物】氯沙坦、缬沙坦、坎地沙坦

【使用注意事项】

1．ARB类药物其适应人群是2型糖尿病肾病，蛋白尿、糖尿病微量蛋白尿、左心室肥厚、服用ACEI发生咳嗽者。绝对禁忌证同ACEI类药物。

2．2007 ESH/ESC高血压指南将ARB的强适应证增加至8种：即心力衰竭、心肌梗死后、糖尿病肾病、蛋白尿/微量蛋白尿、左室肥厚、房颤、代谢综合征、ACEI导致咳嗽。

3．ACEI及ARB类药物的最大优势是在降压同时，脏器保护的证据最多。因此，也是近年来选择较多的降压药物。

五、钙拮抗剂

【作用机制】钙离子是心肌和血管平滑肌兴奋-收缩偶联中的关键物质。钙拮抗剂能抑制细胞外钙离子的内流，使心肌和血管平滑肌细胞内缺乏足够的钙离子，导致心肌收缩力减弱，心率减慢，同时血管松弛，血压下降，因而减少心肌耗氧量。

【临床应用】

1．心绞痛：变异型、稳定型和不稳定型心绞痛；

2．心律失常；

3．高血压；

4．肥厚性心肌病；

5．脑血管疾病；

6．其他：心肌缺血、动脉粥样硬化等。

【临床常用药物】

1. 双氢吡啶类：如硝苯地平，非洛地平，氨氯地平等，其适应人群是老年高血压、合并周围血管病、妊娠女性、单纯收缩期高血压、合并心绞痛或颈动脉粥样硬化的患者。此类药物降压效果好、禁忌证少、不良反应较少，主要是扩血管作用引起的，如头痛、面部潮红、踝部水肿、反射性心率加快等，有些患者还可能出现面部的水肿。因此，正在服用钙拮抗剂的患者如果出现心悸、面部或踝部的水肿，一定要想到是否为药物的不良反应。

2. 非二氢吡啶类，如维拉帕米和地尔硫卓，合并心绞痛、颈动脉粥样硬化、室上性心动过速的患者是其适应患者，但是，心动过缓或房室阻滞是禁忌证。

【常见不良反应及处理】

1. 体位性低血压

体位性低血压其实并不常见，它主要是在与其它降血压药物合用时发生，而且多数是发生于老年患者。患者在用药后变换体位时，注意速度要慢，就可以减少这种不良反应的发生，必要时可降低药物剂量。

2. 心动过速

心跳过速是因为药物扩血管反射性激活交感神经系统，可以使用β受体阻滞剂联合用药的方法，以减少其发生，但要注意避免将非双氢吡啶类的钙拮抗剂（维拉帕米）与β受体阻滞剂合用，以免加重或诱发对心脏的抑制作用。

3. 抑制心肌收缩力

抑制心肌收缩力在非双氢吡啶类钙拮抗剂里是比较常见的，这是由于钙拮抗剂用于治疗心力衰竭的疗效不肯定，因此，普遍认为对心力衰竭患者，不推荐使用任何钙拮抗剂，除非患者存在难以控制的高血压。

4. 便秘

便秘是药物影响肠道平滑肌钙离子的转运所导致的，是钙拮抗剂比较常见的副作用，患者可以同时使用中药缓泻药物以减轻症状，必要时换用其它药物。

5. 胫前踝部水肿

胫前踝部水肿是钙拮抗剂治疗的常见副作用，临床发现与利尿剂合用时，可以减轻或消除水肿症状。

6. 心动过缓或传导阻滞

是非双氢吡啶类钙拮抗剂常见的不良反应，常在与β受体阻滞剂合用、或存在基础的窦房结、房室结功能障碍时发生，一旦出现应停药或减少用药剂量。对存在窦房结、房室结病变的患者，禁止使用非双氢吡啶类钙拮抗剂。

7. 头痛、颜面潮红、多尿

以上症状是药物的扩血管作用所致，随用药时间的延长，症状可以减轻或消失，如果症状明显或者患者不能耐受，可以换另一类的降血压药物。

8．皮疹和过敏反应

发生率很低，出现后应停药，及时到医院就诊。

【降压药物服用原则】

1．服用降压药物一定要在内科医生指导和监控下进行，不可自作主。药物的增减、调换或停药也均应有医生指导。

2．医生制定好降压药物治疗方案后，患者必须严格执行。即使血压已降至正常，症状完全消失，也应坚持每天用药。

3．讲究服用降压药物的时间。如果每天只服一次药，以早晨7点钟为最佳服药时间。如果每天需服2次药，则以早晨7点钟和下午3点钟为好。除非有医生特别嘱咐，一般降压药物不宜在夜晚服用。

4．高血压病老年人服药后的理想血压和年轻人一样，以缓慢降至收缩压低于140mmHg、舒张压低于90 mmHg为宜。

5．服用降压药物的老人应定期监测自己的血压水平，一般以每星期测量一次为宜。

6．正在服用降压药物的老人，因其他疾病就医时，别忘了向医生说明服用的是何种降压药物、用量多少、怎样服法，以供医生处方用药时参考，避免所用药物与降压药物相互作用，引起不良后果。

第二节　抗心律失常药物

临床常用抗心律失常药分类及用法：

一、Ⅰ类药物

1．奎尼丁（Ⅰa）：是最早应用的抗心律失常药物，常用制剂为硫酸奎尼丁（0.2g/片）。主要用于房颤与心房扑动（房扑）的复律、复律后窦律的维持和危及生命的室性心律失常。因其不良反应，且有报道本药在维持窦律时死亡率增加，近年已少用。

2．普鲁卡因胺（Ⅰa）：有片剂和注射剂，用于室上性和室性心律失常的治疗，也用于预激缩合征房颤合并快速心率，或鉴别不清室性或室上性来源的宽QRS心动过速。它至今还是常用药物，但在我国无药供应。

3．利多卡因（Ⅰb）：对短动作电位时程的心房肌无效。因此仅用于室性心律失常。给药方法：负荷量1.0mg/kg，3～5min内静注，继以1～2mg/min静滴维持，如无效，5～10min后可重复负荷量，但1h内最大量不超过200～300mg（4.5mg/kg）。连续应用24-48h后半衰期延长，应减少维持量。在低心排血量状态，70岁以上高龄和肝能障碍者，可接受正常的负荷量，但维持量为正常的1/2。毒性反应表现语言不清、意识改变、肌肉搐动、眩晕和心动过缓。应用过程中随时观察疗效和毒性反应。

4. 美西律（慢心律）（Ib）：利多卡因有效者口服美西律变可有效，起始剂量100～150mg、1次/8h，如需要，2～3d后可增减50mg。宜与食物同服，以减少消化道反应。语音不清、视力模糊等。有效血浓度与毒性血浓度接近，因此剂量不宜不定过大。

5. 普罗帕酮（心律平）（Ic）：适用于室上性和室性心律失常的治疗。口服初始剂量150mg、1次/8h，如需要，3～4d后加量到200mg、1次/8h。最大200mg、1次/6h。如原有QRS波增宽者，剂量不得＞150mg、1次/8h。静注可用1～2mg/kg，以10mg/min静注，单次最大剂量不超过140mg。副作用为室内传导障碍加重，QRS波增宽，出现负性肌力作用，诱发或使原有心衰加重，造成低心排血量状态，进而室速恶化。因此，心肌缺血、心功能不全和室内传导障碍者相对禁忌或慎用。

二、Ⅱ类药物

1. 艾司洛尔：为静脉注射剂，250mg/ml，系25%乙醇溶液，注意药物不能漏出静脉外。主要用于房颤或房扑紧急控制心室律，常用于麻醉时。用法：负荷量0.5mg·kg-1·min-1静滴4min，在5min内末获得有效反应，重复上述负荷量后继以0.1mg·kg-1·min-1滴注4min。等重复一次，维持量增加0.05mg。一般有超过0.2mg·kg-1·min-1，连续静滴不超过48h。用药的终点为达到预定心率，并监测血压不能过于降低。

2. 其他β受体阻滞剂：用于控制房颤和房扑的心室率，也可减少房性和室性期前收缩，减少室速的复发。口服起始剂量如美托洛尔25mg、2次/d，普萘洛尔10mg、3次/d，或阿替洛尔12.5～25mg、3次/d，根据治疗反应和心率增减剂量。

三、Ⅲ类药物

1. 胺碘酮：适用于室上性和室性心律失常的治疗，可用于器质性心脏病、心功能不全者，促心律失常反应少。静注负荷量150mg（3～5mg/kg），10min

注入，10～15min后可重复，随后1～1.5mg/min静滴6h，以后根据病情逐渐减量至0.5mg/min。24h总量一般不超过1.2g，最大可达2.2g。主要副作用为低血压（往往与注射过速有关）和心动过缓，尤其用于心功能明显障碍或心脏明显扩大者，更要注意注射速度，监测血压。口服胺碘酮负荷量0.2g，3次/d，共5～7d，0.2g，2次/d，共5～7d，以后0.2（0.1～0.3）g，1次/d，1次/d，维持，但要注意根据病情进行个体化治疗，此药含碘量高，长期用的主要副作用为甲状腺功能改变，应定期检查甲状腺功能。在常用的维持剂量下很少发生肺纤维化，但仍应注意询问病史和体检，定期摄胸片，以早期发现此并发症。服药期间QT间期均有不同程度的延长，一般不是停药的指征。对老年人或窦房结功能低下者，胺碘酮进一步抑制窦房结，窦性心经<50次/min者，宜减量或暂停用药。副作用还有日光敏感性皮炎，角膜色素沉着，但不影响视力。

2．索他洛尔：口服剂，用于室上性和室性心律失常治疗。常用剂量80～160mg，2次/d。其半衰期较长，由肾脏排出。副作用与剂量有关，随剂量增加，扭转型室速发生率上升。电解质率乱低钾、低镁可加重索他洛尔的毒性作用。用药期间应监测心电图变化，当QTc≥0.55s时应考虑减量或暂时停药。窦性心动过缓、心衰者不宜选用。

3．伊布利特：用于转复近期发生的房颤。成人体重≥60kg者用1mg溶于5%葡萄糖50ml内静注。如需要，10min后可重复。成人<60kg者，以0.01mg/kg按上法应用。房颤终止则立即停用。肝肾功能不全者无需调整剂量，用药中应监测QTc变化。

四、Ⅳ类药物

1．维拉帕米：用于控制房颤和房扑的心室率，静脉注射用于终止陈发性室上心动过速（室上速）和基本些特殊类型的室速成。剂量5～10mg/5～10min静脉注射，如无反应，15min后可重复5mg/5min.。

2．地尔硫卓（硫氮卓酮）：用于控制房颤和房扑的心室率，减慢窦速。静注负荷量15～25mg（0.25mg/kg），随后5～15mg/h静脉点滴。如首剂负荷量心室率控制不满意，15min内再给负荷量。静注地尔硫卓应监测血压。

五、其他

1．腺苷：用于终止室上速，3～6mg，2s内静注，2min内不终止，可再以6～12mg、2s内推注。三磷酸腺苷适应证与腺苷相同，10mg、2s内静注，2min内无反应，15mg、2s再次推注。此药半衰期极短，1～2min内效果消失。常有颜面潮红、头痛、恶心、呕吐、咳嗽、胸闷、胸痛等副作用，但均在数分钟内消失。由于作用时间短，可以反复用药。严重的副作用有窦性停搏、房室传导阻滞等，故对有窦房结及（或）房室伟导功能障碍的患者不适用。三磷酸腺苷一次静注剂?gt；15mg，副作用发生率增高。此药的优势是起效快，无负性肌力作用，可用于器质性心脏病的患者。

2. 洋地黄类：用于终止室上速或控制快速房颤的心室率。毛花甙C0.4～0.8mg稀释后静注，可以再追加0.2～0.4mg，24h内不应＞11.2mg；或地高辛0.125～0.25mg、1次/d口服，用于控制房颤的心室率，洋地黄类适用于心功能不全患者，不足之处为起效慢，对体力活动等交感神经兴奋时的心室率控制不满意。必要时与β受体阻滞剂或钙拮抗剂同用，但要注意调整地高辛剂量，避免过量中毒。

第三节　抗凝血药物

心内科常用抗凝药：阿司匹林、氯吡格雷、低分子肝素钠、尿激酶、华法林。

一、阿司匹林

【用法与用量】

1. 肠溶片应饭前用适量水送服。阿司匹林肠溶片具有抗酸性，所以在酸性胃液下不溶解而在碱性肠液中溶解。

2. 降低急性心肌梗死疑似患者的发病风险：建议首次剂量300mg，嚼碎后服用以快速吸收。以后每天100～200mg。预防心肌梗死复发：每天100～300mg。中风的二级预防：每天100～300mg。

【不良反应】

1. 胃肠道不适，如消化不良、胃肠道和腹部疼痛。

2. 增加出血的风险。

3. 严重葡萄糖-6-磷酸脱氢酶缺乏症患者出现溶血和溶血性贫血。4、肾损伤和急性肾功能衰竭。

4. 过敏反应，包括哮喘症状，轻度至中度皮肤反应。

5. 极罕见一过性肝损害伴转氨酶升高。

【禁忌症】

1. 对阿司匹林或其他水杨酸盐，或药品的其他成分过敏；

2．急性胃肠道溃疡

3．出血体质

4．严重的心肝肾功能衰竭

5．与氨甲喋呤合用

6．妊娠的最后三个月

【注意事项】

1．0.1～0.3g用于抗血小板聚集；0.3～1g用于缓解疼痛和低热；4～8g抗炎抗风湿；

2．肠溶片饭前服用；

3．诱发支气管哮喘发作；

4．与氨甲喋呤禁用；

5．与抗凝药合用增加出血风险；

6．增加地高辛血浆浓度及增强降糖药作用；

7．降低ACEI类降压药作用；

8．增加乙醇对胃十二指肠的损害，增加出血风险；

9．剂量大于100mg/kg/天，超过两天可导致毒性。

二、氯吡格雷（波立维）

氯吡格雷是一种血小板聚集抑制剂，PCI手术成功的长期保障。

【用法与用量】

波立维的推荐剂量为每天 75mg，心血管疾病症状不是很明显，可2-3天服一次，就餐结束前与食物同服可减少对胃的刺激程度。

【不良反应】

常见皮疹（4%）、腹泻（5%）、腹痛（6%）、消化不良（5%）、颅内出血（0.4%）、消化道出血（2%）、严重粒细胞减少（0.04%）。

【注意事项】

在需要进行择期手术的患者，如抗血小板治疗并非必须，则应在术前停用氯吡格雷7天以上，如果患者有长期抗凝治疗的适应症：如慢性房颤和房扑，左心室血栓，应用华法林使INR控制在2～3，但此时联合应用阿司匹林和/或氯吡格雷会增加出血风险，应该严密监测。将INR调整在2～2.5，阿司匹剂量建议为100毫克，氯吡格雷剂量为75毫克。

（注：INR是从凝血酶原时间和测定试剂的国际敏感指数推算出来的）

三、低分子肝素钠（钙）

低分子肝素钠主要成份是平均分子量低于8000道尔顿的硫酸氨基葡聚糖的钠盐，是一种无色和淡棕黄色的澄明液体。

【适应症】

1．预防血栓栓塞性疾病（如心肌梗死，血栓性静脉炎）；

2．治疗血栓栓塞性疾病（DIC）；

3．在血液透析中预防血凝块形成。

【禁忌症】

1．有出血危险的器官损伤（消化性溃疡，出血综合征，出血性脑血管意外等）；

2．对肝素及低分子肝素量过敏；

3．有与使用低分子肝素钠有关的血小板减少症病史的患者；

4．产后出血及严重肝功能不全者；

5．患有严重的肾病的胰腺病变，严重高血压，严重颅脑损伤的患者和术后期患者。

【用法】皮下注射

【不良反应】

1．出血：可能出现不同部位的皮肤出血反应，如皮肤粘膜出血，牙龈出血等；

2．偶有严重血小板减少症；

3．局部或全身过敏反应；

4．部分患者出现皮肤注射部位瘀血，瘀斑极个别情况下注射部位出现血肿，偶见皮肤坏死；

5．少见注射部位严重皮疹发生。

【注意事项】

1）根据医嘱准确时间给药，药物应遮光保存；

2）本品口服不吸收；

3）准确按压针眼处，防止移位引起紫癜、浸润、疼痛性红斑；

4）不能用于肌肉注射，肌注可致局部血肿，硬膜外麻醉方式者术前2至4小时慎用；

5）注意有无皮肤或全身过敏反应，若出现过量可注射鱼精蛋白中和低分子肝素钠的抗凝作用，1%硫酸鱼精蛋白缓慢滴注，每1mg可中和100u的肝素。

四、尿激酶

尿激酶是由新鲜的人尿中分离精制而得的一种蛋白质酶，一般为白色或类白色的冻干块状物或粉末。主要制成酶类溶血栓药。它能激活体内纤溶酶原转为纤溶酶，从而水解纤维蛋白使新形成的血栓溶解。其溶解后应立即使用，不宜存放。

【适应症】

1．急性心肌梗死；

2．急性脑血栓和脑梗塞；

3．外周动、静脉血栓。

【禁忌症】

1．近期（14天）内有活动性出血、手术后、活体组织检查、心肺复苏、不能实施压迫部位的血管穿刺及外伤史；

2．控制不满意的高血压或不能排除的主动脉夹层动脉瘤；

3．有出血性脑卒中史；

4．对扩容和加压药无反应的休克患者；

5．细菌性心内膜炎、二尖瓣病变并有房颤且高度怀疑左心腔内有血栓者；

6．糖尿病合并视网膜病变者；

7．出血性疾病及出血倾向者；

8．严重的肝肾功能障碍及进展性疾病、意识障碍者。

【用法用量】

1．用于急性心肌梗死时：100～150万U，溶于0.9%生理盐水100～200ml中，持续静滴30～60分钟。

2．用于急性脑血栓和脑梗塞、外周动、静脉血栓时：2～4万U溶于0.9%生理盐水20～40ml中静脉注射，每日1～2次，7～10天为一疗程。

【不良反应】

1．使用尿激酶剂量较大时，少数病人可能有出血现象，轻度出血如皮肤、粘膜、肉眼及显微镜下血尿、血痰或小量咳血、呕血等，采取相应措施，症状可缓解；

2．消化道反应：恶心、呕吐、食欲不振；

3．ALT升高；

4．其它：头痛、头重感，发热、疲倦等。

【注意事项】

1．使用时应按需要做凝血酶时间和凝血酶原时间测定，在给药期间应作凝血象的监护观察；

2．用药期间应密切观察病人反应，如脉率、体温、呼吸频率和血压、出血倾向等，至少每4小时记录一次。如发现过敏症状如皮疹、荨麻疹等应立即停用；

3．静脉给药时，要求穿刺一次成功，以避免局部出血或血肿；

4．6-氨基已酸，可对抗本品作用；

5．本品不得用酸性的输液稀释，以免药效下降；

6．溶解后易失活，应立即使用，不宜存放。

五、华法林

【药理作用】是一种双香豆素类抗凝药，是一种间接抗凝药物，主要干扰肝脏合成依赖于维生素K的凝血因子Ⅱ、Ⅶ、Ⅸ和Ⅹ，从而抑制血液凝固。仅在体内起效，在体外时无抗凝效果。

【药物半衰期】受凝血因子的半衰期的影响，口服华法林后至少需要36～48小时才能表现出抗凝作用。停药后，各凝血因子的合成也需一段时间，因此凝血功能也需多日后逐渐恢复。

【适应症】需长期持续抗凝的患者：用于治疗血栓栓塞性疾病；治疗手术后或创伤后的静脉血栓形成的患者。

【禁忌症】

1．有出血倾向病人，如血友病、血小板减少性紫癜；

2．严重肝肾疾病；

3．活动性消化性溃疡；

4．脑、脊髓及眼科手术病人。

【用法】小剂量；初始量从小剂量开始；每日固定时间服用抗凝药，如果漏服不能第2天服用双倍剂量。

【并发症】

1．出血：是服用过量华法林引起的主要不良反应。轻度出血：口腔（牙龈）出血，鼻出血，皮下瘀斑或者血肿，眼球结膜下出血，镜下或肉眼血尿，呼吸道出血，月经增多或者黑便等；严重出血：为腹腔出血，脑出血等；

2．消化系统：恶心、呕吐、腹部不适、腹泻、肝功能异常，明显过量：可能发生肝脂肪变性伴脑病；

3．其它：因周围血管扩张，患者有"寒冷感"。因肾小管内胆固醇栓塞，引起急性肾衰竭。妊娠、初期用药可致畸。妊娠晚期用之则能引起胎儿出血、死胎等。男性骨质疏松性骨折、软组织坏死。

【出血预防护理】

1. 避免外伤：一旦出现外伤，若仅是皮外伤出血则多压迫止血，压迫时间要长些。使用软牙刷或用棉球清洁口腔，使用电动剃须刀剃须，不挖鼻孔，不搔抓皮肤。保持大便通畅，预防便秘。衣着柔软、宽大舒服；

2. 静脉穿刺力求一针见血，避免止血带捆扎过紧，穿刺针拔除后压迫穿刺点5～10min；

3. 吸氧患者氧疗、注意保持鼻腔湿润，避免长时间持续吸氧。

第四节　抗心绞痛药

常用抗心绞痛药：

1. 硝酸酯类及亚硝酸酯类：硝酸甘油、单硝酸异山梨酯、硝酸异山梨酯；

2. β-肾上腺素受体阻断药；

3. 钙拮抗剂。

一、硝酸甘油

【药理作用】

1. 降低心肌耗氧量 小剂量硝酸甘油可明显扩张静脉血管，减少回心血量，心室内压减小，心室壁张力降低，射血时间缩短，心肌耗氧量减少。稍大剂量也可显著舒张动脉血管，降低了心脏的射血阻力，从而降低了左室内压和心室壁张力，降低心肌耗氧；

2. 扩张冠状动脉增加缺血区血液灌注；

3. 降低左室充盈压，增加心内膜供血，改善左室顺应性；

4. 保护缺血的心肌细胞减轻缺血损伤。

【用法】舌下含服易吸收。

【临床应用】各型心绞痛及心肌梗塞

【不良反应】

1. 多数不良反应是由其血管舒张作用所引起，如面颊部皮肤潮红，搏动性头痛，眼内压升高等。大剂量可出现直立性低血压及晕厥。剂量过大可使血压过度下降，冠状动脉灌注压过低，并可反射性兴奋交感神经、增加心率、加强心肌收缩性，反而可使耗氧量增加而加重心绞痛发作。超剂量时还会引起高铁血红蛋白血症，表现为呕吐、紫绀等。

2．硝酸甘油连续应用2周左右可出现耐受性，剂量大小、用药频度、给药途径、剂型等都影响耐药性的产生。用药剂量大或反复应用过频易产生耐受性。不同类的硝酸酯之间存在交叉耐受性，停药1～2周后耐受性

3．同类药还有硝酸异山梨酯和单硝酸异山梨酯，其作用及机制与硝酸甘油相似，但作用较弱，起效较慢，作用维持时间较长。主要口服用于心绞痛的预防和心肌梗死后心衰的长期治疗。

二、β-肾上腺素受体阻断药——普萘洛尔

【作用机制】

1．降低心肌耗氧量（阻断β受体→使心肌收缩力减弱，心率减慢）。

2．增加缺血区的供血（①心肌氧耗↓，非缺血区血管阻力↑②心率↓，舒张期↑③氧自血红蛋白的解离↑）

【临床应用】

1．用于治疗稳定及不稳定型心绞痛，对心肌梗塞也有效，但不宜用于变异型心绞痛。

2．硝酸甘油与普萘洛尔合用时，普萘洛尔可取消硝酸甘油所致的反射性心率加快，而硝酸甘油却可缩小普萘洛尔所致扩大的心室容积，增强疗效，减少不良反应。

3．钙拮抗药

【作用机制】

1．降低心肌耗氧量；

2．增加缺血区的供血（舒张冠脉）。

【临床应用】对冠脉痉挛及变异型心绞痛最有效。硝苯地平可引起反射性心律加快，与β-肾上腺素受体阻断药合用较理想。β-肾上腺素受体阻断药与维拉帕米和合用应注意对心脏的抑制和血压的下降。

第五节　抗动脉粥样硬化药

一、调血脂药

【分类】

1．胆汁酸结合树脂——考来烯胺（消胆胺）、考来替泊（降胆宁）。

2．烟酸。

3．苯氧酸类——氯贝特、吉非贝齐、苯扎贝特、非诺贝特等。

4．HMG-CoA还原酶抑制剂——洛伐他汀、辛伐他汀、普伐他汀和氟伐他汀，临床常用药物。

【HMG-CoA还原酶抑制剂】

【作用机理】抑制HMG-CoA还原酶，胆固醇合成降低，进而反馈性增强细胞表面低密度脂蛋白受体的表达，增加细胞受体的数目和活性，降低血液中极低密度脂蛋白、中密度脂蛋白、低密度脂蛋白的含量。还可以抑制肝脏内极低密度脂蛋白的合成，可明显降低总胆固醇，同时升高高密度脂蛋白。

【药理作用】抑制HMG-CoA还原酶；增加低密度脂蛋白受体密度；抑制极低密度脂蛋白胆固醇合成；抗动脉粥样硬化作用；抑制平滑肌细胞迁移和增生作用；抗脂质氧化作用；抗炎作用；免疫抑制作用；调节内皮及血管舒缩功能；抑制血小板聚集和血栓形成。

【不良反应】

1．一般不良反应：恶心、腹泻或便秘；头昏、皮疹等；

2．肌毒性：最显著最普遍的不良反应，包括横纹肌溶解、肌痛、肌炎。横纹肌溶解罕见；

3．神经毒性：认知能力障碍、健忘、记忆丧失、自杀冲动及攻击行为。出现以上症状应立即停药；

4．肝毒性：无症状性转氨酶升高、胆汁淤积、肝炎甚至急性肝衰竭。其中无症状性转氨酶升高最为常见。

二、抗氧化剂

普罗布考。

三、多烯脂肪酸类

亚油酸、γ—亚麻油酸、二十碳五烯酸[EPA]、二十二碳六烯酸[DHA]。

四、保护动脉内皮的药物

硫酸软骨素、冠心舒等。

第六节 抗心功能不全药物

分类：

正性肌力药：洋地黄类、β肾上腺素受体阻断剂、其他

非正性肌力药：β受体阻断剂、血管紧张素转化酶抑制剂、利尿剂、血管扩张剂

【正性肌力药物】

正性肌力药是指选择性增强心肌收缩力，主要用于治疗心力衰竭的药物。

一、药物分类

1. 洋地黄类：地高辛、西地兰 。

2. 非洋地黄类：

1）肾上腺素能受体激动剂：多巴胺、多巴酚丁胺；

2）磷酸二脂酶抑制剂：氨力农、米力农等；

3）钙增敏剂：左西孟旦。

二、洋地黄类药物—药理作用

1. 正性肌力作用：

洋地黄主要是通过抑制心肌细胞膜上的Na^+-K^+-ATP酶，阻止Na^+-K^+的主动转运，细胞内Na^+增加，刺激Na^+-Ca^{2+}交换增加，进入心肌细胞的Ca^{2+}增加，心肌收缩力增强。

2. 电生理作用：

一般治疗剂量下，洋地黄可抑制心脏传导系统，对房室交界区的抑制最为明显，大剂量时可提高心房、交界区级心室的自律性，当血钾过低时，更易发生各种快速性心律失常。

3. 对神经内分泌系统的影响：

神经内分泌系统的过度激活是心力衰竭进展进入恶性循环的重要因素。洋地黄可抑制心力衰竭时内分泌系统的过度激活，增加副交感神经的活性，降低交感神经的兴奋性。

三、洋地黄类药物适应症：

慢性充血性心力衰竭（CHF）快速性心律失常：特别是AF伴CHF。

四、洋地黄类药物禁忌症

禁用于：

1．预激综合征合并室上性心动过速、快速房颤或房扑；

2．窦房阻滞、Ⅱ度、Ⅲ度房室传导阻滞者；

3．肥厚性梗阻型心肌病；

4．单纯二尖瓣狭窄、窦性心律伴肺部淤血。

慎用于：

5．肺源性心脏病导致的右心衰竭；

6．肾功能不全、低血钾；

7．心肌缺血、缺氧；

8．与可抑制窦房结、房室结功能的药物合用；

9．高排血量心力衰竭；

10．室性心动过速及室性期前收缩；

11．AMI合并心力衰竭不使用洋地黄制剂，特别是在心肌梗死发生的24H内。

五、　洋地黄类药物—不良反应与注意事项

洋地黄中毒的易患因素80%的洋地黄中毒不是因为药物过量所致，而是患者存在许多易患因素，药物相对过量所致基础心脏病的类型和严重程度

1．电解质紊乱：低血钾、低血镁、高血钙；

2．酸中毒或缺氧：慢性肺部疾患、呼吸衰竭；

3．肝肾功能减退、年老体弱者，影响代谢和分布；

4．甲状腺功能：甲亢敏感性减弱，甲减敏感性增强；

5．迷走神经张力较高时易致中毒；

6．药物相互作用：如胺碘酮、地尔硫卓、维拉帕米等合用时地高辛浓度升高。

六、 洋地黄中毒的临床表现：

1. 胃肠道反应：厌食、恶心、呕吐、腹痛、腹泻；
2. 神经精神症状：疲乏、易怒、精神错乱、失眠、抑郁；
3. 视觉异常：视力模糊、周围视野闪光、色视（黄绿视）；
4. 心脏症状：室早二联律、房性心律失常伴传导阻滞。

七、洋地黄中毒的治疗：

1. 立即停药并去除诱因；
2. 补钾、补镁；
3. 各种心律失常的纠正。

八、洋地黄中毒的预防：

1. 严格掌握适应症和禁忌症；
2. 及时发现和纠正中毒的易患因素；
3. 用药个体化，用纸包好用药前测脉搏，P＜60次/分或发生心律失常，停药找原因。

【非洋地黄类——肾上腺素能受体激动剂】
一、多巴胺

是去甲肾上腺素生物合成的前体。临床应用的多巴胺为人工合成品。多巴胺对A、B受体均有激动作用，同时还能激动多巴胺受体。

1. 正性肌力作用：

兴奋心肌B1受体，使腺苷酸环化酶活化，催化ATP转化为CAMP，激活蛋白激酶，使心肌蛋白磷酸化，CA^+内流增加，心肌收缩力增加。

2. 多巴胺使用：

小剂量的多巴胺：2～5μg/min·kg主要激动多巴胺受体起作用，多巴胺受体被激动的结果是使血管扩张，肾血流量增加，肾小球滤过率增加，从而产生利尿作用。

中等剂量的多巴胺：即用量6～10μg/min·kg，可直接兴奋心脏的B1受体，使心肌收缩力增强，心输出量增加，有强心作用。

大剂量的多巴胺：即用量＞10μg/min·kg，主要兴奋血管A受体，对全身血管（除冠状动脉外）均产生强烈收缩反应，使血压升高。

3．适应症：

用于治疗各种原因引起的心肌收缩力减弱的心衰，如冠心病引起的急性心肌梗死泵衰竭，扩张型心肌病，风湿性瓣膜病引起的心衰。心源性休克、心脏直视手术后所致的低排血量综合征等。

4．用法：

体重（kg）×3=多巴胺剂量（mg），总量配成50ml液体，1μg/min.kg=1ml/h。

一般疗程：3～5天，必要时间隔数日再次应用

5．不良反应：

（1）梗阻型肥厚性心肌病患者禁用；

（2）胃肠道反应：恶心　呕吐；

（3）中枢神经系统兴奋：头痛、胸痛、呼吸困难；

（4）对房颤伴有室率增快患者，需先用洋地黄，再用本品治疗；

（5）剂量过大可诱发室性心律失常和心绞痛；

（6）本品在使用期间要持续观察心率、血压、心电图，根据病情调节合适剂量；

（7）本品不得与碳酸氢钠等碱性药物混合使用；

（8）观察局部，防止外渗。

二、多巴酚丁胺

1．药理作用：增强心肌收缩，增加心排量和心脏指数；其增快心率作用远小于异丙肾上腺素，而改善左心功能优于多巴胺。

2．临床应用：

多用于：

（1）充血性心力衰竭，尤适用于慢性代偿性心衰和严重心衰。

（2）心脏手术后低排高阻型心功能不全。

（3）急性心梗并低心排量。

（4）感染性休克，细菌毒素、炎性介质等致心肌受损，心功能下降，在血容量补充后血压仍不能维持时。

3．剂量与用法：

常用2.5～10mg/kg·min，最大剂量不宜超过40mg/kg·min，一般以20～100mg加入5%GS或NS中静滴。

【非洋地黄类——磷酸二酯酶抑制剂】

【米力农】

1．药理作用：通过抑制磷酸二酯酶活性使细胞内的CAMP降解受阻，CAMP浓度升高，进一步使细胞膜上的蛋白激酶活性增高，促进Ca^+通道膜蛋白磷酸化，Ca^+通道激活使Ca^+内流增加，心肌收缩力增强。

2．用法及用量：

1）微量泵泵入：5%GS或NS 25ml +米力农25mg 0.375μg/min·kg开始。

2）短程用药：一般3～5天，不超过七天。

适应症：应用于各种顽固性、难治性心力心衰。

3．不良反应及注意事项：

1）头痛、失眠、心动过速、低血压；

2）有耐药性，一般应用48～72小时，时间过长易诱发严重心律失常或猝死。

钙增敏剂

【左西孟旦】

1．作用机制：

为钙离子增敏剂，通过改变钙结合信息传递而起作用。本品直接与肌钙蛋白相结合，使钙离子诱导的心肌收缩所必需的心肌纤维蛋白的空间构型得以稳定，从而使心肌收缩力增加，而心率、心肌耗氧无明显变化。同时本品具有强力的扩血管作用，通过激活三磷酸腺苷（ATP）敏感的钾通道使血管扩张，本品主要使外周静脉扩张，使心脏前负荷降低，对治疗心力衰竭有利。当大剂量使用本品时，具有一定的磷酸二酯酶抑制作用，可使心肌细胞内cAMP浓度增高，发挥额外的正性肌力作用。

2．适用症：

适用于传统治疗（利尿剂、血管紧张素转换酶抑制剂和洋地黄类）疗效不佳，并且需要增加心肌收缩力的急性失代偿心力衰竭（ADHF）的短期治疗。

3．禁忌症：

1）对左西孟旦或其它任何辅料过敏的患者；

2）显著影响心室充盈或/和射血功能的机械性阻塞性疾病；

3）严重的肝、肾（肌酸酐清除率＜30ml/min）功能损伤的患者；

4）严重低血压和心动过速患者；

5）有尖端扭转型室性心动过速（TdP）病史的患者。

4．不良反应：较少，偶见头痛、眩晕、心悸等。

5．使用注意事项：

1）左西孟旦用药前应纠正严重的血容量减少症状，如果出现血压或心率过度变化，应降低输注速率或停止输注。

2）停止输注后48小时达到最大血药浓度。输注结束后，无创监测至少应持续4～5天，如果出现血压持续下降的迹象则需监测5天以上，如果患者的临床症状稳定，监测期可少于5天。轻中度肾功能损伤和肝功能损伤患者需要延长监测期。

3）严重肾功能损伤（肌酐酸清除率<30ml/min）患者禁止使用本品。

4）本品可能会引起血钾浓度的降低，因此在用药前应纠正患者的血钾浓度异常且在治疗中应监测血钾浓度。同其它治疗心衰药物同时应用时，输注左西孟旦可能会引起血红蛋白和红细胞压积降低，因此缺血性心脏病合并贫血的患者应谨慎使用。

5）心动过速、心房颤动、或致命性心律失常的患者应谨慎使用本品。

6）对于冠状动脉缺血发病期、任何原因的长QTc间期患者，或同时使用延长QTc间期药物者，应谨慎使用本品，并应进行心电图监测。

二、非正性肌力药物

常用血管扩张剂分类：

根据药物血流动力学效应分：

1）扩张小动脉为主；

2）扩张静脉为主；

3）均衡扩张小动脉和静脉。

1. 硝普钠

同时扩张小动脉和小静脉药：适用于心脏前后负荷均增高的病人。 高血压急症、主动脉夹层及急性左心衰竭。

药理作用：

直接扩张小动脉和小静脉，减轻心脏前后负荷，降低心肌耗氧量，能使衰竭的左心室排血量增加。

用法：

5%GS50ml+硝普钠50mg，10～20μg/min开始，根据血压调整剂量，<400μg/min。

副作用：由于硝普钠在体内红细胞代谢产生氰化物，长期或大剂量应用可能发生氰化物中毒（表现为视力模糊、谵妄、眩晕、头痛、意识丧失、恶性、呕吐等）

注意事项：

1）由于硝普钠水溶液不稳定，遇光易分解，故药液应临用时新鲜配制。配制时先用5％葡萄糖注射液溶解，稀释。药液使用一般不超过6小时，以免药物分解，降低疗效。使用时，输液瓶应该用黑色布包裹，避光滴注；

2）用药不宜超过７２小时；

3）准确掌握浓度和滴速；

4）严密观察血压及其他体征变化；

5）宜采用微量输液泵。

2．硝酸甘油

作用：

扩张体循环静脉，降低心脏后负荷；扩张冠状动脉，改善心肌供血；大剂量应用扩张阻力血管，减少回心血量，降低心脏前负荷。

用量：一般用5％葡萄糖液或0.9％氯化钠溶液稀释，最好开始配成100μg/ml，（即1mg用100ml溶液稀释），开始剂量：5-10μg/min，观察血压、心率和治疗反应，每5分钟增量5-10μg/min，最大量不超过200μg/min。

副作用：

搏动性头痛、皮肤潮红为常见的不良反应；禁用于心肌梗塞早期（有严重低血压及心动过速时）严重贫血，青光眼，颅内压增高者。

用法及用量：

片剂：0.5mg/片，针剂：10mg/支

1．硝酸甘油：短效制剂，0.5mg舌下含服，

硝酸甘油30mg+5％GS或NS 44ml微量泵泵入10μg/min开始，根据血压调整剂量。

2．单硝酸异山梨酯：长效制剂，单硝酸异山梨酯30mg、NS或5％GS20ml微量泵泵入，其余同上。

不良反应：

心动过速、面部潮红、头痛、低血压等

注意事项：

1．一般应用48～72小时，有耐药性

2．根据血压和临床症状调整剂量。

β受体阻断剂、血管紧张素转化酶抑制剂、利尿剂见《抗高血压药物》篇章

【抗心律失常药物】

临床常用抗心律失常药分类及用法

一、I类药物

1. 奎尼丁（Ia）：是最早应用的抗心律失常药物，常用制剂为硫酸奎尼丁（0.2g/片）。主要用于房颤与心房扑动（房扑）的复律、复律后窦律的维持和危及生命的室性心律失常。因其不良反应，且有报道本药在维持窦律时死亡率增加，近年已少用。

2. 普鲁卡因胺（procainamide）（Ia）：有片剂和注射剂，用于室上性和室性心律失常的治疗，也用于预激缩合征房颤合并快速心率，或鉴别不清室性或室上性来源的宽QRS心动过速。它至今还是常用药物，但在我国无药供应。

3. 利多卡因（Ib）：对短动作电位时程的心房肌无效。因此仅用于室性心律失常。给药方法：负荷量1.0mg/kg，3～5min内静注，继以1～2mg/min静滴维持，如无效，5～10min后可重复负荷量，但1h内最大量不超过200～300mg（4.5mg/kg）。连续应用24-48h后半衰期延长，应减少维持量。在低心排血量状态，70岁以上高龄和肝能障碍者，可接受正常的负荷量，但维持量为正常的1/2。毒性反应表现语言不清、意识改变、肌肉搐动、眩晕和心动过缓。应用过程中随时观察疗效和毒性反应。

4. 美西律（慢心律）（Ib）：利多卡因有效者口服美西律变可有效，起始剂量100～150mg、1次/8h，如需要，2～3d后可增减50mg。宜与食物同服，以减少消化道反应。语音不清、视力模糊等。有效血浓度与毒性血浓度接近，因此剂量不宜不定过大。

5. 普罗帕酮（心律平）（Ic）：适用于室上性和室性心律失常的治疗。口服初始剂量150mg、1次/8h，如需要，3～4d后加量到200mg、1次/8h。最大200mg、1次/6h。如原有QRS波增宽者，剂量不得＞150mg、1次/8h。静注可用1～2mg/kg，以10mg/min静注，单次最大剂量不超过140mg。副作用为室内传导障碍加重，QRS波增宽，出现负性肌力作用，诱发或使原心衰加重，造成低心排血量状态，进而室速恶化。因此，心肌缺血、心功能不全和室内传导障碍者相对禁忌或慎用。

二、II类药物

1. 艾司洛尔（esmolol）：为静脉注射剂，250mg/ml，系25%乙醇溶液，注意药物不能漏出静脉外。主要用于房颤或房扑紧急控制心室律，常用于麻醉时。用法：负荷量0.5mg·kg-1·min-1静滴4min，在5min内末获得有效反应，重复上述负荷量后继以0.1mg·kg-1·min-1滴注4min。等重复一次，维持量增加

0.05mg。一般有超过0.2mg·kg-1·min-1，连续静滴不超过48h。用药的终点为达到预定心率，并监测血压不能过于降低。

2．其他β受体阻滞剂：用于控制房颤和房扑的心室率，也可减少房性和室性期前收缩，减少室速的复发。口服起始剂量如美托洛尔25mg、2次/d，普萘洛尔10mg、3次/d，或阿替洛尔（atenolol）12.5～25mg、3次/d，根据治疗反应和心率增减剂量。

三、Ⅲ类药物

1．胺碘酮：适用于室上性和室性心律失常的治疗，可用于器质性心脏病、心功能不全者，促心律失常反应少。静注负荷量150mg（3～5mg/kg），10min注入，10-15min后可重复，随后1～1.5mg/min静滴6h，以后根据病情逐渐减量至0.5mg/min。24h总量一般不超过1.2g，最大可达2.2g。主要副作用为低血压（往往与注射过速有关）和心动过缓，尤其用于心功能明显障碍或心脏明显扩大者，更要注意注射速度，监测血压。口服胺碘酮负荷量0.2g　3次/d，共5～7d，0.2g，2次/d，共5～7d，以后0.2（0.1～0.3）g，1次/d，1次/d，维持，但要注意根据病情进行个体化治疗，此药含碘量高，长期用的主要副作用为甲状腺功能改变，应定期检查甲状腺功能。在常用的维持剂量下很少发生肺纤维化，但仍应注意询问病史和体检，定期摄胸片，以早期发现此并发症。服药期间QT间期均有不同程度的延长，一般不是停药的指征。对老年人或窦房结功能低下者，胺碘酮进一步抑制窦房结，窦性心经<50次/min者，宜减量或暂停用药。副作用还有日光敏感性皮炎，角膜色素沉着，但不影响视力。

2．索他洛尔：口服剂，用于室上性和室性心律失常治疗。常用剂量80～160mg、2次/d。其半衰期较长，由肾脏排出。副作用与剂量有关，随剂量增加，扭转型室速发生率上升。电解质率乱低钾、低镁可加重索他洛尔的毒性作用。用药期间应监测心电图变化，当QTc≥0.55s时应考虑减量或暂时停药。窦性心动过缓、心衰者不宜选用。

3．伊布利特（ibutilide）：用于转复近期发生的房颤。成人体重≥60kg者用1mg溶于5%葡萄糖50ml内静注。如需要，10min后可重复。成人<60kg者，以0.01mg/kg按上法应用。房颤终止则立即停用。肝肾功能不全者无需调整剂量，用药中应监测QTc变化。

四、IV类药物

1．维拉帕米：用于控制房颤和房扑的心室率，减量。静注用于终止陈发性室上心动过速（室上速）和基本些特殊类型的室速成。剂量5～10mg/5～10min静注，如无反应，15min后可重复5mg/5min.

2．地尔硫卓（硫氮卓酮）：用于控制房颤和房扑的心室率，减慢窦速。静注负荷量15～25mg（0.25mg/kg），随后5～15mg/h静滴。如首剂负荷量心室率控制不满意，15min内再给负荷量。静注地尔硫卓应监测血压。

五、其他

1．腺苷：用于终止室上速，3～6mg、2s内静注，2min内不终止，可再以6～12mg、2s内推注。三磷酸腺苷适应证与腺苷相同，10mg、2s内静注，2min内无反应，15mg、2s再次推注。此药半衰期极短，1～2min内效果消失。常有颜面潮红、头痛、恶心、呕吐、咳嗽、胸闷、胸痛等副作用，但均在数分钟内消失。由于作用时间短，可以反复用药。严重的副作用有窦性停搏、房室传导阻滞等，故对有窦房结及（或）房室伟导功能障碍的患者不适用。三磷酸腺苷一次静注剂?gt；15mg，副作用发生率增高。此药的优势是起效快，无负性肌力作用，可用器质性心脏病的患者。

2．洋地黄类：用于终止室上速或控制快速房颤的心室率。毛花甙C0.4～0.8mg稀释后静注，可以再追加0.2～0.4mg，24h内不应>11.2mg；或地高辛0.125～0.25mg、1次/d口服，用于控制房颤的心室率，洋地黄类适用于心功能不全患者，不足之处为起效慢，对体力活动等交感神经兴奋时的心室率控制不满意。必要时与β受体阻滞剂或钙拮抗剂同用，但要注意调整地高辛剂量，避免过量中毒。

【抗心绞痛药物】

心绞痛是冠状动脉粥样硬化性心脏病（冠心病）的典型症状之一，发生的主要原因是心肌缺血，心肌的需氧量超过了实际的供氧量。抗心绞痛药物的作用有两种类型，或是减轻心脏的工作负荷，降低心脏的耗氧量；或是扩张冠状动脉，增加心脏的供氧量，从而缓解症状。有的药物同时具有上述两种作用。

抗心绞痛药物—硝酸酯类

作用机制：扩张冠状动脉，降低阻力，增加冠状循环的血流量，对周围血管的也有扩张作用，减少静脉回心血量，降低心室容量、心室内压、心排血量和血压，减低心脏前后负荷和心肌的需氧，从而缓解心绞痛。

用法及用量

片剂：0.5mg/片，针剂：10mg/支

1．硝酸甘油：短效制剂，0.5mg舌下含服，

硝酸甘油30mg+5%GS或NS 44ml微量泵泵入10μg/min开始，根据血压调整剂量。

2．单硝酸异山梨酯：长效制剂，单硝酸异山梨酯30mg　NS或5%GS20ml微量泵泵入，其余同上。

不良反应：心动过速、面部潮红、头痛、低血压等

注意事项：

1．一般应用48～72小时，有耐药性。

2．根据血压和临床症状调整剂量。

第三章 心电图基础知识

一、心脏的作用

泵血作用、电活动

二、心肌细胞的电生理

1．自律性：自动除极特性
起搏细胞—窦房结（窦性心律）
心房传导组织（异位心律）
房室交界区（异位心律）
心室传导组织（异位心律）
工作细胞—机械收缩
2．兴奋（应激）性：产生动作电位并扩布特性，不同细胞或同一细胞在不同状态下兴奋性不同。
—绝对不应期（QRS起始至T波峰）
—有效不应期（局部兴奋，不传导）
—相对不应期（T波峰至终末）
—心室易颤期（T波峰前后—R on T现象）
—超常期
3．传导性：心脏特殊传导系统
窦房结、结间束、房室结、希氏束、左右束支及分支和浦肯野纤维网。
4．机械性收缩

三、 心电图产生的原理

心脏机械收缩之前先产生电激动，心房和心室的电激动可经人体组织传到体表，心电图从体表记录心脏每一心动周期所产生电活动变化的心脏图形。
心肌细胞膜是半透膜，静息状态时，膜外排列一定数量带正电荷的阳离

41

子，膜内排列相同数量带负电荷的阴离子，膜外电位高于膜内，称为极化状态。静息状态下，由于心脏各部位心肌细胞都处于极化状态，没有电位差，电流记录仪描记的电位曲线平直，即为体表心电图的等电位线。心肌细胞在受到一定强度的刺激时，细胞膜通透性发生改变，大量阳离子短时间内涌入膜内，使膜内电位由负变正，这个过程称为除极。对整体心脏来说，心肌细胞从心内膜向心外膜顺序除极过程中的电位变化，由电流记录仪描记的电位曲线称为除极波，即体表心电图上心房的P波和心室的QRS波。细胞除极完成后，细胞膜又排出大量阳离子，使膜内电位由正变负，恢复到原来的极化状态，此过程由心外膜向心内膜进行，称为复极。同样心肌细胞复极过程中的电位变化，由电流记录仪描记出称为复极波。由于复极过程相对缓慢，复极波较除极波低。心房的复极波低、且埋于心室的除极波中，体表心电图不易辨认。心室的复极波在体表心电图上表现为T波。整个心肌细胞全部复极后，再次恢复极化状态，各部位心肌细胞间没有电位差，体表心电图记录到等电位线。

四、心电向量的概念

心电活动不论是左、右心房（P波），或是代表启动心室搏动的心电活动（QRS波群），都是既有方向，又有大小（量）的心电活动，就称为心电向量。它反映在各导联上也不尽相同，这是由于各导联（无论是额面或横面导联）的角度不同。换句话说，我们为什么要在三个标准导联以外，在额面上还要三个加压肢体导联，此外还要做六个胸壁导联的原因就在于可以自不同角度了解心电活动上下，左右，前后的综合心电向量，从而观察其正常与否等等。

心电向量环：两侧心房，两侧心室的除极及心室的复极，这三项心电活动在胸腔内形成三个立体向量环。将平行的光线从正前方把这些立体向量环投影在额面上，便形成额面心电向量环。同样，将平行光线从正上方把这些立体向量环投影在横面上，便形成横面心电向量环。

五、心脏除极、复极

心房、心室肌在静止的间歇中，由于细胞内外离子（包括K^+，Na^+，Ca^{2+}，Cl^-等）浓度差别很大，处于"极化状态"。但一旦受到自搏细胞传来的激动，这极化状态便暂时瓦解，在心电图上称为"除极"（有少数学者称为"去极"），由此产生心电活动。心房肌的除极在心电图上表现为P波，心室肌的除极表现为QRS波群。当然在一次除极后，心肌又会恢复原来的极化状态，此过程称为"复极"。复极过程远较除极缓慢，电活动所产生的振幅也较低。心房的复极在P—R段上，一般很不明显（唯有在右心房扩大时，P—R段轻度压低）。心室肌复极则表现为心电图上的ST段及T波。

六、心脏的特殊传导系统

正常心脏的活动其兴奋传导的过程是由窦房结—结间束—房室结—希氏束—左右束支—浦肯野纤维网。

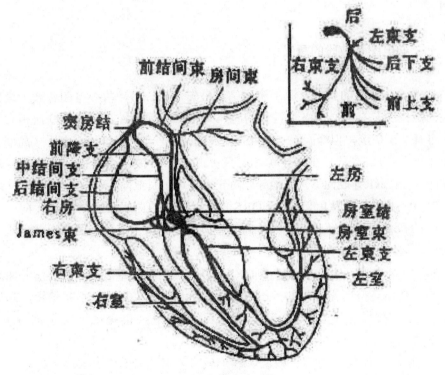

图3-1 心脏传导系统

1. 窦房结：为心脏的起搏点（其细胞的自律性最高）位于上腔静脉入口与右心房连接处前外侧的心外膜下，其血液供应60%来源于右冠状动脉，40%来源于左冠状动脉。

2. 结间束：窦房结与房室结之间为结间束连接，结间束可分为前、中、后三束。（此外近年国内学者又发现了3条房结束）

房室结：位于房间隔右后下部，冠状静脉窦口与三尖瓣膈瓣后1/2之间。其传导功能有两个特点：①双向传导，②双路传导（冲动下传经过该区时可分离成快传导与慢传导）。另外其还具有生理延搁（心电图表现为P—R间期＞0.12S）

及过滤功能。房室交接区是冲动从心房传向心室的必经之路，且是最重要的次级起搏点（频率40～60次/分）许多复杂的心律失常多在该区发生。

3．希氏束：起自房室结前段，穿中心纤维体继而行走于室间隔肌部与中心纤维体之间，向前下行走于室间隔膜部的后下缘，最后分为左右束支。

4．左右束支：均发自房室束的分叉部，左束支发出后呈扁带状在室间隔左侧心内膜下行走，于肌性室间隔上、中1/3交界水平，分为3组束支，右束支分出较晚，主干为圆索状且较长故易受局部病灶影响而发生传导阻滞。

5．浦肯野纤维网：左右束支的分支在心内膜下交织成心内膜下Purkinje纤维网。

七、心电图各波段的意义

1．P波：心脏的兴奋发源于窦房结，最先传至心房，故心电图各波中最先出现的是代表左右两心房兴奋过程的P波。P波形小而圆钝，随各导联而稍有不同，可有一小切迹，但峰间距＜0.04S。P波的宽度一般≤0.11秒，电压（高度）在肢体导联＜0.25毫伏，在胸导联＜0.2毫伏。方向：P波在Ⅱ、Ⅲ、avF、V3-V6导联向上，在avR导联向下，其他导联可正可负可正负双向。

2．P－R段：是从P波终点到QRS波起点之间的曲线，通常与基线同一水平。P－R段由电活动经房室交界传向心室所产生的电位变化极弱，在体表难于记录出。

3．P－R间期：是从P波起点到QRS波群起点的时间距离，代表心房开始兴奋到心室开始兴奋所需的时间，一般成人约为0.12～0.20秒，小儿稍短。超过0.21秒为房室传导时间延长。P—R间期延长，多见于Ⅰ度房室传导阻滞；P—R间期缩短，多见于预激综合征。

4．Ta波：代表心房的复极波，波形较小，且常淹没于P-R段及QRS波群内，不易辨别。

5．QRS复合波：代表两个心室兴奋传播过程的电位变化既心室的除极波。典型的QRS复合波包括三个相连的波动。第一个向下的波为Q波，继Q波后一个狭高向上的波为R波，与R波相连接的又一个向下的波为S波。由于这三个波紧密相连且总时间不超过0.10秒，故合称QRS复合波。QRS复合波所占时间代表心室肌兴奋传播所需时间，正常人在0.06～0.10秒之间。

6．ST段：由QRS波群结束到T波开始的平线，反映心室各部均在兴奋而各部处于去极化状态，故无电位差。正常时接近于等电位线，向下偏移不应超过0.05毫伏，向上偏移在肢体导联不超过0.1毫伏，在单极心前导程中V1，V2，V3

中可达0.2～0.3毫伏；V4，V5导联中很少高于0.1毫伏。任何正常心前导联中，ST段下降不应低于0.05毫伏。偏高或降低超出上述范围，便属异常心电图。ST段下移超过正常范围常提示心肌损伤、心肌缺血等；ST段上移超过正常范围常见于心肌梗死、急性心包炎等。

7．J点：QRS波群终末与S-T段起始的交界点。多在等电位线上，J点上移多由心室肌除极尚未结束而部分心机已开始复极所致，J点下移多见于心动过速使心室肌除极与心房肌复极并存导致心房复极波（Ta波）重叠于QRS波群的后段所致。

8．T波：是继QRS波群后的一个波幅较低而波宽较长的电波，反映心室复极化过程。T波的正常形态是从等电位线开始缓慢上升，而后则较快下降，前后肢不对称。正常情况下T波的方向于QRS波群的主波方向一致，但若V1导联的T波直立，则V2—V6导联的T波就不应倒置。电压：在以R波为主的导联T波不应低于同导联R波的1/10。

在QRS波群主波向上的导联中，T波低平或倒置常见于心肌损伤，缺血，低血钾等；T波显著增高则见于心肌梗死早期及高血钾。

9．Q-T间期：代表心室肌除极复极过程的总时间。Q-T间期一般随心率快慢，相应缩短与延长。正常Q-T间期的范围一般为0.32—0.44S。Q-T间期延长常见于：心肌损伤、心肌缺血，低血钙，Q-T间期延长伴T波异常可出现及其严重的窦性心律失常；Q-T间期缩短常见于高血钙，洋地黄效应等。

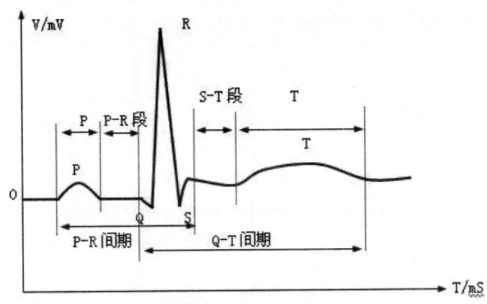

图3-2　心电图各波段

八、心电图的测量

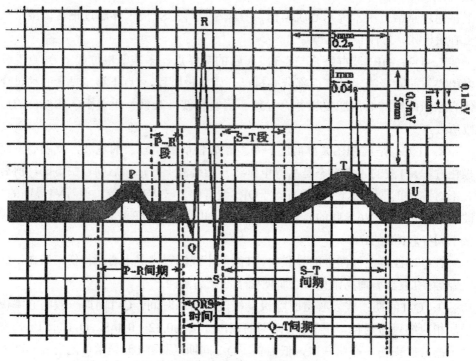

图3-3　心电图各波段的测量

1. 常规心电图横线代表时间，每一小格代表0.04S，每一大格代表0.20S。纵线代表电压，每一小格代表0.1mv。

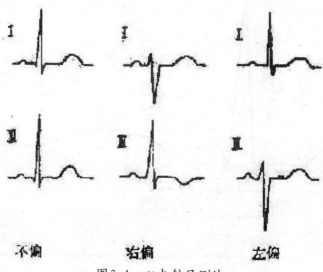

不偏　　　　右偏　　　　左偏

图3-4　心电轴目测法

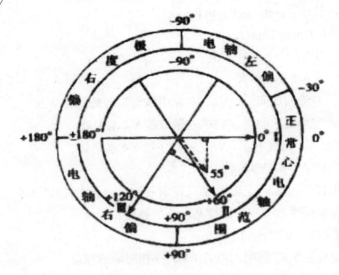

图3-5 心电轴测量及偏移

2. 平均心电轴：

一般指平均QRS电轴，是指心室除极过程中的全部瞬间心电向量的综合。常用的测量方法有：①目测法：目测 I Ⅲ导联的QRS波群主波方向来估计电轴是否偏移。若 I Ⅲ导联的QRS波群的主波方向均向上可判定电轴不偏。若 I 导联的主波方向向上，Ⅲ导联的主波方向向下则可判定为电轴左偏；若 I 导联的主波方向向下，Ⅲ导联的主波方向向上则可判定为电轴右偏。（口对口向左走，尖对尖向右偏）。②振幅法（代数和计算法）将 I Ⅲ导联R波和S波的代数和分别记于 I Ⅲ导联轴上，然后自两点引垂线，二垂线相交点与0点连线和 I 导联的夹角即为电轴偏移度。

3. 不同导联反应不同部位的电位变化：

I 、AVL—左室外侧壁

Ⅱ Ⅲ avF，—左室下壁

AVR、V3R、V4R、V5R—右室壁

V1、V2、 V3—室间隔

V4、V5、V6—左室前壁及前外侧壁

V7、V8、V9—左室后壁

其对心肌缺血、心肌梗死的诊断意义较大。

在长期临床心电图实践中，形成了一个由Einthoven创设而目前广泛采纳的国际通用导联体系，称为常用12导联体系。

1. 肢体导联（limb leads）

标准导联（双极肢导联） I 、Ⅱ、Ⅲ。

加压单极肢导联avR、avL、avF。

2. 胸导联（chest leads）

V1、V2、V3、V4、V5、V6。

胸导联V1～6的安放位置

V1　胸骨右缘四肋间　　V4　左锁中线与第五肋间相交处

V2　胸骨左缘第四肋间　V5　左腋前线 V4 水平处

V3　V2 至 V4 连线中点　V6　左腋中线 V4 水平处

附加导联V7、V8、V9导联：

将探查电极分别移至 左腋后线、 左肩胛线、后正中线与V4同一水平处。

适用于左室肥大，后壁心肌梗塞，心脏移位。

3. 右胸导联（V3R～6R）：

将探查电极置于右 胸壁，相当于V3～6相对应的部位。

适用于小儿心电图，右室肥大，右位心，心脏移位。

【心电图的测量】

1. 心率的测量

$$心率 = \frac{60（s）}{P\text{-}P间距或R\text{-}R间距}$$

P-P间距或R-R间距

2. 时间测量

各波起点的内缘至终点的内缘

3. 振幅的测量

正向波的高度：上缘至顶点

负向波的深度：下缘至底端

P波振幅测量的参考水平以P波起始前的水平线为准

测量QRS波群、J点、ST段、T波、U波振幅，采用QRS起始部水平线为参考水平。

第四章　心律失常

第一节　概　论

【基本概念】

正常心脏激动起源于窦房结，按一定顺序和时间依次下传至心房、房室结、左右束支及心室，激发相应部位产生激动。若激动的产生和传导异常，则可引起心脏频率和节律的改变，此即为心律失常。

【分类】

心律失常按发生机制可分为冲动形成异常和冲动传导异常2类。冲动形成异常包括窦性心律失常和异位心律失常；冲动传导异常包括生理性传导异常（干扰及房室分离）和病理性传导异常（传导阻滞及预激综合征）。另外，按照心律失常发生时心率的快慢，可将其分为快速性心律失常与缓慢性心律失常2类。前者包括期前收缩、心动过速、扑动和颤动等；后者包括窦性心动过缓，房、室传导阻滞等。本节讲解主要常见心律失常。

【病因】

1. 生理性因素：如运动、情绪激动、进食、体位变化、睡眠、吸烟、饮酒、咖啡等刺激性饮料。多为一过性，去除诱因后即恢复正常。

2. 病理性因素：

（1）心血管疾病：冠心病、扩张型心肌病、肥厚型心肌病、先天性心脏病、慢性肺源性心脏病、心肌炎等。

（2）内分泌疾病：甲状腺功能亢进、甲状腺功能减退、甲状旁腺疾病、嗜络细胞瘤、肢端肥大症、糖尿病等。

（3）血管及脑部疾病：蛛网膜下腔出血、急性脑卒中、癫痫。

（4）药物或毒物影响：如抗心律失常药物、强心甙类、中枢兴奋性药物、抗精神失常药物、化疗药物等。

（5）电解质紊乱：如低血钾、高血钾、低血镁等。

（6）麻醉、手术或心导管检查。

（7）物理刺激：如淹溺、冷冻、中暑等。

第二节 缓慢性心律失常

一、窦性心动过缓：

1. 心电图表现：窦性心律＜60次/min，一般为45～59次/分。若窦性频率小于45次/分则为显著的窦性心动过缓。

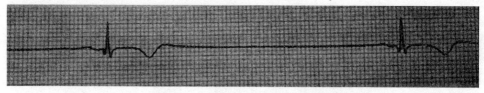

图4-1 显著的窦性心动过缓

2. 原因：多见于运动员、老年人，也可见于颅内压增高，甲状腺功能低下、冠心病等。或由于应用受体阻滞剂、维拉帕米（异搏停）等药物引起。

3. 治疗：多见于正常人，不引起临床症状，无需特殊治疗。如心率过于缓慢，引起心脑血管供血不足，表现为头晕、胸闷、心绞痛发作、心功能不全、中枢神经系统功能障碍、黑矇或晕厥，则需给予阿托品、异丙肾上腺素等药物治疗，以提高心率。严重而持续的窦性心动过缓且伴临床症状者，则应该安装永久起搏器治疗。

二、窦性停搏和窦房阻滞

1. 窦性停搏心电图表现：规则的P-P间隔中突然没有P波，出现逸搏心律；在失去P波之前或之后的P-P间隔与正常P-P间隔，不成倍数关系。

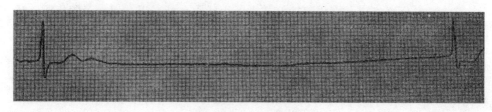

图4-2 窦性停搏

2. 窦性阻滞心电图表现：Ⅰ度窦房传导阻滞普通心电图机不能观察到；Ⅲ度窦房传导阻滞与窦性静止较难鉴别；Ⅱ度窦房传导阻滞才有明确的心电图诊断，可分为Morbiz Ⅰ型和Ⅱ型。

（1）Ⅱ度Ⅰ型窦房传导阻滞：（MorbizⅠ型）：长间歇之前的P-P间隔逐渐缩短，于出现漏搏后又突然增长（称文氏现象）；

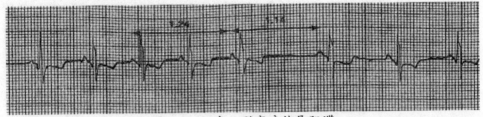

图4-3　Ⅱ度Ⅰ型窦房传导阻滞

（2）Ⅱ度Ⅱ型窦房传导阻滞：（MorbizⅡ型）在规则的窦性心律中突然出现一个漏搏间隙，这一长间隙恰等于正常窦性P-P的倍数（完全代偿间歇），其余P-P间隔固定不变。

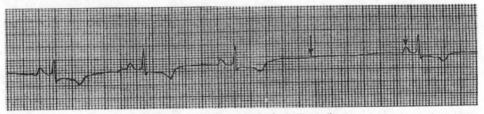

图4-4　Ⅱ度Ⅱ型窦房传导阻滞

3．病因：窦性停搏和窦房阻滞常由吞咽、咽部刺激、按摩颈动脉窦及气管插管等一过性强迷走神经刺激诱发。临床中多种药物，如洋地黄、β受体阻滞剂等Ⅰ类抗心律失常药物及高钾血症也可引起。持续性的窦性停搏和窦房阻滞多见于器质性心脏病。如冠心病、心肌病。心肌炎患者，而老年人多数为窦房结功能不良所致。

4．治疗：对于因暂时性、一过性原因所致的窦性停搏和窦房阻滞，主要是针对病因治疗。对伴有明显症状，如头晕、胸闷、心悸者，可给予阿托品、异丙肾上腺素治疗，以防意外。若频繁发作，出现晕厥或阿斯综合征表现，应及时安装心脏起搏器。

三、病态窦房结综合征

简称病窦综合征，是由窦房结病变导致功能减退，产生多种心律失常的综合表现。患者可在不同时间出现一种以上的心律失常，常同时合并心房自律性异常，部分病人同时有房室传导功能障碍。

1．心电图特点：

（1）非药物引起的持续而显著的窦性心动过缓（50次/分以下）；

（2）窦性停搏或窦性静止与窦房阻滞；

（3）窦房阻滞与房室阻滞同时并存；

（4）心动过缓-心动过速综合征（bradycardia-tachycardia syndrome），简称慢-快综合征，是指心动过缓与房性快速性心律失常（心房扑动、心房颤动或房性心动过速）交替发作。

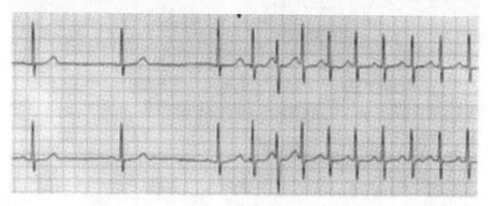

图4-5　快慢综合征

2．临床表现：典型症状为头晕、黑矇、晕厥。临床中更常见的症状不典型，而且多间歇出现，如阵发性心慌、乏力、劳累后呼吸困难、失眠、记忆力下降等。如合并其他器质性心脏病，有时可以充血性心力衰竭和肺水肿为首发症状。

3．治疗

（1）病因治疗：心肌缺血、电解质紊乱、药物因素等。

（2）心率缓慢影响血流动力学，无起搏条件下时可选用阿托品、异丙肾上腺素等药物临时处理。

（3）对于有症状的病窦综合征患者，应首选起搏器治疗。

（4）慢快综合征患者发作心动过速时，单独应用抗心律失常药物治疗可能加重心动过缓，亦应接受起搏治疗。

（5）部分慢快综合征患者，快速心律失常（如心房扑动、心房颤动和房性心动过速）终止后出现的窦性心动过缓和窦性停搏，在导管消融治疗快速心律失常后，其缓慢心律失常通常得以好转，不再需要永久起搏治疗。

四、房室传导阻滞

（一）Ⅰ度房室传导阻滞

1.心电图特点：每个窦性P波均能下传心室并产生QRS波群；P-R间期≥0.20s。

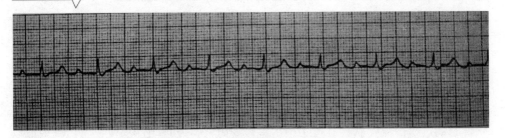

图4-6　Ⅰ度房室传导阻滞

2．病因：迷走神经张力增高是其发生的原因之一，在运动员中发生率可达8.7%，某些药物，如洋地黄、钾盐、β受体阻滞剂、钙拮抗剂，中枢神经和周围交感神经阻滞药如甲基多巴、可乐定等均可导致PR间期延长。常见于风湿性心脏炎、急性或慢性缺血性心脏病，在急性心肌梗死患者发生率为4%～15%，尤其多见于急性下壁心肌梗死患者。大多为暂时性，可迅速消失或经过一段时间后消失。

3．临床表现：临床上不引起明显的症状和体征。在心肌炎或其他心脏病患者听诊时，可发生响亮的第一心音在发生阻滞时突然减轻。

4．治疗：

（1）病因治疗；

（2）药物治疗：心率较慢伴明显症状者口服阿托品或氨茶碱，以提高心率；

（3）植入起搏器：患者有晕厥发作病史且排除其他原因，希氏束电图证实是希氏束内或希氏束下的Ⅰ度房室传导阻滞，应考虑植入起搏器。

（二）Ⅱ度房室传导阻滞

1．Ⅱ度Ⅰ型房室传导阻滞心电图特点：窦性P波规律出现；P-R渐长，直至一个P波后QRS波脱漏；R-R渐短；最常见的房室传导比例为3∶2和5∶4。

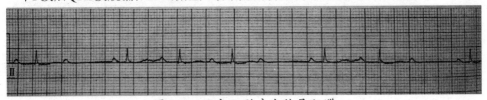

图4-7　Ⅱ度Ⅰ型房室传导阻滞

2．Ⅱ度Ⅱ型房室传导阻滞心电图特点： 窦性P波规律出现；间歇性P波后QRS波脱漏；P-R间期保持固定（正常或延长）。

3．病因：同Ⅰ度房室传导阻滞。

4．临床表型：阻滞程度轻，心室漏搏很少时，对血流动力学影响不大，可无临床症状。当心室漏搏较多，导致心率在50次/分以下时，可出现头晕、乏力、黑矇等症状。Ⅱ度Ⅱ型房室传导阻滞当心室率极慢时，可诱发阿斯综合征。

5. 治疗：

（1）积极治疗原发病，去除诱因；

（2）药物治疗：有症状的Ⅱ度Ⅰ型房室传导阻滞，如系房室结内阻滞，心率过慢，可口服阿托品，也可用异丙肾上腺素及氨茶碱等治疗。

（3）植入起搏器：Ⅱ度Ⅱ型房室传导阻滞；Ⅱ度Ⅰ型房室传导阻滞产生症状性心动过缓；无症状性Ⅱ度Ⅰ型房室传导阻滞，发现阻滞部位在希氏束内或以下水平，均应考虑起搏器治疗。

（三）Ⅲ度房室传导阻滞（完全性房室传导阻滞）

1. 心电图特点：P波与QRS波各不相关，各保持自身节律；房率高于室率；P-P间隔与R-R间隔各有其固定规律；P-R间期无固定关系。

2. 病因

（1）广泛心肌病变；

（2）传导系统损伤或退行性改变；

（3）洋地黄中毒；

（4）急性下壁心肌梗死；

（5）严重心肌病；

（6）急性心肌炎等。

3. 临床表现：因排血量明显减少，会出现晕厥或晕厥前症状，如，心悸、心绞痛、黑矇等，严重者可出现阿斯综合征及猝死。

4. 治疗：

（1）消除诱因，积极治疗原发病；

（2）药物治疗：阿托品、异丙肾上腺素、山莨菪碱、氨茶碱等；

（3）植入起搏器治疗。

五、室内阻滞

室内传导是指希氏束分叉以下部位的传导阻滞。左右分支传导阻滞可发生于任何一支、两支甚至三支传导束，其中右束支阻滞最为常见，可发生于风湿性心脏病、先天性心脏病房间隔缺损、高血压、冠心病、肺源性心脏病等。此外，正常人亦可发生右束支阻滞。

（一）完全性右束支传导阻滞（RBBB）

1. 心电图特点：QRS间期延长≥0.12s；V1、V2导联成rsR′、rSR′或rsr′

型；左侧导联（Ⅰ导、V5导、V6导）出现深宽S波；T波与QRS主波方向相反。

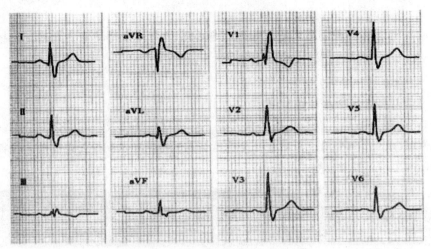

图4-8　完全性右束支传导阻滞

（二）完全性左束支阻滞（LBBB）

1. 心电图特点：QRS间期延长≥0.12s；V5导、V6导联R波宽大，顶部有切迹或粗钝，其前方无q波；V1导联呈宽阔的QS波或rS波；T波与QRS主波方向相反。

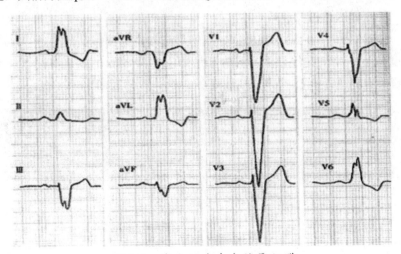

图4-9　完全性左束支传导阻滞

【治疗】

慢性单侧束支阻滞的病人如无症状，无需治疗。急性心肌梗死发生双分支、三分支阻滞，或慢性双分支、三分支阻滞，伴有晕厥或Adams-Stroke综合征发作者，应及早考虑心脏起搏器治疗。

六、逸搏及逸搏心律

心动过缓时在长间歇后延迟出现的被动异位节律点搏动成为逸搏，连续出现的3次或以上逸搏则成为逸搏心律。

（一）房性逸搏及逸搏心律
1. 心电图特点：在较长的心搏间歇之后出现的QRS波，此QRS波群的波形与窦性时QRS波群相同，其前有一个房性异位P波，P' -R间期≥0.12秒；逸搏周期为1.0～1.2s，频率为50～60次/分。

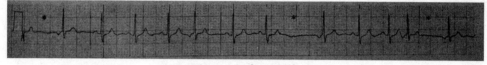

图4-10　房性逸搏

2. 临床意义及治疗：房性逸搏属于被动性心律失常，其临床意义取决于原发心律失常，应积极查找病因，针对原发病治疗。房性逸搏心律多发生于夜间睡眠或午休时，多无临床意义。

（二）交界区逸搏及逸搏心律
1. 心电图特点：延迟出现的QRS波的形态为室上性，伴有室内差异传导时可有轻度畸形，伴束支传导阻滞时为相应束支阻滞图形；多数情况下看不到P'波，少数可看到逆行P'波；逸搏周期为1.0～1.5s，频率为40～60次/分。

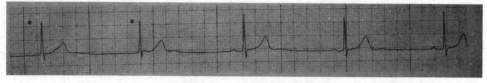

图4-11　交界区逸搏

2. 临床意义及治疗：是一种生理性保护机制，本身无特殊治疗，治疗主要针对基础心脏病。

（三）室性逸搏及逸搏心律
1. 心电图特点：延迟出现的室性QRS波群宽大畸形，时限大于0.12s；T波与QRS主波方向相反；QRS波之前无相关的窦性P波，之后可有或没有逆行的P'波；逸搏周期变化较大，为1.5～3.0s，平均心室率20～40次/分。

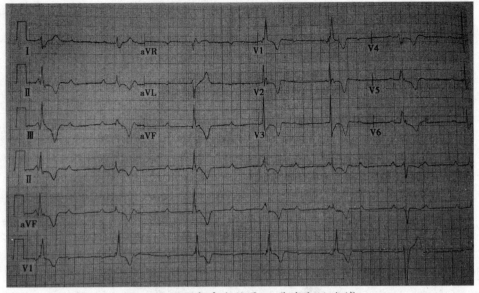

图4-12　Ⅲ度房室传导阻滞伴室性逸搏

2．临床意义及治疗：积极治疗原发病，如急性心肌梗死、急性心肌炎等，纠正高血钾及酸中毒，可静脉使用阿托品及异丙肾上腺素，药物治疗无效或出现晕厥、阿斯综合征时应植入临时或永久起搏器。

3．病因：引起室内阻滞的病因多种多样，其中最常见的是冠心病，尤其是心肌梗死合并左束支阻滞往往预示着患者预后不良。还可见于高血压、风湿性心脏病、肺源性心脏病、心肌病、心肌炎以及淀粉样变、结节病和血色病引起的浸润性疾病。

4．治疗：慢性束支阻滞的患者如无症状，无需接受治疗。

第三节　快速性心律失常

一、窦性心动过速：

1．心电图特点：窦性心律频率加快，成人＞100次/min；P-R、QRS及Q-T间期相应缩短。

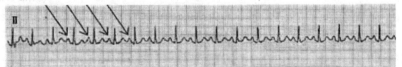

图4-13　窦性心动过速

2．病因：常见于运动、精神紧张、发热、甲状腺功能亢进、贫血、急性失血、心肌炎、药物（阿托品、麻黄素、肾上腺素等）等。

3．治疗：

（1）治疗病因；

（2）去除诱因；

（3）药物治疗：必要时应用β受体阻滞剂或非二氢吡啶类钙拮抗剂。

二、期前收缩（早搏）

早搏就是早期发生的一次短暂的心搏，常常干扰窦性心律。早搏本身不产生症状，早搏后正常搏动泵出过多的血液可以令人感到一次心悸。

早搏是潜在的持续性心动过速的第1个搏动，其后可以跟随多个形状类似的搏动；二联律：每1个正常搏动后跟随1个早搏；三联律：每2个正常搏动后跟随1个早搏；早搏可以起源于窦房结以外心脏的任何部位，总的被称为室上性早搏或室性早搏。

（一）房性期前收缩（房性早搏）

1．心电图特点：

（1）提前出现的异常P波；

（2）早搏与窦性下传的QRS波群相似；

（3）由于窦房结逆传代偿间歇不完全。

代偿间歇：指房早之前和之后的正常窦性P波之间的间隔等于正常P-P间隔的倍数。

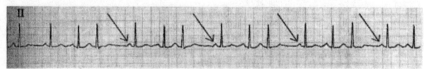

图4-14　房性早搏

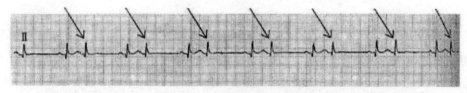

图4-15　房性早搏二联律

2．病因

（1）生理性原因：正常人中，多达60%可有房性早搏，特别是焦虑、疲劳、过度饮酒、饮茶或咖啡后容易出现。

（2）病理性原因：各种器质性心脏病、慢性肺部疾病以及药物对心肌的毒性作用（洋地黄中毒）。

3．治疗

（1）房性期前收缩如发生在健康人或无明显其他症状的人群，一般不需要特殊治疗；

（2）积极治疗原发病；

（3）在病因治疗的同时，应消除各种诱因，如精神紧张、情绪激动、吸烟、饮酒、过度疲乏、焦虑、消化不良、腹胀等。应避免服用咖啡或浓茶等。镇静是消除期前收缩的一个良好方法，可适当选用安定等镇静药；

（4）部分患者虽无明显心脏病，但有明显症状（如心悸等）影响工作、休息的房性期早搏，以及有可能引起心房颤动、心房扑动、阵发性房性心动过速和其他阵发性室上性心动过速等的频发而持久的房性早搏，多源、成对房性期前收缩等，以及风湿性心脏病二尖瓣病变者、冠心病、甲状腺功能亢进性心脏病等器质性心脏病患者伴发房性期前收缩者可选用下列药物治疗：β受体阻滞药（常为首选药物），钙离子拮抗药，普罗帕酮（心律平）等。

（二）房室交界性期前收缩

1．心电图特点：逆行P'波（P'波在Ⅱ、Ⅲ、aVF导联倒置，aVR导联直立）。P'波可出现在QRS波之前（中；后）。

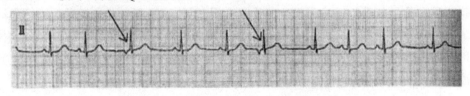

图4-16　房室交界性早搏

2．病因：洋地黄中毒、缺血性心脏病、风湿性心脏病、心力衰竭、低氧血症、低血钾、药物作用（肾上腺素、异丙肾上腺素）、迷走神经张力增高。

3．治疗：可出现于健康人和心脏病患者，通常不需治疗，但起源较低或出现过早，有时会诱发室性快速性心律失常，应予以控制。

（三）室性期前收缩

1．心电图特点

（1）提前出现一个增宽、变形的QRS-T波群；

（2）QRS时限＞0.12s；

（3）T波方向多与主波相反；

（4）代偿间歇完全；

（5）期前收缩的QRS波前无P波，窦性P波可巧合于期前收缩波的任意位置。

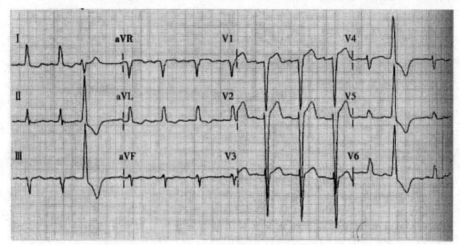

图4-17　室性早搏

3．病因：

（1）功能性如迷走神经张力增高、焦虑、紧张等；

（2）拟交感类药物、低血钾、洋地黄中毒；

（3）器质性心脏病：心肌炎、扩张型心肌病、心肌梗死、心脏瓣膜病等。

（4）治疗：无器质性心脏的病人，无明显症状时不必药物治疗，若病人症状明显，首先应避免诱发因素，药物宜选用β受体阻滞剂、非二氢吡啶类钙通道阻滞剂和普罗帕酮等，中成药如参松养心胶囊、稳心颗粒亦具有减轻症状的作用；器质性心脏病病人症状明显者可选用β受体阻滞剂、非二氢吡啶类钙通道阻滞剂和胺碘酮等药物治疗；导管消融治疗。

（四）异位性心动过速

阵发性心动过速：≥3个连续异位心律；特点：突发突停；心室率快速而匀齐，＞150次/min；包括室上性（房性、交界性）和室性心动过速。

1．阵发性室上性心动过速

（1）心电图特点：P波难以辨认，QRS波与窦性者相同；频率范围每分钟为150240次，节律匀齐。

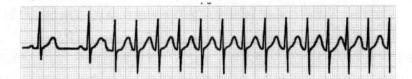

图4-18 阵发性室上性心动过速

（2）病因：冠心病、慢性肺部疾病、洋地黄中毒、大量饮酒以及各种代谢障碍均可成为治病原因。部分心脏结构正常的别人中也能见到。

（3）临床表现：可表现为心悸、头晕、胸痛、憋气、乏力等症状，有些病人可能无任何症状。

（2）治疗：病因治疗；控制心室率：β受体阻滞剂、选用减慢心室率的药物，如β受体阻滞剂、钙通道阻滞剂、洋地黄制剂和洋地黄以减慢心率；转复窦性心律：药物转复、直流电复律、导管消融治疗。

2．阵发性室性心动过速

（1）心电图特点：≥3次室性早搏连续发生；QRS增宽＞0.12s；继发性ST段、T波变化心室律基本匀齐，频率120200次/min。

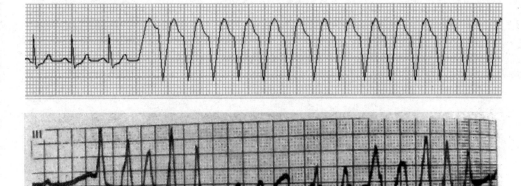

图4-19 阵发性室性心动过速

（2）病因：常发生于各种器质性心脏病病人。最常见为冠心病、其次为心肌病、心力衰竭、二尖瓣脱垂、心脏瓣膜病等。其他病因包括代谢障碍、电解质紊乱、长QT间歇综合征等。室速偶发于无器质性心脏病者，称特发性室速。

（3）临床表现：室速的临床症状视发作时心室率、持续时间、基础心脏病变和心功能状况不同而异。非持续性室速（发作时间少于30秒，能自行终止）的病人通常无症状。持续性室速常伴有明显血液动力学障碍与心肌缺血。临床症状包括低血压、少尿、气促、心绞痛、晕厥等。

（4）治疗：无器质性心脏病的病人发生非持续性室速，如无症状或血流动力学影响，处理原则与室性期前收缩相同，有器质性心脏病或有明确诱因者应首先给予针对性治疗；持续性室速发作，无论有无器质性心脏病，均应给予治疗。1）终止室速发作：可选用利多卡因、β受体阻滞剂、或胺碘酮。用药期间密切监测生命体征。如病人已发生低血压、休克、心绞痛、充血性心力衰竭或脑灌注不足等症状时，立即实施电复律。洋地黄中毒引起的室速不宜用电复律，应给予药物治疗。2）预防复发：应努力寻找和治疗诱因及维持室速的可逆性病变，例如缺血、低血压及低血钾等。

3．尖端扭转型室性心动过速

心电图特点：以波浪式的连续的QRS波峰变化为特征；其表现为振幅不等地在等电位线上上下下扭动；室性波形宽大，不具有QRS及T波的特征；其心率在180～250次/min之间变化。

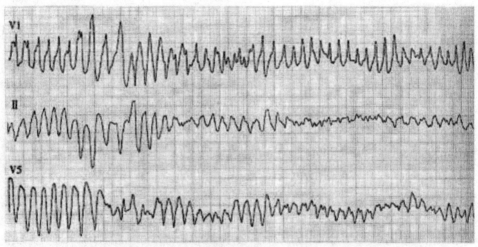

图4-20　尖端扭转型室性心动过速

（五）心房扑动与颤动

当心房或心室起搏点的自律性增高，超过异位性心动过速的频率时，便形成扑动或颤动（纤维颤动），可发生于心房和心室。

1．心房扑动

（1）心电图特点：各导联P波消失，而代之以F波；F波呈波浪形或锯齿状，形态大小一致，FF间隔规整；F波的频率一般为250350次/min。

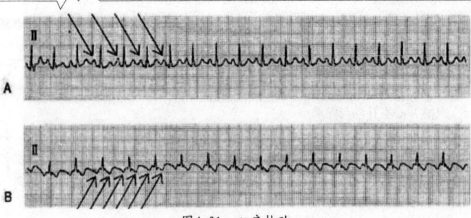

图4-21 心房扑动

（2）病因：多见于器质性心脏病如风湿性心脏病、冠心病、高血压性心脏病、心肌病等。此外，肺栓塞、慢性充血性心力衰竭、甲状腺功能亢进、酒精中毒、心包炎等，亦可出现心房扑动。部分病人也可无任何原因。

（3）临床表现：病人的症状主要与房扑的心室率相关，心室率不快时，病人可无症状；房扑伴有极快的心室率时，可诱发心绞痛与充血性心力衰竭。

（4）治疗：药物治疗，选用减慢心室率的药物，如选用减慢心室率的药物，如β受体阻滞剂、钙通道阻滞剂、洋地黄制剂钙通道阻滞剂、洋地黄制剂；非药物治疗，直流电复律、食道调搏、导管消融；抗凝治疗。

2. 心房颤动

（1）心电图特点：各导联P波消失，而代之以纤细f波；f波大小不一、形态不同、间隔不整，f波的频率350600次/min；RR间期绝对不齐；QRS波群时间、形态一般正常。

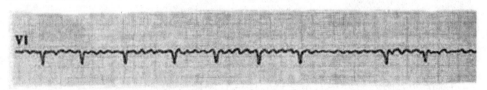

图4-22 心房颤动

（2）病因：房颤常发生于器质性心脏病病人，多见于高血压性心脏病、冠心病、风湿性心脏病二尖瓣狭窄、心肌病、甲状腺功能亢进，部分房颤原因不明，可见于正常人，可在情绪激动、外科手术、运动或大量饮酒时发生。

（3）临床表现：房颤症状的轻重受心室率快慢的影响，心室率超过150次/分，病人可发生心绞痛与充血性心力衰竭。心室率不快时，病人可无症状。

（3）治疗：抗凝治疗，华法林是房颤抗凝治疗的有效药物，对于合并瓣膜病的病人，需用华法林抗凝。新型口服抗凝药物，如达比加群酯、利伐沙班等目前主要用于非瓣膜性房颤的抗凝治疗；转复并维持窦性心律：药物复律、电复律、导管消融治疗；控制心室率：选用减慢心室率的药物，如β受体阻滞剂、钙通道阻滞剂、洋地黄制剂和某些抗心律失常药物（胺碘酮）。

（六）心室扑动与颤动

（1）心电图特点：

1. 心室扑动：最严重的致死性心律失常。各导联无P波，QRS-T波群无法分辨，代之以正弦型的大扑动波；频率200250次/min。心室扑动时心脏失去排血的功能，若不很快恢复则会转为心室颤动而死亡。

2. 心室颤动：心跳停搏前的短暂征象。心脏完全失去排血的功能。QRS-T波群完全消失，代之以大小不等、形状不同、极不匀齐的低小波（颤动波）；频率200500次/min。

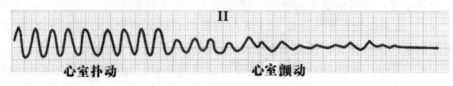

图4-23　心室扑动、心室颤动

（2）临床表现：意识丧失、抽搐、呼吸停顿甚至死亡，听诊心音消失、脉搏触不到、血压亦无法测到。

（3）抢救与治疗：立即行心肺复苏和尽早进行复律治疗。

第四节　心律失常病人的护理

【常用护理诊断/问题、措施及依据】

1. 活动无耐力与心律失常导致心悸或心排血量减少有关。

（1）体位与休息：嘱病人当心律失常发作导致胸闷、心悸、头晕等不适时采取高枕卧位、半卧位或其他舒适体位，尽量避免左侧卧位，因左侧卧位时病人常能感觉到心脏的搏动而使不适感加重。做好心理护理，保持情绪稳定，必要时遵医嘱给予镇静药。保证病人充分的休息与睡眠。

（2）给氧：伴呼吸困难、发绀等缺氧表现时，给予氧气吸入，根据缺氧程度调整氧流量。

（3）制订活动计划：评估病人心律失常的类型及临床表现，与病人及家属共同制订活动计划。对无器质性心脏病的良性心律失常病人，鼓励其正常工作和生活，建立健康的生活方式，保持心情舒畅，避免过度劳累。窦性停搏、第二度 I 型或第三度房室传导阻潜、持续性室速等产重心律失常病人或快速心室率引起血压下降者，应卧床休息，以减少心肌耗氧量。卧床期间加强生活护理。

（4）用药护理：严格遵医嘱按时按量给子抗心律失常药物，静注时速度宜慢（腺苷除外），一般5～15分钟内注完，静滴药物时尽量用输液泵调节速度。胺碘酮静脉用药易引起静脉炎，应透择大血管，配制药物浓度不要过高，严密观察穿刺局部情况，谨防药物外渗。观察病人意识和生命体征，必要时监测心电图，注意用药前、用药过程中及用药后的心率、心律、PR 间期、QT 间期等的变化，以判断疗效和有无不良反应。常用抗心律失常药物的不良反应举例见表4-1。

表4-1 常用抗心律失常药物的不良反应

药物	不良反应
奎尼丁	心脏方面：窦性停搏、房室传导阻滞、QT间期延长与尖端扭转型室速、晕厥、低血压。其他：畏食、恶心、呕吐、腹痛、腹泻；视听觉障得、意识模糊；皮疹、发热。血小板减少、溶血性贫血。
普鲁卡因胺	心脏方面：中毒浓度抑制心肌收缩力，低血压、传导阻滞、QT间期延长与多形性室速。其他：胃肠道反应较奎尼丁少见，中枢神经系统反应利多卡因多见；发热、粒细胞减少症；药物性狼疮。
利多卡因	心脏方面：少数引起窦房结抑制、室内传导阻滞。其他：眩晕、感觉异常、意识模糊、谵妄、昏迷。
普罗帕酮	心脏方面：窦房结抑制、房室传导阻滞、加重心力衰竭。其他：眩晕、口内金属味、视力模期；胃肠道不适；加重支气管痉挛。
β受体阻断药	心脏方面：低血压、心动过缓、心力衰竭。其他：乏力；加重哮喘与慢性阻塞性肺疾病；间歇性跛行、雷诺现象、精神抑郁；糖尿病病人可能引起低血糖。
胺碘酮	心脏方面：心动过缓，至心律失常很少发生，偶有尖端扭转型室速。其他：最严重的心外毒性为肺纤维化；转氨酶升高，偶致肝硬化；甲状腺功能亢进或减退；光过教、角膜色素沉着；胃肠道反应。
维拉帕米	心脏方面：已应用β受体阻断药或有血流动力学障碍者易引起低血压、心动过缓、房室传导阻滞、心搏停顿。其他：偶有肝毒性，使地高辛血浓度增高。
腺苷	心脏方面：可短暂窦性停搏。室性期前收缩或非持续性室性心动过速。其他：面部潮红、呼吸困难、胸部压迫感，通常持续短于1分钟。

2．潜在并发症：猝死。

（1）评估危险因素：评估引起心律失常的原因，如有无冠心病、心力衰竭、心肌病、心肌炎、药物中毒等，有无电解质紊乱（如低钾血症）和低氧血症、酸碱平衡失调等。遵医嘱配合治疗，协助纠正诱因。

（2）心电监护（cardiac moaitoring）：对严重心律失常者，应持续心电监护，严密监测心率、心律、心电图、生命体征、血氧饱和度变化。发现频发（每分钟在5次以上）多源性、成对的或呈 RonT 现象的室性期前收缩、室速、预激伴发房颤、窦性停搏、第二度 I 型或第三度房室传导阻滞等，立即报告医生。安放监护电极前注意清洁皮肤，用乙醇棉球去除油脂，电极放置部位应避开胸骨右缘及心前区，以免影响做心电图和紧急电复律；1～2天更换电极片1次或电极片松动时随时更换，去除电极片后及时清洁皮肤。部分病人易致过敏，应观察有无皮肤发红、瘙痒、水疱甚至破溃等。

（3）配合抢救：对于高危病人，应留置静脉导管，备好抗心律失常药物及其他抢救药品、除颤器、临时起搏器等。一旦发生猝死立即配合抢救。

3.有受伤的危险 与心律失常引起的头晕、晕厥有关。

（1）评估危险因素：向病人及知情者询问病人晕厥发作前有无诱因及先兆症状，了解晕厥发作时的体位、晕厥持续时间、伴随症状等。必要时心电监护，动态观察心律失常的类型。

（2）休息与活动：心律失常频繁发作，伴有头晕、晕厥或曾有跌倒病史者应卧床休息，协助生活护理。嘱病人避免单独外出，防止意外。

（3）避免诱因：嘱病人避免剧烈活动、情绪激动或紧张、快速改变体位等，一旦有头晕、黑蒙等先兆时立即平卧，以免跌伤。

（4）遵医嘱给予治疗：如心率显著缓慢的病人可于阿托品、异丙肾上腺素等药物或配合人工心脏起搏治疗；对其他心律失常病人可遵医嘱给予抗心律失常药物。

【其他护理诊断/问题】

1.焦虑 与心律失常反复发作、疗效欠佳、病人知识欠缺、入院后环境及仪器陌生有关。

2.恐惧 与室速无休止发作、ICD反复放电有关。

3.潜在并发症：心力衰竭、脑栓塞。

【健康指导】

1.疾病知识指导 向病人及家属讲解心律失常的常见病因、诱因及防治知识。嘱病人注意劳逸结合、生活规律，保证充足的休息与睡眠；保持乐观、稳定的情绪；戒烟酒，避免摄入刺激性食物如咖啡、浓茶等，避免饱餐；避免感染发热；低钾血症易诱发室性期前收缩或室速，应注意预防、监测与纠正。心动过缓病人应避免排便时过度屏气，以免兴奋迷走神经而加重心动过缓。

2.用药指导与病情监测 说明按医嘱服抗心律失常药物的重要性，不可自行减量、停药或擅自改用其他药物。告诉病人药物可能出现的不良反应，嘱有异常时及时就诊。教给病人自测脉搏的方法以利于自我监测病情。

3.照顾者指导 对反复发生严重心律失常危及生命者，教会家属初级心肺复苏以备应急。

【预后】

心律失常的预后主要取决于心律失常的类型及并发其他器质性心脏病的严重程度。人工心脏起搏治疗或射频消融术可使部分心律失常病人获得根治，极大提高生活质量，延长寿命。但亦有部分严重心律失常如室性心动过速可演变为心室颤动而猝死。

第五章 高血压

第一节 原发性高血压

【高血压的定义】 是指以体循环动脉血压增高为主要特征，可伴有心、脑、肾等器官的功能或器质性损害的临床综合征。

【高血压的分类】

1. 原发性高血压：以体循环动脉压升高为主要临床表现的心血管综合征，心脑血管疾病的最重要的危险因素，常与其他心血管危险因素共存，可损伤重要脏器，如心、脑、肾的结构和功能，最终导致这些器官的功能衰竭。

2. 继发性高血压：又称为症状性高血压，在这类疾病中病因明确，高血压仅是该种疾病的临床表现之一，血压可暂时性或持久性升高。

【高血压的标准】

表5-1 中国高血压治疗指南标准

类别	收缩压（mmHg）	舒张压（mmHg）
正常血压	＜120	＜80
正常高值	120～139	80～89
高血压	≥140	≥90
1级高血压（轻度）	140～159	90～99
2级高血压（中度）	160～179	100～109
3级高血压（重度）	≥180	≥110
单纯收缩期高血压	≥140	＜90

表5-2 高血压患者心血管危险分层标准

其他危险因素和病史	1级	2级	3级
无其他危险因素	低	中	高
1～2个危险因素	中	中	极高危
≥3个危险因素或糖尿病或靶器官损害	高	高	极高危
有并发症	极高危	极高危	极高危

注：用于分层的危险因素包括男性＞55岁，女性＞65岁；吸烟；胆固醇＞5.72，LDL-C＞3.3，HDL-C＜1.0（mmol/L）；糖耐量异常或空腹血糖受损；早发心血管家族史（发病年龄女＜65岁，男＜55岁）；腹型肥胖；血同型半胱氨酸升高。

靶器官损害：左心室肥厚（ECG或心脏超声可见）；蛋白尿/血肌酐轻度升高（106～177μmmol/L）；超声或X线证实有动脉粥样硬化；视网膜动脉局灶或广泛狭窄。

并发症：心脏疾病；脑血管疾病；肾脏疾病；血管疾病；重度高血压性视网膜病变。

【病因】

1．遗传因素：大约60%的半数高血压患者有家族史。目前认为是多基因遗传所致，30%～50%的高血压患者有遗传背景。

2．精神和环境因素：长期的精神紧张、激动、焦虑，受噪声或不良视觉刺激等因素也会引起高血压的发生。

3．年龄因素：发病率有随着年龄增长而增高的趋势，40岁以上者发病率高。

4．生活习惯因素：膳食结构不合理，如过多的钠盐、低钾饮食、大量饮酒、摄入过多的饱和脂肪酸均可使血压升高。吸烟可加速动脉粥样硬化的过程，为高血压的危险因素。

5．药物的影响：避孕药、激素、消炎止痛药等均可影响血压。

6．其他疾病的影响：肥胖、糖尿病、睡眠呼吸暂停低通气综合征、甲状腺疾病、肾动脉狭窄、肾脏实质损害、肾上腺占位性病变、嗜铬细胞瘤、其他神经内分泌肿瘤等。

【发病机制】

1．神经机制：神经中枢功能改变，交感神经系统活性亢进，儿茶酚胺浓度升高，阻力小动脉收缩增强；

2．肾脏机制：各种病因引起的肾性水钠潴留；

3．肾素-血管紧张素-醛固酮系统异常；

4．内皮细胞功能受损；

5．胰岛素抵抗（IR）：IR是2型糖尿病和高血压发生的共同病理生理基础。

【病理】

1．心脏：左心室肥厚和扩大；冠状动脉粥样硬化和微血管病变；

2．脑：脑血管缺血和变性，易形成微动脉瘤，发生脑出血；脑动脉粥样硬化，发生脑血栓形成；脑小动脉闭塞性病变，引起腔隙性脑梗塞；

3．肾脏：肾小球纤维化、萎缩，以及肾动脉硬化；

4．视网膜：视网膜小动脉痉挛、硬化。

【临床表现】

1．症状

大多数起病缓慢，缺乏特殊临床表现，常见症状如头晕、头痛、颈项板紧、疲劳、心悸、视力模糊、鼻出血等；累及心、脑、肾等脏器时可出现受累器官的症状，如胸闷、气短、心绞痛、多尿等；服用降压药期间，可出现降压药物的不良反应所致的症状。

2．体征

一般较少，颈部、背部两侧肋脊角、上腹部脐两侧、腰部肋脊处血管杂音；心脏听诊可有主动脉瓣区第二心音亢进、收缩期杂音或收缩早期喀喇音；有些体征常提示继发性高血压可能；腰部肿块提示多囊肾；股动脉搏动延迟出现或缺失，下肢血压明显低于上肢，提示主动脉狭窄；向心性肥胖、紫纹与多毛，提示皮质醇增多症。

3．并发症

（1）脑血管病：脑出血、脑血栓形成、腔隙性脑梗塞、短暂性脑缺血发作；

（2）心脏：心力衰竭和冠心病；

（3）慢性肾衰竭；

（4）主动脉夹层。

【辅助检查】

1.基本项目

血液生化（钾、空腹血糖、总胆固醇、甘油三酯、高密度脂蛋白胆固醇、低密度脂蛋白胆固醇和尿酸、肌酐）；全血细胞计数、血红蛋白和血细胞比容；尿液分析（蛋白、糖和尿沉渣镜检）；心电图

2.推荐项目

24小时动态血压监测；超声心动图；颈动脉超声；眼底；胸部 X 线检查；餐后2小时血糖；血同型半胱氨酸；尿白蛋白定量、尿蛋白定量；脉搏波传导速度以及踝臂血压指数。

3.选择项目

血浆肾素活性、血和尿醛固酮；血和尿皮质醇；血游离甲氧基肾上腺素及甲氧基去甲肾上腺素；血和尿儿茶酚胺；肾和肾上腺超声、CT或MRI；睡眠呼吸监测。

【诊断】

1．非同日测量三次血压值收缩压均≥140mmHg和（或）舒张压均≥90mmHg；

2．患者既往有高血压史，正在使用降压药物；

3．家庭自测血压收缩压≥135mmHg和（或）舒张压≥85mmHg；

4．24动态血压收缩压平均值≥130和（或）舒张压≥80mmHg，白天收缩

压平均值≥135和（或）舒张压平均值≥85mmHg，夜间收缩压平均值≥120和（或）舒张压平均值≥70mmHg。

【高血压的治疗目的和原则】

1．主要目的：最大限度地降低心血管病死亡和病残的总危险。

2．治疗原则：

（1）不仅仅是降压；

（2）根据心血管危险分层（低危、中危、高危、很高危）确定治疗方案；

（3）干预所有可逆的心血管病危险因素（高血压、吸烟、血脂异常、糖尿病等）；

（4）处理存在的各种临床情况（心、脑、肾、血管）。

3．血压控制目标值

（1）一般应＜140/90mmHg；

（2）糖尿病、慢性肾脏病、心力衰竭或冠心病患者，血压控制目标值＜130/80mmHg；

（3）老年收缩期高血压：收缩压控制于150mmHg以下，如果能够耐受可降至140mmHg以下。

4．降压药物治疗对象

（1）高血压2级及以上；

（2）高血压合并糖尿病，或已经有心、脑、肾靶器官损害和并发症；

（3）血压持续升高，改善生活行为后血压仍未获得有效控制；

高危和极高危患者。

5．治疗性生活方式干预

（1）减轻体重；

（2）减少钠盐摄入；

（3）补充钾盐；

（4）减少脂肪摄入；

（5）限制饮酒；

（6）增加运动；

（7）减少精神压力。

6．降压药物治疗

（1）药物治疗原则：

1）小剂量：小剂量开始，根据血压逐步增减剂量

2）尽量应用长效制剂：使用每日1次给药而有持续24h降压作用的长效药物，以有效控制夜间血压和清晨血压。

3）联合用药：增加降压效果而不增加不良反应。

4）个体化：根据患者的具体情况和耐受性或个人意愿和长期承受能力，选择适合患者的降压药物。

（2）降压药物的分类和选择

1）利尿剂

包括噻嗪类、祥利尿剂和保钾利尿剂三类；

适用于轻、中度高血压；

能增强其他降压药物的疗效；

噻嗪类利尿剂的主要不利作用是低钾血症和影响血脂、血糖和血尿酸代谢，因此推荐小剂量，痛风患者禁用；

保钾利尿剂可引起高血钾，不宜与ACEI合用，肾功能不全者禁用；

祥利尿剂主要用于肾功能不全时。

2）β受体拮抗剂

适用于各种不同严重程度高血压，尤其是心率较快的中、青年患者或合并心绞痛患者；

不良反应主要有心动过缓、乏力和四肢发冷；

禁忌：急性心力衰竭、支气管哮喘、病窦综合征、房室传导阻滞和外周血管病。

3）CCB（钙拮抗剂）

分为二氢吡啶类和非二氢吡啶类；

起效快，作用强，剂量与疗效呈正相关，疗效个体差异较小，与其他类型降压药物联合治疗能明显增强降压作用；

开始治疗阶段可反射性交感活性增强，尤其是短效制剂，可引起心率增快、面色潮红、头痛、下肢水肿；

非二氢吡啶类抑制心肌收缩及自律性和传导性，不宜在心力衰竭、窦房结功能低下或心脏传导阻滞患者中应用。

4）ACEI类

起效缓慢，3～4周达最大作用，限制钠盐摄入或联合使用利尿剂可起效迅速和作用增强；

特别适用于伴有心力衰竭、心肌梗死后、糖耐量减低或糖尿病肾病的高血压患者不良反应：刺激性干咳和血管性水肿；高血钾、妊娠妇女和双侧肾动脉狭窄患者禁用；血肌酐超过3mg/dl患者慎用。

5）ARB类

起效缓慢，持久而平稳，6～8周达最大作用；

作用持续时间能达到24小时以上；

低盐饮食或与利尿剂联合使用能明显增强疗效；

治疗对象和禁忌与ACEI相同，不引起刺激性干咳。

表5-3　降压药物的一般用药选择

伴随情况	宜选用
合并心衰	利尿剂、ACEI、ARB等
合并肾衰	ACEI、ARB
伴糖尿病	ACEI、ARB、CCB
伴冠心病	β受体拮抗剂、ACEI、ARB
伴高血脂症	CCB、ACEI、ARB
伴妊娠	拉贝洛尔
伴脑血管病	ACEI、CCB、ARB、利尿剂

【护理措施】

1. 对于初发期患者，应嘱适量运动，注意劳逸结合，勿过度紧张。如患者出现症状，应绝对卧床休息。

2. 根据病情遵医嘱每日测量血压2～3次，必要时测量不同肢体、上下肢的血压进行比较。

3. 细致观察病情变化，如有血压明显增高，伴恶心、呕吐、颈项疼痛或僵硬、视物模糊、抽搐、昏迷等神经症状，或呼吸困难、咳嗽、泡沫血痰、尿频、尿少、排尿困难者，均是高血压急症的表现，应立即报告医生，配合抢救。

4. 要注意观察患者服用降压药物的疗效，并指导患者服用方法及药物常见不良反应，注意预防发生直立性低血压。

5. 给予患者低钠、低脂、低胆固醇、多纤维素饮食，积极控制体重。

【健康宣教】

1. 高血压患者在平时没有明显的症状，第一次发现血压不正常，需引起重视，进行血压跟踪。

2. 积极预防和控制高血压的危险因素减轻体重、改善膳食结构，限制饮酒、戒烟、增加体力活动。

3. 坚持定时、定量服用降压药物，保护靶器官免受损害。

4. 教会患者及家属测量血压，定期、定时、定体位测量血压。

5. 使患者了解药物的作用和不良反应及药物的使用注意事项、若服药过程中出现任何不适都应及时咨询部医务人员或及时就医。

6. 普及高血压急症院外急救知识，若发现高血压急症，不要慌乱送医院，避免病情加重，或途中发生意外。应采取以下安全措施：安定患者情绪，舌下含服降压药物，当病情稳定后及时送医院诊治。

7．高血压患者要有充分的思想准备，接受长期治疗的事实。

第二节　继发性高血压

【定义】

是指由某些确定的疾病或病因引起的血压升高，约占所有高血压的5%。

【病因】

1．急、慢性肾小球肾炎；

2．糖尿病肾病；

3．慢性肾盂肾炎；

4．多囊肾和肾移植后等。

【发病机制】

1．肾单位大量丢失，导致水钠潴留和细胞外容量增加；

2．RAAS激活与排钠激素减少；

3．高血压又加重肾小球囊内压，加重肾脏病变。

【临床常见疾病】

1．肾实质性高血压：

病因：

（1）急、慢性肾小球肾炎；

（2）糖尿病肾病；

（3）慢性肾盂肾炎；

（4）多囊肾和肾移植后等。

发病机制：

（1）肾单位大量丢失，导致水钠潴留和细胞外容量增加；

（2）RAAS激活与排钠激素减少；

（3）高血压又加重肾小球囊内压，加重肾脏病变。

治疗：

（1）严格控制钠盐摄入，<3g/d；

（2）通常需要3种以上降压药物联用，将血压控制在130/80mmHg以下；

（3）联合治疗方案应包括ACEI或ARB。

2．肾血管性高血压：是单侧或双侧肾动脉主干或分支狭窄引起的高血压

病因：

（1）多发性大动脉炎

（2）肾动脉纤维肌性发育不良

（3）动脉粥样硬化

发病机制：

肾动脉狭窄导致肾脏缺血，激活RAAS

诊断：

（1）临床表现为迅速进展或突然加重的高血压应疑及本病；

（2）多有舒张压中、重度升高；

（3）上腹部或背部肋脊角可闻及杂音；

（4）静脉肾盂造影、多普勒超声、放射核素肾图有助于诊断；

（5）肾动脉造影可明确诊断。

治疗：

（1）经皮肾动脉成形术；

（2）手术治疗：血运重建；肾移植；肾切除。

（3）药物治疗：不适宜上述治疗的可采用药物治疗。

（4）双侧肾动脉狭窄、肾功能已受损或非狭窄侧肾功能较差的患者禁用ACEI或ARB。

3．原发性醛固酮增多症

病因及发病机理：

肾上腺皮质增生或肿瘤分泌过多的醛固酮，导致水钠潴留所致。

诊断：

（1）多数患者长期低血钾，有无力、周期性麻痹、烦渴、多尿等症；

（2）血压轻、中度升高；

（3）实验室检查低血钾、高血钠、代碱；

（4）血浆肾素活性降低，血尿醛固酮增多（醛固酮/肾素）；

（5）超声、放射性核素、CT可确定病变性质和部位。

治疗：首选手术治疗；肾上腺皮质增生术后仍需降压治疗，宜选择螺内酯和长效钙拮抗剂。

4．嗜络细胞瘤

发病机制：

嗜铬细胞间歇或持续释放过多肾上腺素、去甲肾上腺素、多巴胺。

诊断：

（1）典型的发作表现为阵发性血压升高伴心动过速、头痛、出汗、面色苍白；

（2）此时血尿儿茶酚胺及其代谢产物VMA（3-甲基-4羟基苦杏仁酸）显著升高；

（3）超声、放射性核素、CT或磁共振等可作定位诊断。

治疗：

首选手术治疗；不能手术者选用α和β受体阻滞剂联合降压

5. 皮质醇增多症

发病机制：主要由于促肾上腺皮质激素（ACTH）分泌过多导致肾上腺皮质增生或肾上腺皮质腺瘤，引起糖皮质激素过多所致。

诊断：

（1）临床有肥胖、满月脸、水牛背、毛发增生、血糖升高等表现；

（2）查24小时尿17-羟和17酮类固醇、地塞米松抑制实验、肾上腺皮质激素兴奋实验，蝶鞍MRI、肾上腺CT等检查。

治疗：

治疗主要是处理及根治病变本身；降压药物可用利尿剂或与其他降压药联合使用。

6. 主动脉缩窄

病因：先天性或多发性大动脉炎。

诊断：

（1）上肢血压增高而下肢血压不高或反而降低，腹部听诊血管杂音；

（2）胸片见肋骨受侧支动脉侵蚀引起的切迹；

（3）主动脉造影可确定诊断。

治疗：血管手术疗法。

第三节　特殊类型的高血压

（一）老年高血压

1. 临床特点：

（1）收缩压增高，舒张压降低，脉压增大；

（2）血压波动性大；

1）血压晨峰现象增多

2）体位性低血压和餐后低血压者增多

（3）血压昼夜节律异常多见；

（4）假性高血压增多。

2. 治疗原则：

（1）老年高血压患者的血压应降至150/90mmHg以下，如能耐受可降至

140/90mmHg以下；

（2）对于80岁以上的高龄老年人的降压的目标值为＜150/90mmHg；

（3）老年高血压降压治疗应强调收缩压达标，同时应避免过度降低血压；

（4）在能耐受降压治疗前提下，逐步降压达标，应避免过快降压；

（5）对于降压耐受性良好的患者应积极进行降压治疗。

（二）儿童青少年高血压

1．临床特点：

（1）儿童高血压以原发性高血压为主，表现为轻、中度血压升高，没有明显的临床症状；

（2）与肥胖密切相关，近一半儿童高血压病人可发展为成人高血压；

（3）左心室肥厚是儿童原发性高血压最突出的靶器官损害，占儿童高血压的10%～40%；

（4）儿童中血压明显升高者多为继发性高血压，肾性高血压是继发性高血压的首位病因；

（三）顽固性高血压

1．临床特点：

（1）使用了三种以上合适剂量降压药联合治疗（一般应该包括利尿剂），血压仍未能达到目标水平；

（2）使用四种或四种以上降压药物血压达标也应考虑为顽固性高血压。

2．常见原因：

（1）假性难治性高血压：以下情况应怀疑有无假性难治性高血压

1）血压明显升高而无靶器官损害；

2）降压治疗后在无血压过度下降时产生明显的头晕、乏力等低血压症状；

3）肱动脉处有钙化证据；肱动脉血压高于下肢动脉血压；

4）重度单纯性收缩期高血压。

（2）生活方式未获得有效改善；

（3）降压治疗方案不合理：在降压治疗方案中一般应包括利尿剂；

（4）药物干扰降压：非甾体类抗炎药、拟交感胺类药物、三环类抗抑郁药、环胞素、促红细胞生成素；

（5）容量超负荷；

（6）胰岛素抵抗；

（7）继发性高血压。

3．治疗：

（1）充分评估可能的原因，针对病因治疗；

（2）提高依从性；

（3）有效生活方式干预；

（4）选用适当的联合方案；

（5）ACEI或ARB＋CCB＋噻嗪类利尿剂；

（6）扩血管药＋减慢心率药＋利尿剂；

（7）螺内酯或α受体阻滞剂或交感神经抑制剂；

（8）调整联合用药方案：在上述努力失败后，可在严密观察下停用现有降压药，重启另一种治疗方案；

（9）器械治疗：CPAP和RDN。

（四）高血压急症和亚急症

1．概念

高血压急症是指原发性或继发性高血压患者，在某些诱因作用下，血压突然和明显升高（一般超过180/120mmHg），伴有进行性心、脑、肾等重要靶器官功能不全的表现。通常需要使用静脉降压药物。

高血压亚急症是指血压明显升高但不伴严重临床症状及进行性靶器官损害。患者可以有血压明显升高造成的症状，如头痛，胸闷，鼻出血和烦躁不安等。一般口服药物治疗即可。

区别两者的唯一标准是有无新近发生的急性进行性的严重靶器官损害。

2．治疗原则：

（1）迅速降低血压；

（2）控制性降压；

（3）初始阶段（数分钟到1小时内）血压控制目标为平均动脉压的降低幅度不超过治疗前水平的25％；

（4）随后2～6小时内将血压降至较安全水平，一般为160/100mmHg左右；

（5）如果可耐受，临床情况稳定，随后24～48小时逐步降至正常水平；

（6）如果降压后发现有重要器官缺血表现，血压降低幅度应更小。在随后的1～2周内，再将血压逐步降到正常水平。

（五）妊娠高血压

1．临床特点：

（1）妊娠20周后出现高血压、水肿、蛋白尿；

（2）轻者可无症状或轻度头晕，血压轻度升高，伴水肿或轻度蛋白尿；

（3）重者头痛、眼花、恶心、呕吐、持续性右上腹痛等，血压升高明显，蛋白尿增多，水肿明显，甚至昏迷、抽搐。

第四节　高血压病人的护理

【常用护理诊断/问题、措施及依据】

1. 疼痛：头痛与血压升高有关。

2. 有受伤的危险与头晕、视力模糊、意识改变或发生直立性低血压有关。

3. 潜在并发症：高血压急症。

【目标】

1. 病人头痛症状减轻或消失。

2. 掌握高血压的症状及直立性低血压的预防和扩理措施，住院期间无受伤情况出现。

3. 能自觉避免高血压急症的诱发因素，一旦出现高血压急症，能够得到及时有效的救治。

【护理措施及依据】

1. 疼痛：头痛

（1）减少引起或加重头痛的因素：为病人提供安静、温暖、舒适的环境，尽量减少探视。护士操作应相对集中，动作轻巧，防止过多干扰病人。头痛时嘱病人卧床休息，抬高床头，改变体位时动作要慢。避免劳累、情绪激动、精神紧张、环境嘈杂等不良因素。向病人解释头痛主要与高血压有关，血压恢复正常且平稳后头痛症状可减轻或消失。指导病人使用放松技术，如心理训练、音乐治疗、缓慢呼吸等。

（2）用药护理：遵医嘱应用降压药物治疗，密切监测血压变化以判断疗效，并注意观察药物的不良反应，如利尿药可引起低钾血症和影响血脂、血糖、血尿酸代谢；受体阻断药可导致心动过缓、乏力、四肢发冷；钙通道阻滞药可引起心率增快、面部潮红、头痛、下肢水肿等；血管紧张素转化酶抑制药主要是可引起刺激性干咳和血管性水肿。

2. 有受伤的危险

（1）避免受伤：定时测量病人血压并做好记录。病人有头晕、眼花、耳鸣、视力模糊等症状时，应嘱病人卧床休息，如厕或外出时有人陪伴。伴恶心、呕吐的病人，应将痰盂放在病人伸手可及处，呼叫器也应放在病人手边，防止取物时跌倒。避免迅速改变体位，活动场所应设有相关安全设施，必要时加用床栏。

（2）直立性低血压的预防及处理：直立性低血压是血压过低的一种特殊情况，是指在体位变化时，如从卧位、坐位或蹲位突然站立（直立位）时，发生的血压突然过度下降（收缩压/舒张压下降＞20/10mmHg以上，或下降大于原来血压的30％以上），同时伴有头晕或晕厥等脑供血不足的症状。①首先向病人讲解直立性低血压的表现，即出现直立性低血压时可有乏力、头晕、心悸、出汗、恶心、呕吐等不适症状；特别是在联合用药、服首剂药物或加量时应特别注意。②一旦发生直立性低血压，应平卧，且下肢取抬高位，以促进下肢血液回流。③指导病人预防直立性低血压的方法：避免长时间站立，尤其在服药后最初几小时；改变姿势，特别是从卧位、坐位起立时动作宜缓慢；选择在平静休息时服药，且服药后应休息一段时间进行活动；避免用过热的水洗澡或洗蒸汽浴；不宜大量饮酒。

3．潜在并发症：高血压急症

（1）避免诱因：向病人讲明高血压急症的诱因，应避免情绪激动、劳累、寒冷刺激和随意增（减药量。

（2）病情监测：定期监测血压，一旦发现血压急剧升高、剧烈头痛、呕吐、大汗、视力模糊、面色及神志改变、肢体运动障碍等症状，立即通知医生。

（3）急症护理：病人应绝对卧床休息，避免一切不良刺激和不必要的活动，协助生活护理，给予持续低浓度吸氧。对昏迷或抽搐的病人应加强护理，保持呼吸道通畅，防止咬伤、窒息或坠床。安抚病人情绪，必要时应用镇静药。进行心电、血压、呼吸监护。迅速建立静脉通路，遵医嘱尽早应用降压药物进行控制性降压。应用硝普钠和硝酸甘油时，应注意避光，并持续监测血压，严格遵医嘱控制滴速；密切观察药物的不良反应。

【评价】

1．病人头痛症状减轻或消失。

2．能够掌握直立性低血压的临床表现、预防和护理措施，未发生受伤。

3．能够自觉避免高血压急症的诱发因索，未发生高血压急症或高血压急症得到了及时有效处理。

【其他护理诊断/问题】

1．超重/肥胖与摄入过多、缺少运动有关。

2．焦虑与血压控制不满意、已发生并发症有关。

3．知识缺乏：缺乏疾病预防、保健知识和高血压用药知识。

【健康指导】

1. 疾病知识指导　让病人了解病情，包括高血压分级、危险因素、同时存在的临床疾患情况及危害，了解控制血压及终生治疗的必要性。向病人解释改变生活方式的重要性，使之理解其治疗意义，自觉地付诸实践，并长期坚持。

2. 生活方式指导　告知病人改变不良生活习惯，不仅可以预防或延迟高血压的发生，还可以降低血压，提高降压药物的疗效，从而降低心血管风险。

（1）饮食指导：①减少钠盐摄入：告知病人钠盐可显著升高血压以及高血压的发病风险，而钾盐则可对抗钠盐升高血压的作用。每天钠盐摄入量应低于6g，增加钾盐摄入，建议使用可定量的盐勺。减少味精、酱油等含钠盐调味品的使用量，减少含钠较高的加工食品，如咸菜、火腿等。②限制总热量，尤其要控制油脂类的摄入量。③营养均衡，适量补充蛋白质，增加新鲜蔬菜和水果，增加膳食中钙的摄入。

（2）控制体重：高血压病人应控制体重，避免超重和肥胖。告知病人高血压与肥胖密切相关，减轻体重可以改善降压药物的效果及降低心血管事件的风险。最有效的减重措施是控制能量摄入和增加体力活动。衡量超重和肥胖最简便和常用的生理测量指标是体重指数（body mass index，BMI）和腰围，其中BMI在18.5≤BMI<24.0为正常，24.0≤BMI<28.0为超重，BMI≥28.0为肥胖；腰围主要反映中心型肥胖的程度，成年人正常腰围<90/85cm（男/女），腰围≥90/8Scm（男/女）需控制体重，腰围≥95/90cm（男/女）需要减重。

（3）戒烟限酒：吸烟是心血管事件的主要危险因素，被动吸烟也会显著增加心血管疾病危险。应根据病人吸烟的具体情况，指导病人戒烟，必要时可药物干预。同时，应指导病人限酒，不提倡高血压病人饮酒，如饮酒，则应少量：白酒、葡萄酒（或米酒）与啤酒的量分别少于50ml、100ml、300ml。

（4）运动指导：定期的体育锻炼可增加能量消耗、降低血压、改善糖代谢等。指导病人根据年龄和血压水平及个人兴趣选择适宜的运动方式，合理安排运动量。建议每周进行3～5次、每次30分钟的有氧运动，如步行、慢跑、骑车、游泳和跳舞等。运动强度建议中等强度更有效、更安全。可选用以下方法评价中等强度：①主观感觉：运动中心跳加快、微微出汗、自我感觉有点累；②客观表现：运动中呼吸频率加快、微微喘，可以与人交谈，但是不能唱歌；③步行速度：每分钟120步左右；④运动中的心率＝170－年龄；⑤在休息后约10分钟内，锻炼所引起的呼吸频率增加应明显缓解，心率也恢复到正常或接近正常，否则应考虑运动强度过大。

3. 用药指导①强调长期药物治疗的重要性，降压治疗的目的是使血压达到目标水平，从而降低脑卒中、急性心肌梗死和肾脏疾病等并发症发生和死亡的危险，因此应嘱病人长期服药；②遵医嘱按时按量服药，告知有关降压药的名称、剂量、用法、作用及不良反应，并提供书面材料；③不能擅自突然停药，经治疗血压得到满意控制后，可遵医嘱逐渐减少剂量。如果突然停药，可导致血压突然升高，特别是冠心病病人突然停用受体阻断药可诱发心绞痛、心肌梗死等。

4. 家庭血压监测指导 家庭血压可获取日常生活状态下病人的血压信息，可助排除白大衣性高血压，检出隐蔽性高血压，在增强病人诊治的主动参与性、改善病人治疗依从性等方面具有优点。应教会病人和家属正确的家庭血压监测方法，推荐使用合格的上臂式自动血压计自测血压，血压未达标者，建议每天早晚各测量血压1次，每次测量2~3遍，连续天，以后6天血压平均值作为医生治疗的参考。血压达标者，建议每周测量1次。指导病人掌握测量技术，规范操作，如实记录血压测量结果，随访时提供给医护人员作为治疗参考。

5. 心理指导 应采取各种措施，帮助病人预防和缓解精神压力以及纠正和治疗病态心理，必要时建议病人寻求专业心理辅导或治疗。

6. 定期随访 经治疗后血压达标者，可每3个月随访1次；血压未达标者，建议每2~4周随访1次。当出现血压异常波动或有症状，随时就诊。

【预后】

绝大部分高血压可以预防，可以控制，但难以治愈，高血压一旦发生，就需要终生管理。高血压的危害性除与病人血压水平相关外，还取决于同时存在的其他心血管病危险因素、靶器官损伤以及合并的其他疾病情况。如得到合理正确的治疗，一般预后良好，死亡原因以脑血管病常见，其次为心力衰竭和肾衰竭。

第六章　冠心病

第一节　概　述

【定义】

冠状动脉粥样硬化性心脏病（coronary atherosclerotic heart disease）指冠状动脉粥样硬化使血管腔狭窄、阻塞和（或）因冠状动脉功能性改变（痉挛）导致心肌缺血缺氧或坏死而引起的心脏病，统称冠状动脉性心脏病（coronary heart disease，CHD），简称冠心病，亦称缺血性心脏病（ischemic heart disease）。（图6-1）

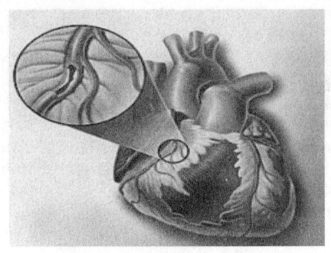

图6-1　冠状动脉血管腔狭窄

动脉粥样硬化（atherosclerosis）是由于在动脉内膜集聚的脂质外观呈黄色粥样而得名。是以动脉管壁增厚变硬、失去弹性和血管腔缩小为共同特点的一种最常见、最重要的血管病变。动脉粥样硬化的特点是受累动脉的病变从内膜开始，先后有多种病变合并存在，包括局部脂质和复合糖类积聚、纤维组织增生和钙质沉着形成斑块，并有动脉中层的逐渐退变，继发性病变尚有斑块内出血、斑块破裂和局部血栓形成。冠心病是动脉粥样硬化导致器官病变的最常见类型，也是严重危害人类健康的常见病。随着我国社会经济的发展，冠心病病人的绝对数逐年增加，发病年龄有明显的年轻化趋势。我国冠心病死亡率总体呈上升趋势，虽然直接PCI的使用不断增加，但由于接受溶栓治疗的病人比率下降，因而总的接受再灌注治疗病人比例并未提高，院内病死率亦无明显降低。

【流行病学】

冠心病多发于40岁以上成人，男性发病早于女性，近年来呈年轻化趋势。

患病率

1987年～1993年我国多省市35～64岁人群调查（中国MONICA）发现，最高发病率为108.7/10万（山东青岛），最低为3.3/10万（安徽滁州），有较显著的地区差异，北方省市普遍高于南方省市。冠心病的患病率城市为1.59%，农村为0.48%，合计为0.77%，呈上升趋势。

根据2013年中国第五次卫生服务调查，城市15岁及以上人口缺血性心脏病的患病率为12.3‰，农村为8.1‰，城乡合计为10.2‰。60岁以上人群缺血性心脏病患病率为27.8%。以此数据为基础，根据2010年第六次人口普查数据，2013年中国大陆15岁及以上人口缺血性心脏病的患病人数约为11，396，104人。

死亡率

冠心病在美国和许多发达国家排在死亡原因的第一位。然而，美国从20世纪60年代开始，出现冠心病死亡率下降趋势。得益于60-80年代美国所进行的降低冠心病危险因素的努力，主要是控制危险因素和改进心肌梗死的治疗。2009年中国城市居民冠心病死亡粗率为94.96/10万，农村为71.27/10万，城市高于农村，男性高于女性。

根据《中国卫生和计划生育统计（2016）》，2012年以来，中国城市和农村居民冠心病死亡率呈持续上升趋势，特别是农村地区，死亡率明显上升，至2015年已略高于城市水平。2015年中国城市居民冠心病死亡率为110.67/10万，农村居民冠心病死亡率为110.9/10万。

【病因】

本病病因尚未完全明确，研究表明，本病是多种因素作用于不同环节所致的冠状动脉粥样硬化，这些因素亦称为危险因素。

一、主要危险因素

1．年龄、性别　本病多见于40岁以上人群，49岁以后发病明显增加，但近年来发病年龄有年轻化趋势。与男性相比，女性发病率较低，与雌激素有抗动脉粥样硬化的作用有关，故女性在绝经期后发病率明显增加。

2．血脂异常　脂质代谢异常是动脉粥样硬化最重要的危险因素。主要包括总胆固醇（TC）、甘油三酯（TG）、低密度脂蛋白（LDL）或极低密度脂蛋白

（VLDL）增高；高密度脂蛋白尤其是它的亚组分H（HDLn）减低；载脂蛋白A（ApoA）降低，载脂蛋白B（ApoB）增高；脂蛋白（a）［Lp（a）］增高。在临床实践中，以TC及LDL增高最受关注。

3．高血压　血压增高与本病密切相关。60%～70%的冠状动脉粥样硬化病人有高血压。高血压病人患本病的概率较血压正常者高3～4倍，无论收缩压和（或）舒张压增高都与本病关系密切。

4．吸烟　吸烟可造成动脉壁氧含量不足，促进动脉粥样硬化的形成。烟草中的尼古丁还可直接作用于冠状动脉和心肌，导致动脉痉挛和心肌损伤。吸烟者与不吸烟者比较，本病的发病率和病死率均增高2～6倍，且与每天吸烟的支数成正比，被动吸烟也是冠心病的危险因素之一。

5．糖尿病和糖耐量异常　与无糖尿病的人群相比，糖尿病病人心血管疾病风险增加2～5倍，且动脉粥样硬化进展迅速，未来10年发生心肌梗死的风险高达20%。糖耐量减低也常见于本病病人。近年来研究认为，胰岛素抵抗（insulin resistance，IR）和动脉粥样硬化的发生有密切关系，2型糖尿病病人常有胰岛素抵抗和高胰岛素血症伴发冠心病。

6．其他危险因素包括：①肥胖；②缺少体力活动；③进食过多的动物脂肪、胆固醇、糖和钠盐；④遗传因素；⑤A型性格等。

二、冠心病的危险因素

可分为可改变的危险因素和不可改变的危险因素。主要包括：

1．可改变的危险因素有：高血压；血脂异常；超重/肥胖；高血糖/糖尿病；不良生活方式包括吸烟；不合理膳食（高脂肪、高胆固醇、高热量等）；缺乏运动；酗酒；以及社会心理因素（精神紧张压力大等）。

2．不可改变的危险因素有：性别、年龄、家族史。

【发病机制】

当冠状动脉的供血和心肌的需血之间产生矛盾，冠状动脉血流量不能满足心肌代谢的需要时，就可以引起心肌缺血缺氧，急剧的、暂时的缺血缺氧引起心绞痛，持续的、严重的心肌缺血可引起心肌坏死，即为心肌梗死。

当冠状动脉的管腔存在显著狭窄时（＞50%～75%），安静时尚能代偿，而运动、心动过速、情绪激动造成心肌需氧量增加时，可导致短暂的供氧和需氧之间的不平衡，这是引起大多数慢性稳定型心绞痛发作的机制。

另一些情况，由于不稳定性粥样硬化斑块发生破裂糜烂或出血，继发血小板聚集或血栓形成导致管腔狭程度急剧加重，或冠状动脉痉挛，均可使心肌氧供应减少，清除代谢产物也发生障碍，这是引起急性冠脉综合征的主要原因。但在许多情况下，心肌的缺氧是需量增加和供氧量减少两者共同作用的结果。

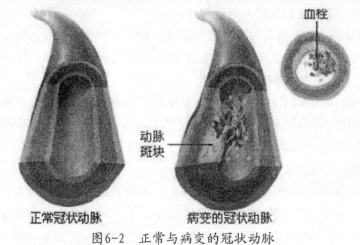

图6-2 正常与病变的冠状动脉

【临床分型】

一、根据病理解剖和病理生理变化的不同，本病有不同的临床分型。1979年世界卫生组织（WHO）将冠心病分为5型：

①隐匿型冠心病；

②心绞痛型冠心病；

③心肌梗死型冠心病；

④缺血性心肌病型冠心病；

⑤猝死型冠心病。

二、近年趋于根据发病特点和治疗原则将本病分为慢性冠状动脉病（chronic coronary artery disease，CAD）或称慢性缺血综合征（chronic ischemic syndrome，CIS）和急性冠状动脉综合征（acute coronary syndrome，ACS）两大类。

1. 慢性冠状动脉病包括：

（1）稳定型心绞痛；

（2）冠脉正常的心绞痛（如X综合征）；

（3）无症状性心肌缺血；

（4）缺血性心力衰竭（缺血性心肌病）。

2. 急性冠状动脉综合征是由于冠状动脉粥样硬化斑块破裂、血栓形成或血管持续痉挛而引起急性或亚急性心肌缺血和（或）坏死的临床综合征，是内科系列临床急症之一，主要包括：

（1）不稳定型心绞痛；

（2）非ST 段抬高型心肌梗死（non—ST— segment elevation myocardial infarction，NSTEMI）；

（3）ST 段抬高型心肌梗死 （ST- segment elevation myocardial infarction，STEMI）；

（4）冠心病猝死。

本篇重点介绍稳定型心绞痛、不稳定型心绞痛和急性心肌梗死。

第二节　稳定型心绞痛

【定义】

稳定型心绞痛（stable angina pectoris）亦称劳力性心绞痛，是在冠状动脉狭窄的基础上，由于心肌负荷的增加引起心肌急剧的、暂时的缺血与缺氧的临床综合征。本病的临床重要特征是在数周至数月内，疼痛发作的程度、频率、性质和诱因无明显变化。

【病因与发病机制】

本病的基本病因是冠状动脉粥样硬化。正常情况下，冠状循环血流量具有很大的储备力量，其血流量可随身体的生理情况有显著的变化。机体在剧烈体力活动、情绪激动等对氧的需求增加时，冠状动脉适当扩张，血流量增加（可增加6～7倍），达到供求平衡。当冠状动脉粥样硬化致冠状动脉狭窄或部分分支闭塞时，其扩张性减弱，血流量减少，当心肌的血供减少到尚能应付平时的需要，则休息时无症状。一旦心脏负荷突然增加，如劳累、激动、心力衰竭、饱餐、寒冷等情况下使心脏负荷增加，心肌耗氧量增加时，对血液的需求增加，而冠状动脉的供血已不能相应增加，即可引起心绞痛。

产生疼痛感觉的直接因素，可能是在缺血缺氧的情况下，心肌内积聚过多的代谢产物，如乳酸、丙酮酸、磷酸等酸性物质，或类似激肽的多肽类物质，刺激心脏内自主神经的传入纤维末梢，经1～5胸交感神经节和相应的脊髓段，传至大脑，产生疼痛感觉。这种痛觉反映在与自主神经进入水平相同脊髓段的脊神经所分布的区域，即胸骨后及两臂的前内侧与小指，尤其是在左侧，产生相应部位放射痛。

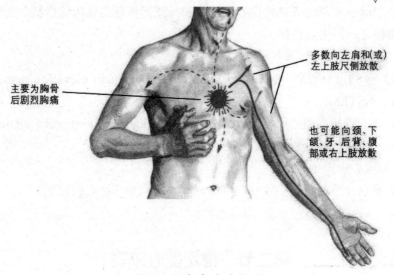

主要为胸骨后剧烈胸痛

多数向左肩和(或)左上肢尺侧放散

也可能向颈、下颌、牙、后背、腹部或右上肢放散

图6-3　患者疼痛部位

【临床表现】

1．症状　以发作性胸痛为主要临床表现，典型疼痛的特点为：

（1）部位：主要在胸骨体中、上段之后，或心前区，界限不很清楚，常放射至左肩、左臂内侧达无名指和小指，或至颈、咽或下颌部。

（2）性质：常为压迫样、憋闷感或紧缩样感，也可有烧灼感，但与针刺或刀割样锐性痛不同，偶伴濒死感。有些病人仅觉胸闷而非胸痛。发作时，病人往往不自觉地停止原来的活动，直至症状缓解。

（3）诱因：体力劳动、情绪激动、饱餐、寒冷、吸烟、心动过速、休克等。其疼痛的发生往往是在劳力或情绪激动的当时，而不是在其之后。

（4）持续时间：疼痛出现后常逐渐加重，达到一定程度后再持续一段时间，至逐渐消失，一般持续3～5分钟，很少超过半小时。

（5）缓解方式：发作时，患者被迫终止原来的活动经过休息后使疼痛缓解，或舌下含服硝酸甘油1～5分钟左右缓解。

2．体征　平时无明显体征。在心绞痛发作时，病人可出现面色苍白、出冷汗、心率增快、血压升高，心尖部听诊有时出现第四或第三心音奔马律；可有暂时性心尖部收缩期杂音，是乳头肌缺血以致功能失调引起二尖瓣关闭不全所致。

【实验室及其他检查】

1．实验室检查　血糖和血脂检查可以了解冠心病危险因素；胸痛明显的病人需要查血清心肌损伤标志物，包括心肌肌钙蛋白、肌酸激酶（CK）和同工酶（CK-MB），以与ACS进行鉴别；查血常规显示有无贫血；必要时需检查甲状腺功能。

2．心电图　是发现心肌缺血、诊断心绞痛最常用的检查方法。主要包括静息心电图、运动心电图和24小时动态心电图。

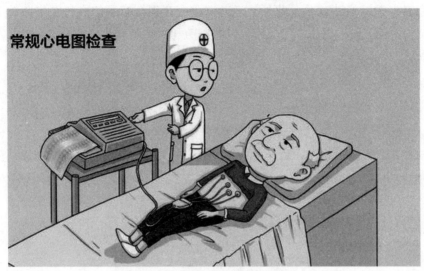

图6-4　常规心电图检查

（1）静息心电图

约有半数病人静息心电图为正常，可有陈旧性心肌梗死的改变或非特异性ST段和T波异常。心绞痛发作时，多数病人出现暂时性心内膜下心肌缺血引起的ST段压低（≥0.1mV），T波低平、平坦甚至倒置；在平时有T波持续倒置的病人，发作时可变为直立（"假性正常化"）。

（2）运动心电图（心电图运动试验）

心电图运动试验，亦有称心电图运动负荷试验，是通过一定量的运动增加心脏负荷，观察心电图变化，对已知或怀疑患有心血管疾病，尤其是冠状动脉粥样硬化性心脏病（冠心病）进行临床评估的方法。常用的方法有亚极量踏车运动试验和活动平板运动试验，阳性标准为在R波为主的导联中，ST段水平型或下斜型压低≥0.1mV（J点360-80ms），并持续2分钟，或伴有胸痛发作，或收缩压下降＞10mmHg运动耐力低，运动时ST段压低显著，同时伴血压下降者提示冠状动脉病变严重或预示存在多支病变。抗心绞痛药物，尤其是β受体阻断剂，影响运动试验的敏感性，因此，如有可能，应停服抗心绞痛药物（尤其是β受体阻断剂）后再进行运动试验，但具体患者是否停服药物应由医生作出判定。

与冠状动脉造影相比，虽然该试验有一定比例的假阳性与假阴性，单纯运动试验阳性或阴性不能作为诊断或排除冠心病的依据，但由于其简便实用、费用低廉、无创伤、符合生理情况、相对安全，因而被公认为是一项重要的临床心血管疾病检查手段。运动试验引发心肌梗死和死亡几率为0%～0.005%，是比较安全的。近来几个大规模病例报道，运动中或运动后需要住院、心肌梗死或猝死的危险分别为≤0.2%，0.04%和0.01%。尽管如此，仍需要正确的临床评估以确定哪些患者能进行运动试验。此外，运动试验应在训练有素的内科医生监护下进行，试验中需严密观察患者的反应，及时预防和阻止意外事件的发生。一旦发生不良反应，应立即终止试验。

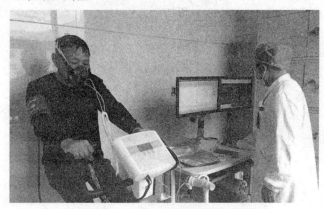

图6-5　心电图运动负荷试验

（3）24小时动态心电图

24小时动态心电图是一种长时间连续记录并编集分析人体心脏在活动和安静状态下心电图变化状况。包括：ST水平趋势图，心率变异，身体运动后的数据及各种心律失常的鉴别诊断。对心律失常及心肌缺血的定性、定量诊断，对阵发性晕厥、眩晕和心悸原因及性质的确定，对药物疗效的评定及起博器的功能评定。能够记录全部的异常电波，能检出各类心律失常和病人在24h内各状态下所出现的有或无症状性心肌缺血，对心脏病的诊断提供精确可靠的依据。在临床应用中，尤其对早期冠心病有较高的检出率。

3．多层螺旋CT冠状动脉成像（CTA）　通过冠状动脉二维或三维重建，有助于冠脉管壁钙化情况和管腔狭窄程度的判断。未发现钙化及狭窄病变者可基本上排除冠心病；但对管腔狭窄严重程度的判断有一定的局限性，尤其是当有管壁钙化存在时。有较高阴性预测价值，若未见狭窄，可不进行有创检查；但对狭窄度的判断有一定限度，有严重狭窄仍需进一步有创冠动脉造影。

4．放射性核素检查　主要包括核素心肌显像和负荷试验、放射性核素心腔造影和正电子发射断层心肌显像（PET-CT）。前者利用放射性铊心肌显像所示灌注缺损提示心肌供血不足或血供消失，对心肌缺血诊断较有价值；后者的心肌灌注-代谢显像分析，是目前估计心肌存活性最可靠的方法。

5．冠状动脉造影　为有创性检查。是目前冠心病临床诊断的金指标。可显示冠状动脉各主干及分支狭窄性病变的部位、狭窄程度、范围、病变之数以及病变特点，并估计其严重程度，对明确诊断、指导治疗和预后判断意义重大。冠状动脉造影时发现至少有一支主支或主要分支管腔狭窄＞50%即可诊断冠心病。冠状动脉造影的目的首先是明确诊断，其次是确定治疗方案（详见第十三章中"冠状动脉介入性诊断及护理"）。

6．其他检查　二维超声心动图可探测到缺血区心室壁的运动异常，双源CT对诊断也具有重要价值。

【诊断要点】

根据冠心病的各种危险因素、典型的发作性胸痛和心肌缺血的检查证据，除外其他原因引起的心绞痛，一般即可建立诊断。根据加拿大心血管病学会（CCS）分级，可将心绞痛严重程度分为4级（表6-1）。

表6-1　心绞痛严重程度分级

分级	分级标准
1级	一般体力活动（如步行和登楼）不受限，仅在强、快或持续用力时发生心绞痛
II级	一般体力活动轻度受限。快步、饭后、寒冷或刮风中、精神应激或醒后数小时内发作心绞痛。一般情况下平地步行200m以上或登楼一层以上受限
III级	一般体力活动明显受限，一般情况下平地步行200m，或登楼一层引起心绞痛
IV级	轻微活动或休息时即可发生心绞痛

【治疗要点】

稳定型心绞痛的治疗原则是改善冠状动脉血供和降低心肌耗氧，减轻症状和（或）缺血发作；积极治疗动脉粥样硬化，避免各种诱发因素和纠正各种危险因素；预防心肌梗死和猝死，提高生活质量。

综合治疗措施包括：（1）非药物治疗：减少冠状动脉粥样硬化危险因素、运动锻炼疗法、增强型体外反搏、血管重建治疗（包括：①经皮冠状动脉介入治疗；②冠状动脉旁路移植术）等；（2）药物治疗。

1．发作时的治疗

（1）休息：发作时应立即休息，一般病人停止活动后症状即可消除。

（2）药物治疗：宜选用作用较快的硝酸酯制剂，这类药物除可扩张冠状动脉，增加冠状动脉血流量外，还可扩张外周血管，减轻心脏负荷和减少心肌耗氧量，从而缓解心绞痛。常用药物：①硝酸甘油，0.5mg舌下含服，1～2分钟内显效，约30分钟后作用消失；每隔5分钟可重复1次，但一般连续服用不超过3次；还可采用喷雾剂，每次0.4mg，15分钟内不超过1.2mg。主要的不良反应包括头痛、面色潮红、低血压，首次服用时应注意发生直立性低血压。②硝酸异山梨酯，5～10mg舌下含化，2～5分钟见效，作用维持2～3小时。

2．缓解期的治疗

缓解期一般不需卧床休息。平时应尽量避免各种确知以引起发作的因素，如过度的体力活动、情绪激动、过饱等，冬天注意保暖。调整日常生活与工作量，保持适当的体力活动，以不致发生疼痛症状为度。应尽量避免各种明确的诱因。药物治疗以减轻症状、改善缺血及预后的药物为主。非药物治疗包括饮食管理、情绪管理、高危因素的管理、运动锻炼疗法、血管重建治疗、增强型体外反搏等。

（1）药物治疗

1）改善心肌缺血及减轻症状的药物

①β受体阻断药：能抑制心脏β肾上腺素能受体，从而减慢心率、减弱心肌收缩力、降低血压，以减少心肌耗氧量，可以减少心绞痛发作和增加运动耐量。长期应用还能降低心绞痛病人死亡和心肌梗死的风险。推荐使用无内在拟交感活性的β1受体阻断药，如美托洛尔、比索洛尔等，只要无禁忌证（严重心动过缓和高度房室传导阻滞，窦房结功能紊乱，支气管痉挛或支气管哮喘），应作为稳定型心绞痛的初始治疗药物。

②硝酸酯制剂：为非内皮依赖性血管扩张药，能减少心肌需氧和改善心肌灌注，从而降低心绞痛发作的频率和减轻症状。由于此类药物可反射性引起交感神经活性加强而使心率加快、心肌耗氧量增加。因此，临床上常与β受体阻断药或非二氢吡啶类钙通道阻滞药等负性心率药物联合使用，其抗心绞痛作用优于单独用药。常用药物有硝酸异山梨酯、5-单硝酸异山梨酯、硝酸甘油。在服药期间，每天用药应注意留有充足的无药间期，以减少耐药性的发生。

③钙通道阻滞药：抑制钙离子内流和心肌细胞兴奋-收缩耦联中钙离子的利用，降低心肌收缩力；并通过扩张冠状动脉，解除冠状动脉痉挛，改善心内膜下心肌的供血；扩张周围血管、减轻心脏负荷，从而缓解心绞痛；还可以降低血黏度，抗血小板聚集，改善心肌的微循环。常用药物有维拉帕米、硝苯地平缓释制剂、地尔硫草。

④其他：曲美他嗪，通过调节心肌能源底物，抑制脂肪酸氧化，优化心肌能量代谢，能改善心肌缺血及左心功能，缓解心绞痛。可与β受体阻断药等抗心肌缺血药物联用。中医中药治疗目前以"活血化瘀""芳香温通"和"祛痰通络"法为常用。此外，针刺或穴位按摩治疗也可能有益定疗效。

2）预防心肌梗死和改善预后的药物

①阿司匹林：通过抑制血小板环氧化酶和血栓烷A2（TXA2）的合成达到抗血小板聚集的作用。稳定型心绞痛病人服用阿司匹林可降低心肌梗死、脑卒中或心血管性死亡的风险。因而，所有病人若没有用药禁忌证都应该服用。阿司匹林的最佳剂量范围为75～150mg/d。其主要不良反应为胃肠道出血或对阿司匹林过敏，不能耐受的病人可以服用氯吡格雷作为替代治疗。

②氯吡格雷：是通过选择性的不可逆的抑制血小板、二磷酸腺苷（adenosine diphosphate，ADP）。受体而阻断ADP依赖激活的血小板糖蛋Ⅱb/Ⅲa复合物，有效地减少ADP介导的血小板激活和聚集。主要用于支架植入以后及阿司匹林有禁忌证的病人。

③调血脂药物：常选用他汀类药物如洛伐他汀、辛伐他汀，他汀类药物能有效降低TC和LDL-C，延缓斑块进展，使斑块稳定。所有的冠心病病人，无论其血脂水平如何，都应该服用他汀类药物，并根据目标LDL-C水平调整剂量。

④血管紧张素转化酶抑制药（ＡＣＥＩ）或血管紧张素受体拮抗药（ARB）：在稳定型心绞痛病人中，合并糖尿病、心力衰竭或左心室收缩功能不全的高危病人应该使用ACEI，常用药物有卡托普利、依那普利、福辛普利等。若病人发生刺激性干咳等情况不能耐受ACEI，可服用ARB，常用药物有氯沙坦、缬沙坦等。

（2）非药物治疗

1）饮食管理：调节饮食，特别是一次进食不宜过饱，避免油腻饮食，杜绝烟酒。

2）情绪管理：保持平和的心态，减轻精神负担。

3）高危因素的管理：处理诱发或恶化心绞痛的伴随疾病，如高血压、糖尿病、血脂异常等，减少冠状动脉粥样硬化危险因素。

4）运动锻炼疗法：合理的运动锻炼有利于提高运动耐量，减轻症状。建议稳定型心绞痛病人每天有氧运动30分钟，每周运动不少于5天。

5）血管重建治疗：稳定型心绞痛病人可择期进行血管重建治疗。常用方法包括：经皮冠状动脉介入治疗（percutaneous coronary intervention，PCI）和冠状动脉旁路移植术（coronary artery bypass graft，CABG）。

经皮冠状动脉介入治疗（percutaneous coronary intervention，PCI）主要是冠状动脉内的支架植入术，尤其是新型支架的应用，不仅可以改善生活质量，而且可明显降低患者心肌梗死的发病率和死亡率（图6-6）。

冠脉内介入治疗的适应证：①单支冠脉严重狭窄，有心肌缺血的客观依据，病变血管供血面积较大者；②多支冠脉病变，但病变较局限者；③近期内完全闭塞的血管，血管供应区内有存活心肌，远端可见侧支循环者；④左心室功能严重减退（左心室射血分数<30%）者，冠状动脉病变适合的情况；⑤冠脉搭桥术后心绞痛；⑥PTCA术后再狭窄。（详见第十三章中"冠状动脉介入性诊断及护理"）。

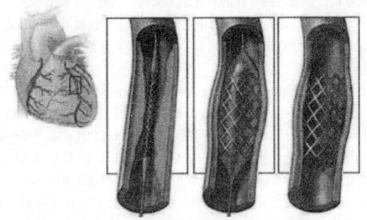

图6-6　冠状动脉内的支架植入示意图

　　冠状动脉旁路移植术（coronary artery bypass graft，CABG）：通过选取病人自身的大隐静脉作为旁路移植材料，一端吻合在主动脉，另一端吻合在有病变的冠状动脉段的远端；或游离内乳动脉与病变冠状动脉远端吻合，引主动脉的血流以改善病变冠状动脉所供血心肌的血流供应（图7）。手术适应证：①冠状动脉多支血管病变，尤其是合并糖尿病的患者；②冠状动脉左主干病变；③不适合行介入治疗的患者；④心肌梗死合并室壁瘤，需要进行室壁瘤切除的患者；⑤狭窄段的远段管腔要通畅，血管供应区有存活心肌。

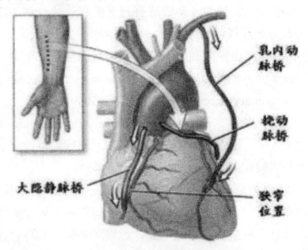

图6-7　冠脉搭桥示意图

　　PCI或CABG的选择需要根据冠状动脉病变的情况、病人对开胸手术的耐受程度和病人的意愿等综合因素而定。但是，对全身情况能够耐受开胸手术的病人，左主干合并2支以上冠脉病变，或多支血管病变合并糖尿病的病人，首选CABG。

6）增强型体外反搏（enhanced external counterpulsation，EECP）：EECP装置是具有我国自主知识产权的下半身气囊序贯加压式体外反搏器。EECP治疗能降低病人心绞痛发作频率，改善运动负荷试验中的心肌缺血情况，能使75%～80%的病人症状获得改善。对于药物治疗难以奏效又不适宜血管重建术的难治性慢性稳定型心绞痛可试用。

推荐EECP每天1h，一次或分两次完成。如果患者不能耐受，可适当减少时间。亦有每天2h的反搏方案应用于临床，疗效有待论证。标准疗程为每周6h，为期6周，累计36h；或者每周5h，为期7周，累计35h。但10～12h的短疗程对缓解心绞痛也显示出一定的临床效果。疗程长度可以根据患者病情适当增减。对于冠状动脉病变严重者，标准治疗疗程后继续延长治疗10～12h可进一步获益。EECP中远期疗效和治疗疗程密切相关。多数慢性缺血性心脑血管病患者，推荐常规每年两疗程的EECP治疗。对于冠心病冠状动脉三支病变、慢性心力衰竭，适当增加1～2个疗程有显著效果。另外，一个疗程的标准治疗后，每周2～3次的维持治疗也是有益的选择。

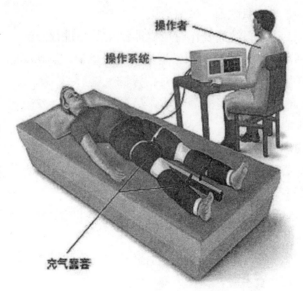

图6-8　体外反搏示意图

知识链接

增强型体外反搏工作原理及治疗参数设定

①工作原理：是在病人的小腿、大腿及臀部分段包裹特制的气囊套，在心室舒张期各段气囊由远及近地以大约50毫秒的时差序贯充气加压，使舒张期压力升高（又称舒张期"增压波"），推挤血液流入主动脉，改善冠状动脉的血供，同时使静脉回心血流量增加，提高心排血量；当心脏进入收缩期，全部气囊

迅速同步排气，下肢减压，动脉舒张，接纳来自主动脉的血液，因而心脏的后负荷得以减轻。

②治疗参数设定：治疗压力宜从最小有效压力开始，逐渐增加压力，经3~5次治疗后达到标准治疗参数。不同疾病类型对治疗压力要求不同，老年心绞痛患者0.020~0.035MPa的压力可能更大程度地改善心肌供血；对缺血性脑血管病患者0.020MIa能获得更好的脑血流灌注。同时，设定压力时要考虑患者皮下脂肪和肌肉水平。肥胖者适当增加压力，消瘦者适当减小压力。通过设定和调整治疗压力和充排气时间，尽量使D/S＞1.2、DI/SP1.5~2.0，以获得更好疗效。但因老年人下肢动脉硬化、多支血管病变、闭塞性病变等原因，可能难以实现上述比值达标。临床应用实践证实，即使比值达不到标准，患者仍能从治疗中获益。考虑原因在于EECP的疗效除了即时血流动力学效应外，还与其他机制参与和介导相关，包括提高血流切应力、改善血管内皮功能、促进血管新生等。

【常用护理诊断/问题、措施及依据】

1. 疼痛：胸痛 与心肌缺血、缺氧有关。

（1）休息与活动：心绞痛发作时应立即停止正在进行的活动，就地休息，避免劳累，体力活动会增加心脏负担，增加心肌耗氧量，冠状动脉血流量不能随心肌的需要增加而增加。发病初期休息是治疗的关键。

（2）心理护理：保持环境安静舒适，尽量减少打扰，安慰病人，解除紧张不安情绪，以减少心肌耗氧量。与患者进行沟通交流，安慰患者，鼓励患者表达内心想法，耐心向患者讲解疾病相关知识，消除紧张、焦虑或恐惧情绪。告知患者不良情绪会增加心脏负荷，增加氧耗，容易诱发心绞痛。患者的支持系统：让患者的家属或朋友多关心和鼓励患者等。

（3）氧气吸入 给予氧气吸入，保证病人血氧饱和度在95%以上。以增加血液中的氧含量，有利于缓解心绞痛。

（4）饮食护理：摄入清淡且富含维生素、优质蛋白质及纤维素的食物，吃饭不宜过快过饱，可少食多餐，保持大便通畅。

（5）病情观察

1）评估病人心绞痛发作时疼痛的部位、性质、程度、持续时间、诱因及缓解方式。

2）观察病人有无面色苍白、大汗、恶心、呕吐等伴随症状。

3）持续给予心电监护，观察血压、心率、心律及血氧饱和度。

4）观察患者是否有心力衰竭、心律失常及心肌硬死等临床表现。

5）疼痛发作时及时描记心电图，观察心电图与心绞痛未发作时的动态变化，为判断病情提供依据。

（6）用药护理：遵医嘱用药进行相应处理

①心绞痛发作时给予舌下含服硝酸甘油（嚼碎后含服效果更好），用药后注意观察病人胸痛变化情况，如服药后3～5分钟仍不缓解可重复使用。对于心绞痛发作频繁者，可遵医嘱给予硝酸甘油静滴，但应控制滴速，并告知病人及家属不可擅自调节滴速，以防低血压发生。部分病人用药后出现面部潮红、头部胀痛、头晕、心动过速、心悸等不适，应告知病人是由于药物所产生的血管扩张作用导致，以解除顾虑。防止用药后出现直立性低血压，可嘱患者用药后卧床休息。输液过程中嘱患者在床上大小便，避免体位突然改变而出现血压下降、头晕、冷汗、心悸等症状。输液前及输液期间，应定时测血压。

②应用他汀类药物时，应严密监测转氨酶及肌酸激酶等生化指标，及时发现药物可能引起的肝脏损害和心肌病。采用强化降脂治疗时，应注意监测药物的安全性。

（7）PCI护理：详见第十三章节中"冠状动脉介入性诊断及护理"。

（8）减少或避免诱因：避免疲劳、情绪激动、紧张环境或寒冷、体位突然改变、进食过饱等。疼痛缓解后，与病人一起分析引起心绞痛发作的诱因。保持排便通畅，切忌用力排便，以免诱发心绞痛。调节饮食，禁烟酒。保持心境平和，改变焦躁易怒、争强好胜的性格等。

2. 活动无耐力与心肌氧的供需失调有关

（1）评估活动受限程度：评估病人由于心绞痛发作而带来的活动受限程度。

（2）制订活动计划：心绞痛发作时应立即停止活动，缓解期的病人一般不需要卧床休息。根据病人的活动能力制订合理的活动计划，鼓励病人参加适当的体力劳动和体育锻炼，最大活动量以不发生心绞痛症状为度，避免竞赛活动和屏气用力动作，避免精神过度紧张的工作和长时间工作。适当运动有利于侧支循环的建立，提高病人的活动耐力。对于规律性发作的劳力性心绞痛，可进行预防用药，如于外出、就餐、排便等活动前含服硝酸甘油。

（3）观察与处理活动中不良反应：监测病人活动过程中有无胸痛、呼吸困难、脉搏增快等反应，出现异常情况应立即停止活动，并给予含服硝酸甘油、吸氧等处置。

【其他护理诊断/问题】

知识缺乏：缺乏纠正危险因素、控制诱发因素及预防心绞痛发作的知识。

【健康指导】

1. 疾病知识指导　生活方式的改变是冠心病治疗的基础。应指导病人：①合理膳食：宜摄入低热量、低脂、低胆固醇、低盐饮食，多食蔬菜、水果和粗纤维食物如芹菜、糙米等，避免暴饮暴食，注意少量多餐。②控制体重，减少摄入动物脂肪和含胆固醇较高的食物。

③戒烟限酒。④适量运动：运动方式应以有氧运动为主，注意运动的强度和时间因病情和个体差异而不同，必要时需要在监测下进行。⑤心理平衡：调整心态，减轻精神压力，逐渐改变急躁易怒性格，保持心理平衡。可采取放松技术或与他人交流的方式缓解压力。

2. 避免诱发因素 告知病人及家属过劳、情绪激动、饱餐、用力排便、寒冷刺激等都是心绞痛发作的诱因，应注意尽量避免。

3. 病情监测指导 教会病人及家属心绞痛发作时的缓解方法，胸痛发作时应立即停止活动或舌下含服硝酸甘油。如服用硝酸甘油不缓解，或心绞痛发作比以往频繁、程度加重、疼痛时间延长，应立即到医院就诊，警惕心肌梗死的发生。不典型心绞痛发作时可能表现为牙痛、上腹痛等，为防止误诊，可先按心绞痛发作处理并及时就医。告知病人应定期复查心电图、血压、血糖、血脂、肝功能等。

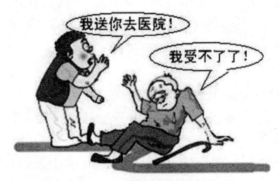

图6-9　心绞痛发作时未缓解示意图

4. 用药指导 指导病人出院后遵医嘱服药，不要擅自增减药量，自我监测药物的不良反应。外出时随身携带硝酸甘油以备急需。硝酸甘油见光易分解，应放在棕色瓶内存放于干燥处，以免潮解失效。药瓶开封后每6个月更换1次，以确保疗效。

5. 定期复查 做好出院指导，告知病人按照出院记录，定期门诊复查。

【预后】

稳定型心绞痛病人除用药物或血管重建手段防止心绞痛再次发作外，从阻止动脉粥样硬化病情进展、预防心肌梗死等方面综合管理可以显著改善预后。

第三节 不稳定型心绞痛

不稳定型心绞痛（unstableangina，UA）是除稳定型心绞痛以外的缺血性胸痛的统称。常表现为静息状态下发生心绞痛或原有稳定型心绞痛的恶化、加重。

【病因与发病机制】

不稳定型心绞痛的基本病因亦为冠状动脉粥样硬化，与稳定型心绞痛的差别主要在于冠状动脉内不稳定的粥样斑块继发的病理改变，如斑块内出血、斑块纤维帽出现裂隙、表面有血小板聚集和（或）刺激冠状动脉痉挛，使局部的心肌血流量明显下降，导致缺血性心绞痛，虽然也可因劳力负荷诱发，但劳力负荷终止后胸痛并不能缓解。

少数UA病人心绞痛发作有明确的诱发因素，称为继发性UA：①心肌氧耗增加：感染、甲状腺功能亢进、心律失常；②冠状动脉血流减少：低血压；③血液携氧能力下降：贫血、低氧血症。

【临床表现】

1. 症状 不稳定型心绞痛的胸痛部位、性质与稳定型心绞痛相似，但具有以下特点之一： ①原有稳定型心绞痛在1个月内疼痛发作的频率增加、程度加重、时限延长、诱因发生改变，硝酸酯类药物缓解作用减弱；②1～2个月之内新发生的较轻负荷所诱发的心绞痛；③休息状态下、夜间发作心绞痛或较轻微活动即可诱发，发作时表现有ST段抬高的变异型心绞痛。

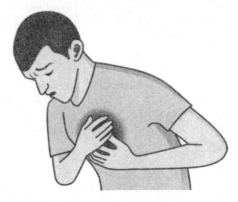

图6-10 心绞痛发作示意图

2. 体征 体检时能听到一过性第三心音或第四心音，以及由于二尖瓣反流引起的一过性收缩期杂音，不具有特异性，但是详细的体格检查可发现潜在的加重心肌缺血的危险因素，并成为判断预后非常重要的依据。

【实验室及其他检查】

1．心电图 心电图不仅可以帮助诊断，而且根据其异常的严重程度和范围可以提供预后信息。症状发作时的心电图和之前的心电图对比，可提高心电图异常的诊断价值。大多数病人胸痛发作时有一过性ST段压低或抬高、T波低平或倒置。

2．冠状动脉造影 冠状动脉造影能提供详细的血管相关信息，帮助指导治疗并评价预后。在造影正常或无阻塞性病变的不稳定型心绞痛病人中，有可能是误诊或胸痛为冠脉痉挛、冠脉内血栓自发性溶解、微循环灌注障碍所致。

3．其他检查 超声心动图和放射性核素等检查的结果与稳定型心绞痛相似，但阳性发现率会更高。

【诊断要点】

综合临床表现、心电图（以新发或一过性ST段压低≥0.1lmV，或T波倒置≥0.2mV为特点）以及心肌坏死标志物cTnT、cTnl、CK-MB测定，并排除稳定型心绞痛，可建立诊断。由于UA病人的严重程度不同，其处理和预后也有很大的差别，临床诊断分低危组、中危组和高危组（表6-2）。

表6-2　危险度分组诊断

组别	诊断依据	
	临床表现	心电图特征
低危组	新发的或是原有劳力性心绞痛恶化加重，持续时间<20分钟，达CCS Ⅲ级或Ⅳ级	发作时ST段下移小于1mm，胸痛间期心电图正常或无变化
中危组	就诊前一个月内（但48小时内未发）发作1次或数次，静息心绞痛及梗死后心绞痛，持续时间<20分钟	发作时ST段下移大于1mm
高危组	就诊前48小时内反复发作，静息心绞痛，持续时间>20分钟	发作时ST段下移大于1mm

【治疗要点】

不稳定型心绞痛病情发展常难以预料，应使病人处于监控之下，疼痛发作频繁或持续不缓解及高危组的病人应立即住院，做到即刻缓解心肌缺血和预防心肌梗死等急性事件的发生。

1．一般处理 卧床休息，24小时心电监护，严密观察血压、脉搏、呼吸、心率、心律变化，有呼吸困难、发绀者应给氧，维持血氧饱和度达到95%以上。如有必要应重复检测心肌坏死标志物。

2．缓解疼痛 不稳定型心绞痛病人单次含化或喷雾吸入硝酸酯制剂往往不能缓解症状，一般建议每隔5分钟1次，共用3次，再用硝酸甘油持续静脉滴注或微量泵输注，以10μg/min开始，每3～5分钟增加10μg/min，直至症状缓解或出现血压下降。

无低血压等禁忌证者，应及早开始用β受体阻断药。少数情况下，如伴血压明显升高，心率增快者可静脉滴注艾司洛尔250μg/（kg·min），停药后20分钟内作用消失。也可用非二氢吡啶类钙通道阻滞药，如地尔硫卓1～5μg/（kg·min）持续静滴，常可控制发作。必要时可给予镇静药吗啡。

3. 抗凝（栓）　应用阿司匹林、氯吡格雷和肝素或低分子肝素以防止血栓形成，阻止病情进展为心肌梗死。

4. 冠状动脉血管重建治疗　参考稳定型心绞痛血管重建治疗的PCI和CABG。对于个别病情极严重者，保守治疗效果不佳，心绞痛发作时ST段压低>0.1mV，持续时间>20分钟，或血肌钙蛋白升高者，在有条件的医院可行急诊PCI。

5. 其他UA经治疗病情稳定，出院后应继续强调抗凝和调脂治疗，特别是应用他汀类药物以促使斑块稳定。缓解期的随访及长期治疗方案与稳定型心绞痛相同。

【常用护理诊断/问题、措施及依据】

1. 疼痛：胸痛 与心肌缺血、缺氧有关。

参考本节"稳定型心绞痛"病人胸痛的护理。不稳定型心绞痛病人应卧床休息，遵医嘱给予止痛药物治疗，观察止痛效果和药物不良反应，在抗凝（栓）治疗过程中严密观察有无出血等药物不良反应。

2. 潜在并发症：心肌梗死。

严密心电监护，根据疼痛持续的时间、有无诱因、心电图改变、心肌标志物变化动态判断病情危险程度。对于高危病人，需备好抢救器材与药品或做好急诊血管重建的准备，警惕病情演变为急性心肌梗死。

【其他护理诊断/问题】

知识缺乏：缺乏疾病及配合治疗的相关知识。

【健康指导】

同稳定型心绞痛。

【预后】

不稳定型心绞痛有进展为急性心肌梗死或死亡的风险。需坚持长期的药物治疗，严格控制危险因素以延缓病情进展，改善预后。

第四节　急性心肌梗死

急性心肌梗死（acute myocardial infarction，AMI）是指急性心肌缺血性坏

死，为在冠状动脉病变的基础上，发生冠状动脉血供急剧减少或中断，使相应心肌严重而持久地急性缺血导致心肌细胞死亡。临床表现有持久的胸骨后剧烈疼痛、发热、白细胞计数和血清心肌坏死标志物增高以及心电图进行性改变；可发生心律失常、休克或心力衰竭，属急性冠状动脉综合征（ACS）的严重类型。

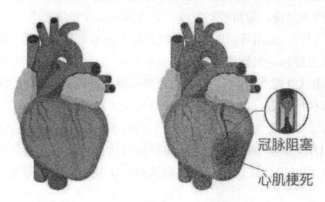

图6-11　心肌梗死示意图

【病因与发病机制】

本病的基本病因是冠状动脉粥样硬化（偶为冠状动脉栓塞、炎症、先天性畸形、痉挛和冠状动脉口阻塞所致），造成一支或多支血管管腔狭窄和心肌供血不足，而侧支循环尚未充分建立。一旦血供急剧减少或中断，使心肌严重而持久地急性缺血达20～30分钟以上，即可发生AMI。AMI的原因多数是不稳定冠脉粥样硬化斑块破溃，继而出血或管腔内血栓形成，使血管腔完全闭塞，少数情况是粥样斑块内或其下发生出血或血管持续痉挛，也可以使冠状动脉完全闭塞。

促使粥样斑块破溃出血及血栓形成的诱因有：①晨起6时至12时交感神经活性增加，机体应激反应增强，心肌收缩力、心率、血压增高，冠状动脉张力增高；②饱餐特别是进食多量高脂饮食后，血脂增高，血黏度增高；③重体力活动、情绪过分激动、寒冷刺激、血压剧升或用力排便时，左心室负荷明显加重，心肌需氧量猛增；④休克、脱水、出血、外科手术或严重心律失常，使心排血量骤降，冠状动脉灌流量锐减。

【临床表现】

与梗死的部位、大小、侧支循环情况密切相关。

1. 先兆　50%～81%的病人在发病前数天有乏力、胸部不适、活动时心悸、气急、烦躁、心绞痛等前驱症状，以新发生心绞痛或原有心绞痛加重最为突出。心绞痛发作较以往频繁、性质较剧烈、持续时间长，硝酸甘油疗效差，诱发因素不明显。心电图示ST段一过性明显抬高或压低，T波倒置或增高，即不稳定型心绞痛情况。及时发现、处理AMI先兆，可使部分病人避免发生 AML。

2．症状

（1）疼痛：为最早出现的最突出的症状，多发生于清晨。疼痛的性质和部位与心绞痛相似，但程度更剧烈，多伴有大汗、烦躁不安、恐惧及濒死感，持续时间可达数小时或数天，休息和服用硝酸甘油不缓解。部分病人疼痛可向上腹部放射而被误诊为急腹症或因疼痛向下颌、颈部、背部放射而误诊为其他疾病。少数病人无疼痛，一开始即表现为休克或急性心力衰竭。

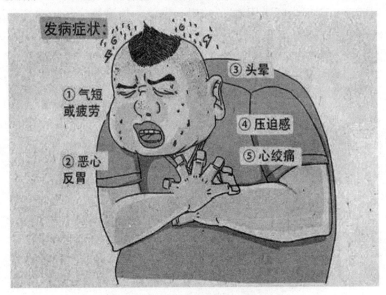

图6-12　急性心肌梗发病症状

（2）全身症状：一般在疼痛发生后24～48小时出现，表现为发热、心动过速、白细胞增高和血沉增快等，由坏死物质吸收所引起。体温可升高至38℃左右，很少超过39°C，持续约1周。

（3）胃肠道症状：疼痛剧烈时常伴恶心、呕吐、上腹胀痛，与迷走神经受坏死心肌刺激和心排血量降低组织灌注不足等有关。肠胀气亦不少见，重者可发生呃逆。

（4）心律失常：见于75%～95%的病人，多发生在起病1～2天，24小时内最多见。各种心律失常中以室性心律失常最多，尤其是室性期前收缩，如室性期前收缩频发（每分钟5次以上），成对出现或呈非持续性室性心动过速，多源性或落在前一心搏的易损期时（RonT），常为心室颤动的先兆。室颤是AMI早期，特别是病人入院前的主要死因。下壁AMI易发生房室传导阻滞及窦性心动过缓；前壁AMI易发生室性心律失常，如发生房室传导阻滞表明梗死范围广泛，情况严重。

（5）低血压和休克：疼痛发作期间血压下降常见，但未必是休克，如疼痛缓解而收缩压仍低于80mmHg，且病人表现为烦躁不安、面色苍白、皮肤湿冷、脉细而快、大汗淋漓、少尿、神志迟钝，甚至晕厥者则为休克表现。一般多发生在起病后数小时至1周内，约20%的病人会出现，主要为心源性休克，为心肌广泛坏死、心排血量急剧下降所致。

（6）心力衰竭：发生率约为32%～48%，主要为急性左心衰竭，可在起病最初几天内发生，或在疼痛、休克好转阶段出现，为AMI后心脏舒缩力显著减弱或不协调所致。表现为呼吸困难、咳嗽、发常、烦躁等症状，重者可发生肺水肿，随后可发生颈静脉怒张、肝大、水肿等右心衰表现。右心室AMI者可一开始就出现右心衰竭表现，伴血压下降。

3．体征 心脏浊音界可正常或轻至中度增大；心率多增快，也可减慢；心尖部第一心音减弱，可闻第四心音（心房性）或第三心音（心室性）奔马律；可有各种心律失常；10%～20%病人在起病第2～3天出现心包摩擦音，为反应性纤维性心包炎所致；亦有部分病人在心前区可闻及收缩期杂音或喀喇音，为二尖瓣乳头肌功能失调或断裂所致；除AMI早期血压可增高外，几乎所有病人都有血压下降。

4．并发症

（1）乳头肌功能失调或断裂（dysfunction or rupture of papillary muscle）：二尖瓣乳头肌因缺血、坏死等使收缩功能发生障碍，造成二尖瓣脱垂及关闭不全。总发生率可高达50%。轻者可以恢复；重者见于下壁AMI，乳头肌整体断裂，左心功能衰竭，迅速发生急性肺水肿，在数天内死亡。

（2）心脏破裂（rupture of the heart）：少见，常在起病1周内出现，多为心室游离壁破裂，造成心包积液引起急性心脏压塞而猝死。偶有室间隔破裂，可引起心力衰竭和休克而在数日内死亡。

（3）栓塞（emboHsm）：发生率1%～6%，见于起病后1～2周，如为左心室附壁血栓脱落所致，则引起脑、肾、脾或四肢等动脉栓塞。由下肢静脉血栓脱落所致，则产生肺动脉栓塞，大块肺栓塞可导致猝死。

（4）心室壁瘤（cardiac aneurysm）：简称室壁瘤，主要见于左心室，发生率5%～20%。较大的室壁瘤体检时可见左侧心界扩大，超声心动图可见心室局部有反常搏动，心电图示ST段持续抬高。室壁瘤可导致心力衰竭、栓塞和室性心律失常。

（5）心肌梗死后综合征（post-infarction syndrome）：发生率为10%。于AMI后数周至数月内出现，可反复发生，表现为心包炎、胸膜炎或肺炎，有发热、胸痛等症状，可能为机体对坏死组织的过敏反应。

【实验室及其他检查】

1．心电图

（1）特征性改变：STEMI心电图表现特点为：①面向坏死区周围心肌损伤的导联上出现ST段抬高呈弓背向上形，面向透壁心肌坏死区的导联上出现宽而深的Q波（病理性Q波），面向损伤区周围心肌缺血区的导联上出现T波倒置；②在背向心肌坏死区的导联则出现相反的改变，即R波增高、ST段压低和T波直立并增高。

（2）动态性改变：STEMI的心电图演变过程为：①在起病数小时内可无异常或出现异常高大两支不对称的T波，为超急性期改变。②数小时后，ST段明显抬高，弓背向上，与直立的T波连接，形成单相曲线；数小时～2天内出现病理性Q波，同时R波减低，为急性期改变。Q波在3～4天内稳定不变，此后70%～80%永久存在。③如果早期不进行治疗干预，抬高的ST段可在数天至2周内逐渐回到基线水平，T波逐渐平坦或倒置，为亚急性期改变。④数周至数月后，T波呈V形倒置，两支对称，为慢性期改变。T波倒置可永久存在，也可在数月至数年内逐渐恢复。

（3）定位诊断：STEMI的定位和范围可根据出现特征性改变的导联数来判断：V1、V2、V3导联示前间壁MI，V3～V5导联示局限前壁MI，V1～V5导联示广泛前壁MI，Ⅱ、Ⅲ、aVF导联示下壁MI，Ⅰ、aVL导联示高侧壁MI，V7～V8导联示正后壁MI，Ⅱ、Ⅲ、aVF导联伴右胸导联（尤其是V4R）ST段抬高，可作为下壁MI并发右室梗死的参考指标。

2．超声心动图　二维和M型超声心动图有助于了解心室壁的运动和左心室功能，诊断室壁瘤和乳头肌功能失调等。

3．放射性核素检查　可显示AMI的部位与范围，观察左心室壁的运动和左心室射血分数，有助于判定心室的功能、诊断梗死后造成的室壁运动失调和室壁瘤。

4．实验室检查

（1）起病24～48小时后白细胞计数增高至（10～20）×10⁹/L，中性粒细胞增多，嗜酸性粒细胞减少或消失，红细胞沉降率增快，C反应蛋白增高均可持续1～3周。

（3）血清心肌坏死标志物：对心肌坏死标志物的测定应综合评价，建议于入院即刻、2～4小时、6～9小时、12～24小时测定血清心肌坏死标志物。①心肌肌钙蛋白I（cTnI）或T（cTnT），该心肌结构蛋白血清含量的增高是诊断心肌坏死最特异和敏感的首选指标，在起病2～4小时后升高，clhI于10～24小时达高峰，7～10天降至正常，cTnT于24～48小时达高峰，10～14天降至正常。②肌酸激酶同工酶（CK-MB），对判断心肌坏死的临床特异性较高，在起病后4小时内增高，16～24小时达高峰，3～4天恢复正常。由于首次STEMI后肌钙蛋白将持续升高一段时间（7～14天），CK-MB适于早期（＜4小时）AMI诊断和再发MI诊断。连续测定CK-MB还可判定溶栓治疗后梗死相关动脉开通，此时CK-MB峰值前移（14小时以内）。③肌红蛋白，有助于早期诊断，但特异性较差，于起病后2时内即升高，12小时内达高峰；24～48小时内恢复正常。

知识链接

Hs-cTn诊断或排除急性心肌梗死流程图

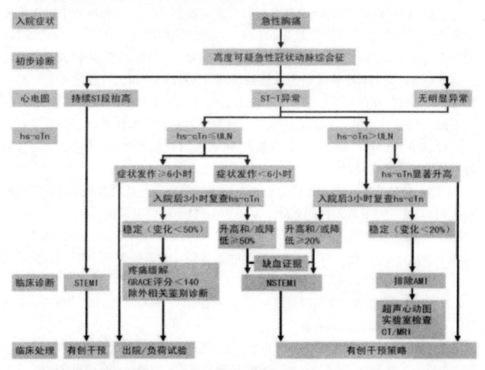

ULN：参考范围上限值；STEMI：ST段抬高型心肌梗死；NSTEMI：非ST段抬高型心肌梗死；AMI：急性心肌梗死

曾沿用多年的AMI心肌酶测定，包括肌酸激酶（CK）、天门冬氨酸氨基转移酶（AST）、乳酸脱氢酶（LDH），其特异性及敏感性均远不如上述心肌坏死标志物，但仍有参考价值。三者在AMI发病后6～10小时开始升高，按序分别于12小时、24小时及2～3天内达高峰，又分别于3～4天、3～6天及1～2周内回降至正常。

【诊断要点】

AMI的诊断标准，必须至少具备下列3条标准中的2条：①缺血性胸痛的临床病史；②心电图的动态演变；③血清心肌坏死标志物浓度的动态改变。

对老年病人，突然发生严重心律失常、休克、心力衰竭而原因未明，或突然发生较重而持久的胸闷或胸痛者，都应考虑本病的可能，并先按AMI来处理。

【治疗要点】

对STEMI病人，强调早发现、早入院治疗，加强入院前的就地处理，并尽量缩短病人就诊、检查、处置、转运等延误的时间。治疗原则是尽早使心肌血液再灌注（到达医院后30分钟内开始溶栓或90分钟内完成球囊扩张），以挽救濒死的心肌，防止梗死面积扩大和缩小心肌缺血范围，保护和维持心脏功能，及时处理严重心律失常、泵衰竭和各种并发症，防止猝死，注重二级预防。

1. 一般治疗

（1）休息：病人未行再灌注治疗前，应绝对卧床休息，保持环境安静，防止不良刺激，解除恐惧心理。

（2）给氧：病人若有呼吸困难和血氧饱和度降低，在最初几日应通过鼻管或面罩间断或持续给氧。

（3）监测：急性期应住在冠心病监护病房（coronary care unit，CCU），进行心电、血压、呼吸 监测3～5天，除颤仪处于随时备用状态。严重泵衰竭者应监测肺毛细血管压和静脉压。

（4）阿司匹林：抗血小板聚集，为溶栓治疗前常规用药。无禁忌证者立即口服水溶性阿司匹林或嚼服肠溶性阿司匹林，一般首次剂量达到150～300mg，每天1次，3天后，75～150mg每天1 次长期维持。

2. 解除疼痛 选择以下药物尽快解除疼痛：①哌替啶（杜冷丁）50～100mg肌注或吗啡2～ 4mg静注，必要时5～10分钟可重复使用，从而减轻病人交感神经过度兴奋和濒死感。用药期间，注意防止呼吸功能抑制和血压降低等不良反应。②硝酸甘油3mg或硝酸异山梨酯5～10mg舌下含服或静滴，注意心率增快和血压降低。再灌注心肌疗法能有效解除疼痛。

3. 再灌注心肌 血管开通时间越早，挽救的心肌越多。积极的治疗措施是起病3～6小时 （最多12小时）内使闭塞的冠状动脉再通，心肌得到再灌注，濒临坏死的心肌可能得以存活或使坏死范围缩小，对梗死后心肌重塑有利，改善预后。近年来，循证医学证据均支持及时再灌注治疗的重要性。将病人从非PCI医院转运到PCI医院的时间延迟不超过120分钟，理想时间是在90 分钟内。

（1）急诊PCI：有条件的医院对具备适应证的病人应尽快实施直接PCI，多可获得更好的治疗效果。

（2）溶栓疗法（thrombolytic therapy）：无条件施行介入治疗或延误再灌注时机者，若无禁忌证，应立即（接诊后30分钟内）予以溶栓治疗。发病3小时内，心肌梗死溶栓治疗血流完全灌注率高，获益最大。年龄≥75岁者应首选PCI，选择溶栓治疗时应慎重，并酌情减少溶栓药物剂量。

1）适应证：①2个或2个以上相邻导联S-T段抬高（胸导联≥0.2mV，肢导联≥0.1mV），或病史提示AMI伴左束支传导阻滞，起病时间＜12小时，病人年龄＜75岁；②ST段显著抬高的 AMI病人年龄＞75岁，经慎重权衡利弊仍可考虑；③STEMI发病时间已达12～24小时，如有进行性缺血性胸痛，广泛ST段抬高的病人可考虑。

2）禁忌证：①出血性脑卒中病史，6个月内发生过缺血性脑卒中或脑血管事件；②近期（2～4周）活动性内脏出血（月经除外）、外科大手术、创伤史，包括脑外伤、创伤性心肺复苏或较长时间（＞10分钟）的心肺复苏，在不能压迫部位的大血管穿刺；③未控制的重度高血压（＞180/110mrnHg）或有慢性重度高血压病史；④疑有主动脉夹层、中枢神经系统损伤、颅内肿瘤或畸形；⑤出血性疾病或有出血倾向者，严重肝肾功能损害及恶性肿瘤等。

3）溶栓药物：常用药物有非特异性和特异性纤溶酶原激活剂。它们能激活血栓中纤维蛋白溶酶原，使其转变为纤维蛋白溶酶而溶解冠状动脉内的血栓。①非特异性纤溶酶原激活剂：链激酶和尿激酶。

用法：链激酶150万U静滴，30-60分钟内滴完。尿激酶150万－200万U，30分钟内静滴。②特异性纤溶酶原激活剂：最常用的为人黑色素瘤细胞培养液中提取的重组组织型纤溶酶原激活剂（rt-PA）阿替普酶，对全身纤溶活性影响较小，无抗原性；其半衰期短，需要同时联合使用肝素，防止再闭塞。其他特异性纤溶酶原激活剂还有采用基因工程改良的组织型纤溶酶原激活剂（t-PA）衍生物如瑞替普酶、兰替普酶和替奈普酶，其溶栓治疗的选择性更高，半衰期延长，血浆清除慢，药物剂量和不良反应均减少，适合静脉推注，更适合院前使用，需与肝素联合使用48小时。

（3）紧急主动脉-冠状动脉旁路移植术：介入治疗失败或溶栓治疗无效有手术指征者，宜争取6～8小时内施行主动脉-冠状动脉旁路移植术。

4. 消除心律失常 心律失常必须及时消除，以免演变为严重心律失常甚至猝死。

（1）发现室性期前收缩或室性心动过速，立即用利多卡因50～100mg静注，每5～10分钟重复1次，至期前收缩消失或总量达300mg，继以1～3mg/min的速度静滴维持，如室性心律失常反复发作者可用胺碘酮。出现与QT间期延长有关的尖端扭转型室速时，静脉缓慢推注1～2g的镁剂（＞5分钟）。

（2）发生心室颤动或持续多形性室性心动过速时，尽快采用电除颤或同步直流电复律；单形性室性心动过速药物疗效不满意时应及早同步直流电复律。

（3）缓慢性心律失常，可用阿托品0.5～1mg肌注或静注。

（4）第二度或第三度房室传导阻滞，伴有血流动力学障碍者，宜用临时心脏起搏器。

（5）室上性快速心律失常药物治疗不能控制时，可考虑同步直流电复律。

5. 控制休克 AMI时可有心源性休克，也伴有血容量不足、外周血管舒缩障碍等因素存在。因此，应在血流动力学监测下，采用升压药、血管扩张药、补充血容量和纠正酸中毒等抗休克处理。为降低心源性休克的病死率，有条件的医院考虑主动脉内球囊反搏术辅助循环，然后做选择性动脉造影，立即行PCI或主动脉-冠脉旁路移植术。

6. 治疗心力衰竭 主要是治疗急性左心衰竭，以应用吗啡（或哌替啶）和利尿药为主，也可选用血管扩张药减轻左心室的前、后负荷。AMI发生后24小时内不宜用洋地黄制剂，有右心室梗死的病人应慎用利尿药。

7. 其他治疗

（1）抗凝疗法：多于溶栓治疗前后，对防止梗死面积扩大及再梗死有积极疗效。有出血倾向、活动性溃疡病、新近手术创面未愈合、血压过高及严重肝肾功能不全者禁用抗凝治疗。先用肝素或低分子肝素，继而口服阿司匹林或氢氯吡格雷。肝素用法：①用rt-PA前先用肝素60U/kg（最大量4000U）静注，继以12U/（kg·h）（最大1000U/h）持续静滴，至少应用48小时，后改为皮下注射7500U，每12小时1次，连用3～5天。②用尿激酶或链激酶时，一般在溶栓结束后12小时，皮下注射肝素7500U，每12小时1次，共3～5天。

（2）β受体阻断药、钙通道阻滞药和血管紧张素转化酶抑制药：在起病的早期即应用美托洛尔、阿替洛尔或普萘洛尔等β受体阻断药，尤其是前壁心肌梗死伴有交感神经功能亢进者，可防止梗死范围的扩大，改善预后。钙通道阻滞药中的地尔硫卓亦有类似效果。血管紧张素转化酶抑制药中的卡托普利、依那普利等有助于改善恢复期心肌的重构，降低心力衰竭的发生率，从而降低死亡率。

（3）极化液疗法：氯化钾1.5g、普通胰岛素10U加入10%葡萄糖溶液500ml中，静滴，每天1次，7～14天为一疗程。可促进心肌摄取和代谢葡萄糖，促使钾离子进入细胞内，恢复心肌细胞膜极化状态，利于心肌收缩，减少心律失常。

【护理评估】

AMI是最常见的心血管急症，护士应在最快时间内协助描记心电图，进行心电、血压监测，给氧，建立静脉通道，抽血送检等。在此基础上，分步完成护理评估，不能延误抢救时间。

1. 病史

（1）本次发病特点与目前病情：评估病人此次发病有无明显的诱因，胸痛发作的特征，尤其是起病的时间、疼痛剧烈程度、是否进行性加重，有无恶心、呕吐、乏力、头晕、呼吸困难等伴随症状，是否有心律失常、休克、心力衰竭的表现。

（2）患病及治疗经过：评估病人有无心绞痛发作史，病人患病的起始时间，患病后的诊治过程，是否遵从医嘱治疗，目前用药及有关的检查等。

（3）危险因素评估：包括病人的年龄、性别、职业；有无家族史；了解病人有无肥胖、血脂异常、高血压、糖尿病等危险因素；有无摄入高脂饮食、吸烟等不良生活习惯，是否有充足的睡眠，有无锻炼身体的习惯；了解工作与生活压力情况及性格特征等。

（4）心理-社会状况：AMI时胸痛程度异常剧烈，病人可有濒死感，或行紧急溶栓、介入治疗，由此产生恐惧心理。由于AMI使病人活动耐力和自理能力下降，生活上需要照顾；病人入院后住CCU，需面对一系列检查和治疗，加上对预后的担心、对工作与生活的顾虑等，病人易产生焦虑。

2．身体评估

（1）一般状态：观察病人的精神意识状态，尤其注意有无面色苍白、表情痛苦、大汗或神志模糊、反应退钝甚至晕厥等表现。

（2）生命体征：观察体温、脉搏、呼吸、血压有无异常及其程度。

（3）心脏听诊：注意心率、心律、心音的变化，有无奔马律、心脏杂音及肺部啰音等。

3．实验室及其他检查

（1）心电图：心电图是否有AMI的特征性、动态性变化，对下壁心肌梗死者应加做右胸导联，判断有无右心室梗死。连续心电监测有无心律失常等。

（2）血液检查：定时抽血检测血清心肌标志物；评估血常规检查有无白细胞计数增高及血清电解质、血糖、血脂等异常。

【常用护理诊断/问题】

1．疼痛：胸痛 与心肌缺血坏死有关。

2．活动无耐力 与心肌氧的供需失调有关。

3．有便秘的危险 与进食少、活动少、不习惯床上排便有关。

4．潜在并发症：心律失常、休克、急性左心衰竭、猝死。

5．恐惧 与起病急、病情危重、环境陌生等因素有关。

【目标】

1．病人主诉疼痛程度减轻或消失。

2．能主动参与制订活动计划并按要求进行活动。主诉活动耐力增强，活动后无不适反应。

3．能描述预防便秘的措施，不发生便秘。

4．心律失常、休克、心衰能被及时发现和处理，不发生猝死。

5．情绪稳定，能积极配合治疗与护理。

【护理措施及依据】

1．疼痛：胸痛

（1）休息：发病12小时内应绝对卧床休息，保持环境安静，限制探视，并告知病人和家属，卧床休息及有效睡眠可以降低心肌耗氧量和交感神经兴奋性，有利于缓解疼痛，以取得合作。

（2）饮食：起病后4～12小时内给予流质饮食，以减轻胃扩张。随后过渡到低脂、低胆固醇、清淡饮食，提倡少量多餐。

（3）给氧：鼻导管给氧，以增加心、肌氧的供应，减轻缺血和疼痛。

（4）止痛治疗的护理：遵医嘱给予吗啡或哌替啶止痛，注意有无呼吸抑制等不良反应。给予硝酸酯类药物时应随时监测血压的变化，维持收缩压在100mmHg以上。

（5）溶栓治疗的配合与护理

1）协助评估病人是否有溶栓禁忌证。

2）溶栓前先检查血常规、出凝血时间和血型。

3）迅速建立静脉通路，遵医嘱应用溶栓药物，注意观察有无不良反应：①过敏反应表现为寒战、发热、皮疹等；②低血压（收缩压低于90mmHg）；③出血，包括皮肤黏膜出血、血尿、便血、咯血、颅内出血等，一旦出血，应紧急处理。

4）溶栓疗效观察：可根据下列指标间接判断溶栓是否成功：

①胸痛2小时内基本消失；

②心电图ST段于2小时内回降＞50%；

③2小时内出现再灌注性心律失常，如窦性心动过缓、加速性室性自主心律、房室传导阻滞或束支传导阻滞突然改变或消失；

④cThI或cTnT峰值提前至发病后12小时内，血清CK-MB峰值提前出现（14小时以内）。

上述4项中，②和④最重要。也可根据冠状动脉造影直接判断溶栓是否成功。

2．活动无耐力

（1）评估进行康复训练的适应证：住院期间开始康复的指征包括：过去的8小时内没有新的或再发胸痛；肌钙蛋白水平无进一步升高；没有出现新的心衰失代偿先兆（静息呼吸困难伴湿啰音）；过去8小时内没有新的明显的心律失常或心电图动态改变；静息心率50～100次/分；静息血压90～150mmHg/60～100mmHg；血氧饱和度＞95%。

（2）解释合理运动的重要性：目前主张早期运动，实现早期康复。向病人讲明活动耐力恢复是一个循序渐进的进程，既不能操之过急，过早或过度活动，也不能因担心病情而不敢活动。急性期卧床休息可减轻心脏负荷，减少心肌耗氧量，缩小梗死范围，有利于心功能的恢复。病情稳定后应逐渐增加活动量，可促进侧支循环的形成，提高活动耐力。适宜的运动能降低血中胆固醇浓度和血小板聚集率，减缓动脉硬化和血栓形成，避免再发AMI，也能辅助调整AMI后病人的情绪，改善睡眠和饮食，增强其康复信心，提高生活质量，延长存活时间。

（3）制订个体化运动处方：推荐住院期间4步早期运动和日常生活指导计划：A级：上午取仰卧位，双腿分别做直腿抬高运动，抬腿高度为300，双臂向头侧抬高深吸气，放下慢呼气，5组/次；下午取床旁坐位或站立5分钟。B级：上午床旁站立5分钟；下午床旁行走5分钟。C级：床旁行走10分钟/次，2次/天。D级：病室内活动，10分钟/次，2次/天。

（4）活动中监测：住院病人运动康复和日常活动指导必须在心电、血压监护下进行。避免或停止运动的指征：运动时心率增加＞20次/分；舒张压≥110mmHg；与静息时比较收缩压升高＞40mmHg以上，或收缩压下降＞10mmHg；明显的室性或房性心动过速；二或三度房室传导阻滞；心电图有ST段动态改变；存在不能耐受的症状，如胸痛、心悸、气短、头晕等。

3．有便秘的危险

（1）评估排便情况：如排便的次数、性状及排便难易程度，平时有无习惯性便秘，是否服用通便药物。

（2）指导病人采取通便措施：合理饮食，及时增加富含纤维素的食物如水果、蔬菜的摄入；无糖尿病者每天清晨给予蜂蜜20ml加温开水同饮；适当腹部按摩（按顺时针方向）以促进肠蠕动。一般在病人无腹泻的情况下常规应用缓泻药，以防止便秘时用力排便导致病情加重。床边使用坐便器比床上使用便盆较为舒适，可允许病人床边使用坐便器，排便时应提供隐蔽条件，如屏风遮挡。一旦出现排便困难，应立即告知医护人员，可使用开塞露或低压盐水灌肠。

4．潜在并发症：心律失常、休克、急性左心衰竭、猝死

（1）严密心电监测：及时发现心率及心律的变化，在AMI溶栓治疗后24小时内易发生再灌注性心律失常，特别是在溶栓治疗即刻至溶栓后2小时内应设专人床旁心电监测。发现频发室性期前收缩，成对出现或呈非持续性室速，多源性或RonT现象的室性期前收缩及严重的房室传导阻滞时，应立即通知医生，遵医嘱使用利多卡因等药物，警惕室颤或心脏骤停、心脏性猝死的发生。监测电解质和酸碱平衡状况，因电解质紊乱或酸碱平衡失调时更容易并发心律失常。

（2）严密监测血压：动态观察病人有无血压下降，是否伴有烦躁不安、面

色苍白、皮肤湿冷、脉细而快、大汗淋漓、少尿、神志迟钝，甚至晕厥。一旦发现病人有血压下降趋势应及时汇报医生，遵医嘱给予升压、补液等处理。

（3）心衰的观察与护理：AMI病人在起病最初几天，甚至在梗死演变期可发生心力衰竭，特别是急性左心衰竭。应严密观察病人有无呼吸困难、咳嗽、咳痰、少尿、颈静脉怒张、低血压、心率加快等，听诊肺部有无湿啰音。避免情绪激动、饱餐、用力排便等可加重心脏负担的因素。必要时做好有创血流动力学监测，一旦发生心力衰竭，则按心力衰竭进行护理。

（4）准备好急救药物和抢救设备如除颤器、临时起搏器等，随时做好抢救准备。

5. 恐惧

（1）简要解释病情及治疗方案：医护人员简要解释AMI的疾病特点与治疗配合要点，说明不良情绪会增加心肌耗氧量而不利于病情的控制。

（2）环境介绍：向病人说明CCU的良好诊疗条件和先进技术，告知病人其病情的任何变化都在医护人员的严密监护之下，病人可以安心休息，有不舒适及时告诉医护人员即可。

（3）心理疏导：允许病人表达内心感受，给予目光交流、肢体接触、语言安慰等心理支持手段，鼓励病人战胜疾病的信心。医护人员工作应紧张有序，给病人以信赖感，避免忙乱而带给病人不安全感。妥善安排探视时间，给予亲情抚慰。

（4）减少干扰：将监护仪的报警声尽量调低，医护人员应轻声细语，以免影响病人休息，增加病人的心理负担。烦躁不安者可肌注地西泮使病人镇静。

【评价】

1. 病人主诉疼痛症状消失。

2. 能叙述限制最大活动量的指征，参与制订并遵循活动计划，活动过程中无并发症，主诉活动耐力增强。

3. 能陈述预防便秘的措施，未发生便秘。

4. 避免或纠正了诱发因素，心律失常、低血压、心衰得到了及时发现与处理，未发生猝死。

5. 情绪稳定，恐惧减轻，能积极配合治疗与护理。

【健康指导】

除参见"心绞痛"病人的健康指导外，还应注意：

1. 疾病知识指导　告诉病人AMI的疾病特点，树立终身治疗的观念，坚持做好危险因素控制将有利于延缓疾病进展，改善预后。饮食原则是低饱和脂肪和低胆固醇饮食，要求饱和脂肪占总热量的7%以下，胆固醇＜200mg/d。

2．心理指导　AMI后病人焦虑情绪多来自对今后工作能力和生活质量的担心，应予以充分理解并指导病人保持乐观、平和的心情，正确对待自己的病情。告诉家属对病人要积极配合和支持，并创造一个良好的身心休养环境，生活中避免对其施加压力，当病人出现紧张、焦虑或烦躁等不良情绪时，应予以理解并设法进行疏导，必要时争取病人工作单位领导和同事的支持。

3．康复指导　康复运动前应进行医学评估与运动评估，确定康复运动的指征。心肺运动试验是测定运动耐力的重要标准，与病人一起制订个体化运动处方，指导病人出院后的运动康复训练。个人卫生活动、家务劳动、娱乐活动等也对病人有益。病人康复分为住院期间康复、门诊康复和家庭持续康复几个阶段。①运动原则：有序、有度、有恒。②运动形式：以行走、慢跑、八段锦、简化太极拳、游泳等有氧运动为主，可联合静力训练和负重等抗阻运动。③运动强度：根据个体心肺功能，循序渐进，一般选择60%～70%Vo2 max靶心率（即最大心率的70%～85%）范围控制运动强度。其他确定运动强度的方法包括：心率储备法、自我感知劳累程度分级法（Borg评分）等。④持续时间：初始是6～10分钟/次，含各1分钟左右的热身活动和整理活动；随着病人对运动的适应和心功能的改善，可逐渐延长每次运动持续时间至30-60分钟。⑤运动频率：有氧运动每周3～5天，最好每天运动，抗阻运动、柔韧性运动每周2～3天，至少间隔1天。无并发症的病人，AMI后6～8周可恢复性生活。性生活应适度，若性生活后出现心率、呼吸增快持续20～30分钟，感到胸痛、心悸持续1分钟或疲惫等情况，应节制性生活。经2～4个月的体力活动锻炼后，酌情恢复部分或轻工作，以后部分病人可恢复全天工作，但对重体力劳动、驾驶员、高空作业及其他精神紧张或工作量过大的工种应予以更换。

4．用药指导　AMI后病人因用药多、用药久、药品贵等，往往用药依从性低。需要采取形式多样的健康教育途径，健康教育时应强调药物治疗的必要性，指导病人按医嘱服药，列举不遵医行为导致严重后果的病例，让病人认识到遵医嘱用药的重要性。告知药物的用法、作用和不良反应，并教会病人定时测脉搏、血压，发护嘱卡或个人用药手册，定期电话随访，使病人"知、信、行"统一，做到不断自我校正，提高用药依从性。若胸痛发作频繁、程度较重、时间较长，服用硝酸酯制剂疗效较差时，提示急性心血管事件，应及时就医。

5．照顾者指导　AMI是心脏性猝死的高危因素，应教会家属心肺复苏的基本技术以备急用。

AMI后，应积极做到全面综合的二级预防，即冠心病二级预防ABCDE原则（表6-3），预防再次梗死和其他心血管事件。

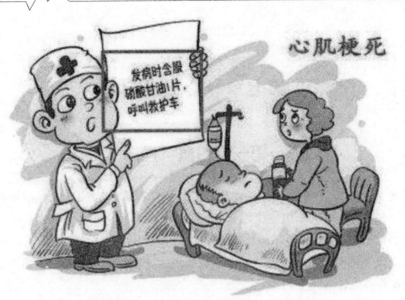

图6-13　急性心血管事件及时就医

表6-3　冠心病二级预防ABCDE原则

代号	释义
A	aspirin （阿司匹林或联合使用氯吡格雷，噻氯匹定）抗血小板聚集 anti-anginal therapy 抗心绞痛治疗，如硝酸酯类制剂
B	β受体阻断药 blood pressure control 控制血压
C	cholesterol lowing控制血脂水平 cigarette quitting 戒烟
D	diet control控制饮食 diabetes treatment 治疗糖尿病
E	exercise鼓励有计划的、适当的运动锻炼 education病人及其家属教育，普及有关冠心病的知识

【预后】

心梗的预后与梗死范围的大小、侧支循环建立情况以及治疗是否及时、恰当有关。随着诊疗技术的进展，AMI病人急性期病死率已经大大下降，采用监护治疗后由过去的30%左右降至15%左右，采用溶栓治疗后进一步降至8%左右，住院90分钟内实施介入治疗后则降至4%左右。AMI 病人死亡多发生在第1周内，尤其是数小时内如发生严重心律失常、心力衰竭或心源性休克者，病死率尤高。

第七章　心力衰竭

第一节　概　述

【定义】心力衰竭（简称心衰）是由于任何心脏结构或功能异常导致心室充盈或射血能力受损的一组临床综合征。

【临床表现】主要为呼吸困难和乏力（活动耐量受限），以及液体潴留（肺淤血和外周水肿）。心衰为各种心脏疾病的严重和终末阶段，发病率高，是当今重要的心血管病之一。

【流行病学】

据我国部分地区42家医院，对10714例心衰住院病例回顾性调查发现，其病因以冠心病居首，其次为高血压，而风湿性心瓣膜病比列则下降；各年龄段心衰病死率均高于同期其他心血管病，其主要死亡原因依次为左心功能衰竭（59%）、心律失常（13%）和猝死（13%）。

【发病机制】

心衰的主要发病机制之一是心肌病理性重构，导致心衰进展的两个关键过程，一是心肌细胞死亡，如急性心肌梗死、重症心肌炎等；二是神经内分泌系统过度激活所致的系统反应，其中肾素-血管紧张素-醛固酮系统（RAAS）和交感神经系统过度兴奋起着主要作用。切断这两个关键过程是预防和治疗心衰的基础。

【分类】

1. 依据左心室射血分数（LVEF），心衰可分为LVEF降低的心衰（heart failure with reduced left ventricular ejection fraction，HF-REF）和LVEF保留的心衰（heart failure with preserved left ventricular ejection fraction，HF-PEF）。

表7-1　心衰分类

心衰的类型	LVEF	
HFrEF	LVEF＜40%	无
HFmrEF	LVEF 40～49%	利钠肽水平升高 至少包含以下任意一项：相关的结构性心脏病（LVH和/或LAE）；舒张功能障碍
HFpEF	LVEF≥50%	利钠肽水平升高

符合以下至少一条附加标准：相关的结构性心脏病（LVH和/或LAE）；舒

张功能障碍

2．根据心衰发生的时间、速度、严重程度可分为慢性心衰和急性心衰。在原有慢性心脏疾病基础上逐渐出现心衰症状、体征的为慢性心衰。

3．慢性心衰症状、体征稳定1个月以上称为稳定性心衰。慢性稳定性心衰恶化称为失代偿性心衰，如失代偿突然发生则称为急性心衰。急性心衰的另一种形式为心脏急性病变导致的新发心衰。

表7-2 心衰发生发展阶段

心力衰竭的阶段	定义	患病人群	心功能分级
阶段A（前心力衰竭阶段）	患者为心力衰竭的高危险人群，无心脏结构或功能异常，无心力衰竭的症状和（或）体征	高血压、冠心病、糖尿病、肥胖、代谢综合征、使用心脏毒性药物史、酗酒史、风湿热史，心肌病家族史等	无
阶段B（前临床心力衰竭阶段）	患者已发展成器质性心脏病，但从无心力衰竭症状和（或）体征	左心室肥厚、陈旧性心肌梗死、无症状的心脏瓣膜病等	I
阶段C（临床心力衰竭阶段）	患者有器质性心脏病，既往或目前有心衰的症状和（或）体征	器质性心脏病患者伴运动耐量下降（呼吸困难、疲乏）和液体潴留	I-IV
阶段D（难治性终末期心力衰竭）	患者器质性心脏病不断进展，虽经积极的内科治疗，休息时仍有症状，且需要特殊干预	因心力衰竭反复住院，且不能安全出院者；需要长期静脉用药者；等待心脏移植者；使用心脏机械辅助装置者	IV

第二节 慢性心力衰竭

一、临床状况评估

【判断心脏病的性质及程度】

1．病史、症状及体征 心衰患者多因下列3种原因之一就诊：运动耐量降低，液体潴留以及其他心源性或非心源性疾病，均会有相应症状和体征。接诊时要评估容量状态及生命体征，监测体质量，估测颈静脉压，了解有无水肿、夜间阵发性呼吸困难以及端坐呼吸。

2．心衰的常规检查

（1）二维超声心动图及多普勒超声

（2）心电图

（3）实验室检查：

1）全血细胞计数、尿液分析、血生化、空腹血糖和糖化血红蛋白、血脂及甲状腺功能等应列为常规。

2）对某些特定心衰患者应进行血色病或HIV的筛查，在相关人群中进行风湿性疾病、淀粉样变性、嗜铬细胞瘤的诊断性检查。

3）生物学标志物：血浆利钠肽[B型利钠肽（BNP）或N末端B型利钠肽原（NT-proBNP）]测定，可用于因呼吸困难而疑为心衰患者的诊断和鉴别诊断。利钠肽可用来评估慢性心衰的严重程度和预后。心肌损伤标志物：心脏肌钙蛋白（cTn）可用于诊断原发病如AMI，也可以对心衰患者作进一步的危险分层。

（4）X线胸片。

（5）心衰的特殊检查

1）心脏核磁共振；

2）冠状动脉造影；

3）核素心室造影及核素心肌灌注和（或）代谢显像；

4）负荷超声心动图；

5）经食管超声心动图；

6）心肌活检。

【判断心衰的程度】

1．NYHA心功能分级（表7-3）：心衰症状严重程度与心室功能相关性较差，但与生存率明确相关。

表7-3　心功能分级

分级	症状
I	活动不受限，日常体力活动不引起明显的气促、疲乏和心悸
II	活动轻度受限，休息时无症状，日常活动可引起明显的气促、疲乏和心悸
III	活动明显受限，休息时可无症状，轻于日常活动即引起显著的气促、疲乏和心悸
IV	休息时也有症状，稍有体力活动即有加重，任何体力活动均会引起不适。如无需静脉给药，可在室内或床边活动者为IVa级，不能下床并需静脉给药者为IVb

2．6min步行实验：6min步行距离＜150m为重度心衰，150～450m为中度心衰，＞450m为轻度心衰。

【判断液体潴留及其严重程度】

1．对应用和调整利尿剂治疗十分重要。

2．短时间内体质量增加是液体潴留的可靠指标，其他征象包括颈静脉充盈、肝颈静脉回流征阳性、肺和肝脏充血（肺部啰音、肝脏肿大），以及水肿如下肢和骶部水肿、胸腔积液和腹水。

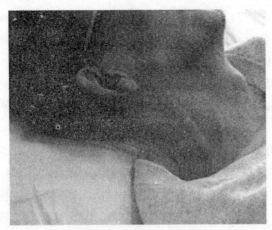

图7-1　颈静脉怒张

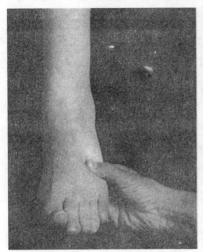
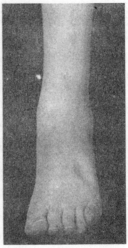

图7-2　下肢水肿

【其他生理功能评价】

1．有创性血液动力学检查：主要用于严重威胁生命，对治疗反应差的泵衰竭患者，或需对呼吸困难和低血压休克作鉴别诊断的患者。

2．心脏不同步检查：心衰常并发心脏传导异常，导致房室、室间和（或）室内运动不同步，心脏不同步可严重影响左心室收缩功能。通常用超声心动图来判断心脏不同步。

二、慢性HF-REF的治疗

【一般治疗】

1．去除诱发因素　各种感染（尤其上呼吸道和肺部感染）、肺梗死、心律失常[尤其伴快速心室率的心房颤动（房颤）]、电解质紊乱和酸碱失衡、贫血、肾功能损害、过量摄盐、过度静脉补液以及应用损害心肌或心功能的药物等均可引起心衰恶化，应及时处理或纠正。

2. 监测体质量 每日测定体质量以早期发现液体潴留非常重要。如在3d内体质量突然增加2kg以上，应考虑患者已有钠、水潴留（隐性水肿），需要利尿或加大利尿剂的剂量。

3. 调整生活方式

（1）限钠：对控制NYHA III-IV级心衰患者的充血症状和体征有帮助。心衰急性发作伴有容量负荷过重的患者，要限制钠摄入＜2g/d。一般不主张严格限制钠摄入和将限钠扩大到轻度或稳定期心衰患者，因其对肾功能和神经体液机制具有不利作用，并可能与慢性代偿性心衰患者预后较差相关。关于每日摄钠量及钠的摄入是否应随心衰严重程度等做适当变动，尚不确定。

（2）限水：严重低钠血症（血钠＜130mmol/L）患者液体摄入量应＜2L/d。严重心衰患者液量限制在1.5～2.0L/d有助于减轻症状和充血。轻中度症状患者常规限制液体并无益处。

（3）营养和饮食：宜低脂饮食，戒烟，肥胖患者应减轻体质量。严重心衰伴明显消瘦（心脏恶病质）者，应给予营养支持。

（4）休息和适度运动：失代偿期需卧床休息，多做被动运动以预防深部静脉血栓形成。临床情况改善后在不引起症状的情况下，鼓励体力活动，以防止肌肉"去适应状态"（废用性萎缩）。NYHAII-III级患者可在康复专业人员指导下进行运动训练能改善症状、提高生活质量。

4. 心理和精神治疗 抑郁、焦虑和孤独在心衰恶化中发挥重要作用，也是心衰患者死亡的重要预后因素。综合性情感干预包括心理疏导可改善心功能，必要时酌情应用抗焦虑或抗抑郁药物。

5. 氧气治疗 氧气治疗可用于急性心衰，对慢性心衰并无指征。肺水肿的心衰患者，给氧可导致血液动力学恶化，但对心衰伴睡眠呼吸障碍者，无创通气加低流量给氧可改善睡眠时低氧血症。

【药物治疗】

1. 利尿剂

【作用机制】

（1）利尿剂通过抑制肾小管特定部位钠或氯的重吸收，消除心衰时的水钠储留。

（2）对于有液体潴留的心衰患者，利尿剂是唯一能充分控制和有效消除液体潴留的药物，是心衰标准治疗中必不可少的组成部分，但单用利尿剂治疗并不能维持长期的临床稳定。

（3）如利尿剂用量不足造成液体潴留，会降低对ACEI的反应，增加使用β受体阻滞剂的风险。另一方面，不恰当的大剂量使用利尿剂则会导致血容量不足，增加发生低血压、肾功能不全和电解质紊乱的风险。

【适应证】　有液体潴留证据的所有心衰患者均应给予利尿剂。

【应用方法】　从小剂量开始，逐渐增加剂量直至尿量增加，体质量每天减轻0.5～1.0kg为宜。一日症状缓解、病情控制，即以最小有效剂量长期维持，并根据液体潴留的情况随时调整剂量（表7-4）。每天体质量的变化是最可靠的监测利尿剂效果和调整利尿剂剂量的指标。

表7-4　临床常用利尿剂及剂量

药物	起始剂量	每天最大用量	每天常用剂量
呋塞米	20～40mg 1次/d	120～160mg	20～80mg
布美他尼	0.5～1.0mg 1次/d	6～8mg	1～4mg
托拉塞米	10mg 1次/d	100mg	10～40mg
氢氯噻嗪	12.5～25mg 1～2次/d	100mg	25～50mg
螺内酯	20mg 2次/d	？？？	40～120mg

【不良反应】　电解质丢失较常见，如低钾血症、低镁血症、低钠血症。低钠血症时应注意区别缺钠性低钠血症和稀释性低钠血症，后者按利尿剂抵抗处理。利尿剂的使用可激活内源性神经内分泌系统，特别是RAAS系统和交感神经系统，故应与ACEI或血管紧张素受体拮抗剂（ARB）以及β受体阻滞剂联用。出现低血压和肾功能恶化，应区分是利尿剂不良反应，还是心衰恶化或低血容量的表现。

2．ACEI类

ACEI是被证实能降低心衰患者病死率的第一类药物，也是循证医学证据积累最多的药物，是公认的治疗心衰的基石和首选药物。

【适应证】　所有LVEF下降的心衰患者必须且终身使用，除非有禁忌证或不能耐受。阶段A为心衰高发危险人群，应考虑用ACEI预防心衰。

【禁忌证】　曾发生致命性不良反应如喉头水肿，严重肾功能衰竭和妊娠妇女。

以下情况慎用：双侧肾动脉狭窄，血肌酐＞265.2μmol/L（3mg/dl），血钾＞5.5mmol/L，伴症状性低血压（收缩压＜90mmHg，1mmHg=0.133kPa），左心室流出道梗阻（如主动脉瓣狭窄，肥厚型梗阻性心肌病）等。

表7-5　临床常用ACEI药物剂量及用法

药物	起始剂量	目标剂量
卡托普利	6.25mg 3次/d	50mg
依那普利	2.5mg 2次/d	10mg
福辛普利	5mg 1次/d	20～30mg
贝那普利	2.5mg 1次/d	10～20mg
雷米普利	2.5mg 1次/d	10mg

【应用方法】从小剂量开始，逐渐递增，直至达到目标剂量，一般每隔1～2周剂量倍增1次。滴定剂量及过程需个体化。调整到合适剂量应终生维持使用，避免突然撤药。应监测血压、血钾和肾功能，如果肌酐增高＞30%，应减量，如仍继续升高，应停用。

【不良反应】常见有两类：

（1）与血管紧张素II（AngII）抑制有关的，如低血压、肾功能恶化、高血钾；

（2）与缓激肽积聚有关的，如咳嗽和血管性水肿

3. β受体阻滞剂

【适应证】结构性心脏病，伴LVEF下降的无症状心衰患者，无论有无MI，均可应用。有症状或曾经有症状的NYHA II-III级、LVEF下降、病情稳定的慢性心衰患者必须终生应用，除非有禁忌证或不能耐受。NYHA IVa级心衰患者在严密监护和专科医师指导下也可应用。伴二度及以上房室传导阻滞、活动性哮喘和反应性呼吸道疾病患者禁用。

【应用方法】起始剂量宜小，一般为目标剂量的1/8（表7-6），每隔2～4周剂量递增1次，滴定的剂量及过程需个体化。静息心率是评估心脏β受体有效阻滞的指标之一，通常心率降至55～60次/min的剂量为β受体阻滞剂应用的目标剂量或最大可耐受剂量。推荐用琥珀酸美托洛尔、比索洛尔或卡维地洛，均能改善患者预后。LVEF下降的心衰患者一经诊断，症状较轻或得到改善后应尽快使用β受体阻滞剂，除非症状反复或进展。

表7-6　临床常用β受体阻滞剂剂量及用法

药物	起始剂量	目标剂量
琥珀酸美托洛尔	11.875～23.75mg 1次/d	142.5～190.0mg
比索洛尔	1.25mg 1次/d	10mg
卡维地洛	3.125～6.250mg 2次/d	25～50mg
酒石酸美托洛尔	6.25mg 2～3次/d	50mg

【不良反应】应用早期如出现某些不严重的不良反应一般不需停药，可延迟加量直至不良反应消失。起始治疗时如引起液体潴留，应加大利尿剂用量，直至恢复治疗前体质量，再继续加量。

（1）低血压：一般出现于首剂或加量的24～48 h内，通常无症状，可自动消失。首先考虑停用可影响血压的药物如血管扩张剂，减少利尿剂剂量，也可考虑暂时将ACEI减量。如低血压伴有低灌注的症状，则应将β受体阻滞剂减量或停用，并重新评定患者的临床情况。

（2）液体潴留和心衰恶化：用药期间如心衰有轻或中度加重，应加大利尿剂用量。如病情恶化，且与β受体阻滞剂应用或加量相关，宜暂时减量或退回至

前一个剂量。如病情恶化与β受体阻滞剂应用无关，则无需停用，应积极控制使心衰加重的诱因，并加强各种治疗措施。

（3）心动过缓和房室传导阻滞：如心率低于55次/min，或伴有眩晕等症状，或出现二度或三度房室传导阻滞，应减量甚至停药。

4. 醛固酮受体拮抗剂

【适应证】LVEF≤35%，NYHAII-IV级的患者；已使用ACEI（或ARB）和β受体阻滞剂治疗，仍持续有症状的患者，AMI后、LVEF≤40%，有心衰症状或既往有糖尿病史者。

【应用方法】从小剂量起始，逐渐加量，螺内酯，初始剂量10～20mg，1次/d，目标剂量20mg，1次/d。

【注意事项】血钾＞5.0 mmol/L、肾功能受损者不宜应用。避免使用非甾体类抗炎药物和环氧化酶-2抑制剂，尤其是老年人。螺内酯可引起男性乳房增生症，为可逆性，停药后消失。

5. ARB

【适应证】基本与ACEI相同，推荐用于不能耐受ACEI的患者。也可用于经利尿剂、ACEI和α受体阻滞剂治疗后临床状况改善仍不满意，又不能耐受醛固酮受体拮抗剂的有症状心衰患者。

【应用方法】小剂量起用，逐步将剂量增至目标推荐剂量或可耐受的最大剂量（表7-7）。

【注意事项】与ACEI相似，如可能引起低血压、肾功能不全和高血钾等。开始应用及改变剂量的1～2周内，应监测血压（包括不同体位血压）、肾功能和血钾。此类药物与ACEI相比，不良反应（如干咳）少，极少数患者也会发生血管性水肿。

表7-7 临床常用ARB剂量及用法

药物	起始剂量	目标剂量
坎地沙坦	6.25mg 3次/d	50mg
缬沙坦	2.5mg 2次/d	10mg
氯沙坦	5mg 1次/d	20～30mg
厄贝沙坦	2.5mg 1次/d	10～20mg
替米沙坦	2.5mg 1次/d	10mg

5. 地高辛

【适应证】适用于慢性HF-REF已应用利尿剂、ACEI（或ARB），β受体阻滞剂和醛固酮受体拮抗剂，LVEF≤45 %，仍持续有症状的患者，伴有快速心室率的房颤患者尤为适合。已应用地高辛者不宜轻易停用。心功能NYHA I级患者不宜应用地高辛。

【应用方法】用维持量0. 125-0. 25 mg/d，老年或肾功能受损者剂量减半。控制房颤的快速心室率，剂量可增加至0. 375 -0. 50 mg/d。应严格监测地高辛中毒等不良反应及药物浓度。

6. 伊伐布雷定

【适应证】适用于窦性心律的HF-REF患者。使用ACEI或ARB，β受体阻滞剂、醛固酮受体拮抗剂，已达到推荐剂量或最大耐受剂量，心率仍然≥70次/min，并持续有症状（NYHA II-IV级），可加用伊伐布雷定。不能耐受β受体阻滞剂、心率≥70次/min的有症状患者，也可使用伊伐布雷定。

【应用方法】起始剂量2.5 mg、2次/d，根据心率调整用量，最大剂量7.5 mg、2次/d，患者静息心率宜控制在60次/min左右，不宜低于55次/min。

【不良反应】心动过缓、光幻症、视力模糊、心悸、胃肠道反应等，均少见。

7. 血管扩张药：硝普钠、硝酸酯类、重组人B型利钠肽。

8. 正性肌力药物：多巴胺、多巴酚丁胺、左西孟旦、米力农。

9. 抗凝血和抗血小板药：华法林、阿司匹林、低分子肝素等。

【非药物治疗】

1. 心脏再同步化治疗（CRT）

【适应证】适用于窦性心律，经标准和优化的药物治疗至少3 -6个月仍持续有症状、LVEF降低，根据临床状况评估预期生存超过1年，且状态良好，并符合以下条件的患者。

NYHA III或IV a级患者：

（1）LVEF≤35%，且伴LBBB及QRS≥150ms，推荐置入CRT或CRT-D。

（2）LVEF≤35%，并伴以下情况之一：

①伴LBBB且120ms≤QRS＜150 ms，可置入CRT或CRT-D；

②非LBBB但QRS＞150ms，可置入CRT/CRT-D；

（3）有常规起搏治疗但无CRT适应证的患者，如LVEF≤35%，预计心室起搏比例＞40 %，无论QRS时限，预期生存超过1年，且状态良好，可置入CRT（II a类，C级）。

NYHA II级患者：

（1）LVEF≤30%，伴LBBB及QRS≥150 ms，推荐置入CRT，最好是CRT-D；

（2）LVEF≤30%，伴LBBB且130 ms≤QRS＜150 ms，可置入CRT或CRT-D；

（3）LVEF≤30%，非LBBB但QRS＞ 150 ms，可置入CRT或CRT-D；非LBBB且QRS＜150 ms，不推荐。

NYHA I级患者：

LVEF≤30%，伴LBBB及QRS≥150 ms，缺血性心肌病，推荐置入CRT或CRT-D。

2．植入式心律转复除颤器（ICD）

【适应证】

（1）二级预防：慢性心衰伴低LVEF，曾有心脏停搏、心室颤动（室颤）或室性心动过速（室速）伴血液动力学不稳定；

（2）一级预防：LVEF≤35 %，长期优化药物治疗后（至少3个月以上）NYHA Ⅱ或Ⅲ级，预期生存期＞1年，且状态良好；

①缺血性心衰：MI后至少40d，ICD可减少心脏性猝死和总死亡率；

②非缺血性心衰：ICD可减少心脏性猝死和总死亡率。

三、护理措施

【护理评估】

1．病史

（1）患病与诊治经过：有无冠心病、高血压、心肌病等基础心脏疾病病史；有无呼吸道感染、心律失常、过度劳累等诱发因素。询问病程经过，如首次发病的时间；呼吸困难的特点和严重程度；有无咳嗽、咳痰或痰中带血；有无乏力、头晕、失眠等。以上症状常是左心衰竭病人的主诉。还应了解病人是否有纳差、恶心、呕吐、腹胀、体重增加及身体低垂部位水肿等右心衰竭表现。了解相关检查结果、用药情况及效果。

（2）目前病情与一般情况：询问此次发病情况，病情是否有加重趋势。询问病人食欲、饮水量、摄盐量；睡眠状况；尿量是否减少，有无便秘；日常生活是否能自理，活动受限的程度。

（3）心理—社会状况：心力衰竭往往是心血管病发展至晚期的表现。长期的疾病折磨和心衰反复出现，体力活动受到限制，甚至不能从事任何体力活动，生活上需他人照顾，常使病人陷于焦虑、抑郁、孤独、绝望甚至对死亡的恐惧之中。家属和亲人可因长期照顾病人而产生沉重的身心负担或忽视病人的心理感受。

2．身体评估

（1）一般状态：①生命体征：如呼吸状况、脉搏快慢、节律、有无血压降低。②意识与精神状况。③体位：是否采取半卧位或端坐位。

（2）心肺：①两肺有无湿啰音或哮鸣音，啰音的部位和范围。②心脏是否扩大，心尖搏动的位置和范围，心率是否加快，有无心尖部舒张期奔马律、病理性杂音等。

（3）其他：有无皮肤黏膜发绀；有无颈静脉怒张、肝颈静脉反流征阳性；肝脏大小、质地；水肿的部位及程度，有无压疮，有无胸腔积液征、腹水征。

3．实验室及其他检查 重点了解胸部 X 线检查、超声心动图、BNP 等，以判断有无心力衰竭及严重程度。查看血常规、电解质、肝肾功能、血气分析结果。

【常用护理诊断/问题】

1．气体交换障碍与左心衰竭致肺循环淤血有关。

2．体液过多与右心衰竭致体循环淤血、水钠潴留、低蛋白血症有关。

3．活动无耐力与心排血量下降有关。

4．潜在并发症：洋地黄中毒。

【目标】

1．病人呼吸困难明显改善，发绀消失，肺部啰音减少或消失，血气分析指标恢复正常。

2．能叙述并执行低盐饮食计划，水肿、腹水减轻或消失。皮肤完整，无压疮。

3．能说出限制最大活动量的指征，遵循活动计划，主诉活动耐力增加。

4.能叙述洋地黄中毒的表现，一旦发生中毒，得以及时发现和控制。

【护理措施及依据】

1．气体交换障碍

（1）参见本章第二节心源性呼吸困难"气体交换障碍"的护理措施。

（2）氧疗：仅用于存在低氧血症时，根据缺氧程度调节氧流量，使病人 $SaO_2 \geq 95\%$。

（3）用药护理

1）血管紧张素转化酶抑制药：其主要不良反应包括干咳、低血压和头晕、肾损害、高钾血症、血管神经性水肿等。在用药期间需监测血压，避免体位的突然改变，监测血钾水平和肾功能。若病人出现不能耐受的咳嗽或血管神经性水肿应停止用药。

2）受体阻断药：主要不良反应有液体潴留（可表现为体重增加）和心衰恶化、心动过缓和低血压等，应注意监测心率和血压，当病人心率低于5o次/分或低血压时，应停止用药并及时报告医生。

（1）体位：有明显呼吸困难者给予高枕卧位或半卧位；端坐呼吸者可使用床上小桌，让病人扶桌休息，必要时双腿下垂。伴胸腔积液或腹水者宜采取半卧位。下肢水肿者如无明显呼吸困难，可抬高下肢，以利于静脉国流，增加回心血量，从而增加肾血流量，提高肾小球滤过率，促进水钠排出。注意病人体位的舒适与安全，必要时加用床栏防止坠床。

（2）饮食护理：给予低盐、低脂、易消化饮食，少量多餐，伴低蛋白血症者可静脉补充白蛋白。钠摄入量＜2g/d。告诉病人及家属低盐饮食的重要性并督促执行。限制含钠量高的食品如腌或熏制品、香肠、罐头食品、海产品、苏打饼干等。注意烹饪技巧，可用糖、代糖、醋等调味品以增进食欲。心衰伴营养不良风险者应给予营养支持。

（3）控制液体入量：限制水分的摄入，一般每日摄水量控制在1.5L以内，若存在大汗、呕吐、腹泻、失血等造成低血容量的情况，适当增加饮水及补液量。并根据患者的病情调整水分摄入。适当限制钠盐的摄入，但应用利尿剂者，钠盐的摄入不必过严。

严重心衰病人液量限制在15～2.0L/d，有利于减轻症状和充血。避免输注氯化钠溶液。

（4）使用利尿药的护理：遵医嘱正确使用利尿药，注意药物不良反应的观察和预防。如袢利尿药和噻嗪类利尿药最主要的不良反应是低钾血症，从而诱发心律失常或洋地黄中毒，故应监测血钾。病人出现低钾血症时常表现为乏力、腹胀、肠鸣音减弱、心电图 U 波增高等。服用排钾利尿药时多补充含钾丰富的食物，如鲜橙汁、西红柿汁、柑橘、香蕉、枣、杏、无花果、马铃薯、深色蔬菜等，必要时遵医嘱补充钾盐。口服补钾宜在饭后，以减轻胃肠道不适；外周静脉补钾时每500ml液体中 氯化钾含量不宜超过1.5g。噻嗪类的其他不良反应有胃部不适、呕吐、腹泻、高血糖、高尿酸血症等。氨苯蝶啶的不良反应有胃肠道反应、嗜睡、乏力、皮疹，长期用药可产生高钾血症，尤其是伴肾功能减退时，少尿或无尿者应慎用。螺内酯的不良反应有嗜睡、运动失调、男性乳房发育、面部多毛等，肾功能不全及高钾血症者禁用。另外，非紧急情况下，利尿药的应用时间选择早晨或日间为宜，避免夜间排尿过频而影响病人的休息。

（5）病情监测：每天在同一时间、着同类服装、用同一体重计测量体重，时间安排在病人晨起排尿后、早餐前最适宜。准确记录24小时液体出入量，若病人尿量＜30ml/h，应报告医生。有腹水者应每天测量腹围。

（6）保护皮肤：保持床褥清洁、柔软、平整、干燥，严重水肿者可使用气垫床。定时协助或指导病人变换体位，膝部及踝部、足跟处可垫软枕以减轻局部压力。使用便盆时动作轻巧，勿强行推、拉，防止擦伤皮肤。嘱病人穿柔软、宽松的衣服。用热水袋保暖时水温不宜太高，防止烫伤。心衰病人常因呼吸困难而被迫采取半卧位或端坐位，最易发生压疮的部位是骶尾部，可用减压敷料保护局部皮肤，并保持会阴部清洁干燥。

3．活动无耐力

（1）制订活动计划：告诉病人运动训练的治疗作用，鼓励病人体力活动（心衰症状急性加重期或怀疑心肌炎的病人除外），督促其坚持动静结合，循序渐进增加活动量。可根据心功能分级安排活动量。心功能 IV 级：IV b 级病人卧床休息，日常生活由他人照顾。但长期卧床易致静脉血栓形成甚至肺栓塞，因此病人卧床期间应进行被动或主动运动，如四肢的屈伸运动、翻身、踝泵运动，每天温水泡脚，以促进血液循环；IVa 级的病人可下床站立或室内缓步行走，在协助下生活自理，以不引起症状加重为度。心功能Ⅲ级：严格限制一般的体力活动，鼓励病人日常生活自理，每天下床行走；心功能 Ⅱ 级：适当限制体力活动，增加午睡时间，不影响轻体力劳动或家务劳动，鼓励适当运动；心功能 Ⅰ级：不限制一般体力活动，建议参加体育锻炼，但应避免剧烈运动。6分钟步行试验也可以作为制订个体运动量的重要依据。

（2）活动过程中监测：若病人活动中有呼吸困难、胸痛、心悸、头晕、疲劳、大汗、面色苍白、低血压等情况时应停止活动。如病人经休息后症状仍持续不缓解，应及时通知医生。ACC / AHA 指出，运动治疗中需要进行心电监护的指征包括：LVEF ＜30%；安静或运动时出现室性心律失常；运动时收缩压降低；心脏性猝死、心肌梗死、心源性休克的幸存者等。

4．潜在并发症 洋地黄中毒

（1）预防洋地黄中毒：①洋地黄用量个体差异很大，老年人、心肌缺血缺氧、重度心衰、低钾低镁血症、肾功能减退等情况对洋地黄较敏感，使用时应严密观察病人用药后反应。②与童尼丁、胺碘酮、维拉帕米、阿司匹林等药物合用，可增加中毒机会，在给药前应询间评估是否使用了以上药物。③必要时监测血清地高辛浓度。④严格按时按医嘱给药，用毛花苷丙或毒毛花苷时务必稀释后缓慢（10～15分钟）静注，并同时监测心率、心律及心电图变化。

（2）观察洋地黄中毒表现：洋地黄中毒最重要的反应是各类心律失常，最常见者为室性期前收缩，多二联律或三联律，其他如房性期前收缩、心房颤动、房室传导阻沛等。胃肠道反应如食欲下降、恶心、呕吐和神经系统症状如头痛、倦息、视力模糊、黄视、绿视等在用维持量法给药时已相对少见。

（3）洋地黄中毒的处理：①立即停用洋地黄。②低血钾者可口服或静脉补钾，停用排钾利尿药。③纠正心律失常：快速性心律失常可用利多卡因或苯妥英钠，一般禁用电复律，因易致心室颤动；有传导阻滞及缓慢性心律失常者可用阿托品静注或安置临时心脏起搏器。

【评价】

1．病人呼吸困难减轻或消失，发绀消失，肺部啰音减少或消失，血气分析指标恢复正常。

2．能说出低盐饮食的重要性和服用利尿药的往意事项，水肿、腹水减轻或消失。皮肤无破损，未发生压疮。

3．疲乏、气急、虚弱感消失，活动时无不适感，活动耐力增加。

4．未发生洋地黄中毒。

【其他护理诊断/问题】

1．有皮肤完整性受损的危险与长期卧床或强迫体位、水肿、营养不良有关。

2．焦虑与慢性病程、病情反复发作呈加重趋势、担心疾病预后有关。

3．营养失调：低于机体需要量与长期食欲下降有关。

【健康指导】

1．疾病预防 指导对心衰高危阶段的 A 期即应强调积极干预各种高危因素，包括控制血压、血糖、血脂，积极治疗原发病。避免可增加心力衰竭危险的行为，如吸烟、饮酒。避免各种诱发因素，如感染（尤其是呼吸道感染过度劳累、情绪激动、输液过快过多等。育龄妇女应在医师指导下决定是否可以妊娠与自然分娩。

2．疾病知识指导 饮食宜低盐低脂、易消化、富营养，每餐不宜过饱。肥胖者应控制体重，消瘦者应增强营养支持。运动锻炼可以减少神经激素系统的激活和延缓心室重塑的进程，对减缓心力衰竭病人自然病程有利，是一种能改善病人临床状态的辅助治疗手段。所有稳定性慢性心力衰竭并且还能够参加体力适应计划者，都应当考虑运动缎炼。运动前应进行医学与运动评估，根据心肺运动试脸制订个体化运动处方，运动方式以有氧运动为主，抗阻运动可作为有氧运动的有效补充。运动过程中应做好监测，随时调整运动量。

3．用药指导与病情监测 坚持遵医嘱服药，告知病人药物的名称、剂量、用法、作用与不良反应。掌握自我调整基本治疗药物的方法：每天测量体重，若3天内体重增加2kg以上，应考虑已有水钠潴留（隐性水肿），需要利尿或加大利尿药剂量；根据心率和血压调整β 受体阻断药、ACE 或 ARB 的剂量。病人一般1—2个月随访1次，病情加重时（如疲乏加重、水肿再现或加重、静息心率增加15—20次/分、活动后气急加重等）及时就诊。

4．照顾者指导教育家属给子病人积极的支持，帮助树立战胜疾病的信心，保持情绪稳定，积极配合治疗。必要时教会主要照顾者掌握 CPR 技术。

【预后】

以下参数有助于判断心衰预后：LVEF 、 NYHA 分级恶化、低钠血症、运动峰耗氧量减少、心电图 ORS 增宽、慢性低血压、静息心动过速、肾功能不全、不能耐受常规治疗、难治性容量超负荷、 BNP 显著升高或居高不下等，均预示再住院和死亡风险增加。

第三节 急性心衰

【概述】

急性心衰是指心衰症状和体征迅速发生或恶化。临床上以急性左心衰最为常见，急性右心衰较少见。急性左心衰是指急性发作或加重的左心功能异常所致的心肌收缩力明显降低、心脏负荷加重，造成急性心排血量骤降、肺循环压力突然升高、周围循环阻力增加，从而引起肺循环充血而出现急性肺淤血、肺水肿，以及伴组织器官灌注不足的心源性休克的一种临床综合征。

【流行病学调查】

急性心衰已成为年龄＞65岁患者住院的主要原因，又称急性心衰综合征，其中约15%—20%为新发心衰，大部分则为原有慢性心衰的急性加重，即急性失代偿性心衰。急性心衰预后很差，住院病死率为3%，6个月的再住院率约50%，5年病死率高达60%。

【病因和诱因】

1. 常见病因：

（1）慢性心衰急性加重；

（2）急性心肌坏死和（或）损伤，如广泛AMI，重症心肌炎；

（3）急性血液动力学障碍。

2. 诱因

（1）可能导致心衰迅速恶化的诱因：快速心律失常，或严重心动过缓如各种类型的房室传导阻滞；急性冠状动脉综合征及其机械并发症，如室间隔穿孔、二尖瓣腱索断裂、右心室梗死等；急性肺栓塞；高血压危象；心包填塞；主动脉夹层；手术的围术期；感染；围产期心肌病。

（2）可能导致慢性心衰急性失代偿的诱因：感染，包括感染性心内膜炎；慢性阻塞性肺疾病（COPD）或支气管哮喘急性加重；贫血；肾功能不全（心肾综合症）；药物治疗和生活管理缺乏依从性；医源性因素如应用了非甾体类抗炎剂、皮质激素、抗肿瘤治疗（化疗或放疗），以及药物相互作用等；心律失常；未控制的高血压；甲状腺功能亢进或减退；酒精或药物滥用。

【临床表现】

1. 早起表现：原来心功能正常的患者出现原因不明的疲乏或运动耐力明显减低，以及心率增加15 - 20次/min，可能是左心功能降低的最早期征兆。继续发展可出现劳力性呼吸困难、夜间阵发性呼吸困难、不能平卧等；检查可发现左心室增大、舒张早期或中期奔马律、P2亢进、两肺尤其肺底部有湿性啰音，还可有干啰音和哮鸣音，提示已有左心功能障碍。

2．急性肺水肿：起病急骤，病情可迅速发展至危重状态。突发严重呼吸困难、端坐呼吸、喘息不止、烦躁不安，并有恐惧感，呼吸频率可达30 - 50次/min；频繁咳嗽并咯出大量粉红色泡沫样血痰；听诊心率快，心尖部常可闻及奔马律；两肺满布湿啰音和哮鸣音。

3．心源性休克，主要表现为：

（1）持续性低血压，收缩压降至90 mmHg以下，且持续30 min以上，需要循环支持。

（2）血液动力学障碍：肺毛细血管楔压（PCWP）≥18mmHg，心脏指数≤2.2 L·min/m^2（有循环支持时）或1.8L·min/m2（无循环支持时）。

（3）组织低灌注状态，可有皮肤湿冷、苍白和紫绀；尿量显著减少（＜30 ml/h），甚至无尿；意识障碍；代谢性酸中毒。

【治疗与护理措施】

一般处理

1．体位：静息时明显呼吸困难者应半卧位或端坐位，双腿下垂以减少回心血量，降低心脏前负荷。

2．吸氧：适用于低氧血症和呼吸困难明显，尤其指端血氧饱和度＜90%的患者。无低氧血症的患者不应常规应用，这可能导致血管收缩和心输出量下降。如需吸氧，应尽早采用，使患者SaO_2≥95 %（伴COPD者SaO_2＞ 90%）。可采用不同方式：

（1）鼻导管吸氧：低氧流量（1-2 L/min）开始，根据动脉血气分析结果调整氧流量。

（2）面罩吸氧：适用于伴呼吸性碱中毒患者。必要时还可采用无创性或气管插管呼吸机辅助通气治疗。

3．出入量管理：肺淤血、体循环淤血及水肿明显者应严格限制饮水量和静脉输液速度。无明显低血容量因素（大出血、严重脱水、大汗淋漓等）者，每天摄入液体量一般宜在1500 ml以内，不要超过2000 ml，保持每天出入量负平衡约500ml，严重肺水肿者水负平衡为1000-2000 ml/d，甚至可达3000-5000 ml/d，以减少水钠潴留，缓解症状。3-5d后，如肺淤血、水肿明显消退，应减少水负平衡量，逐渐过渡到出入量大体平衡。在负平衡下应注意防止发生低血容量、低血钾和低血钠等。同时限制钠摄入＜2g/d。

【药物治疗与观察】

1．基础治疗

（1）阿片类药物如吗啡可减少急性肺水肿患者焦虑和呼吸困难引起的痛苦。此类药物也被认为是血管扩张剂，降低前负荷，也可减少交感兴奋。用药后严密监测病情变化及呼吸困难的缓解情况，吗啡的不良反应有呼吸抑制、低血压、恶心呕吐。出现呼吸抑制时用吗啡的拮抗剂纳洛酮0.4-1mg拮抗，有脑出血、神志障碍、慢性肺部疾病的患者禁用。

（2）伴快速心室率房颤患者可应用毛花苷C0.2-0.4mg缓慢静脉注射，2-4h后可再用0.2mg。

2．利尿剂

适用于急性心衰伴肺循环和（或）体循环明显淤血以及容量负荷过重的患者。襻利尿剂如呋塞米、托拉塞米、布美他尼静脉应用可在短时间里迅速降低容量负荷，应首选，及早应用。用药后注意观察患者的尿量，必要时导尿，及时向医生报告利尿效果。

3．血管扩张药物

此类药可用于急性心衰早期阶段。收缩压水平是评估此类药是否适宜的重要指标。收缩压＞110mmHg的患者通常可安全使用；收缩压在90-110 mmHg，应谨慎使用；收缩压＜90 mmHg，禁忌使用。主要有硝酸酯类、硝普钠及重组人脑利钠肽等。用药过程中密切监测血压及心率，观察有无低血压、头痛、干咳、皮疹等。

4．正性肌力药物

（1）多巴胺：小剂量（＜3μg·kg-1·min-1）应用有选择性扩张肾动脉、促进利尿的作用；大剂量（＞ 5μg·kg-1·min-1）应用有正性肌力作用和血管收缩作用。个体差异较大，一般从小剂量起始，逐渐增加剂量，短期应用。可引起低氧血症，应监测SaO_2，必要时给氧。

（2）多巴酚丁胺：短期应用可增加心输出量，改善外周灌注，缓解症状。对于重症心衰患者，连续静脉应用会增加死亡风险。

（3）磷酸二酯酶抑制剂：主要应用米力农，首剂25-75μg/kg静脉注射（＞10 min），继以0. 375-0. 750μg·kg-1·min-1静脉滴注。常见不良反应有低血压和心律失常。

（4）左西孟旦：一种钙增敏剂，通过结合于心肌细胞上的TnC促进心肌收缩，还通过介导ATP敏感的钾通道而发挥血管舒张作用和轻度抑制磷酸二酯酶的效应。其正性肌力作用独立于β肾上腺素能刺激，可用于正接受β受体阻滞剂治疗的患者。该药在缓解临床症状、改善预后等方面不劣于多巴酚丁胺，且使患者的

BNP水平明显下降。冠心病患者应用不增加病死率。用法：首剂12mg/kg静脉注射（＞10min），继以0.1μg·kg-1·min-1静脉滴注，可酌情减半或加倍。对于收缩压＜100 mmHg的患者，不需负荷剂量，可直接用维持剂量，防止发生低血压。应用时需监测血压和心电图，避免血压过低和心律失常的发生。

5．血管收缩药物

对外周动脉有显著缩血管作用的药物，如去甲肾上腺素、肾上腺素等，多用于尽管应用了正性肌力药物仍出现心源性休克，或合并显著低血压状态时。这些药物可以使血液重新分配至重要脏器，收缩外周血管并提高血压，但以增加左心室后负荷为代价。这些药物具有正性肌力活性，也有类似于正性肌力药的不良反应。

6．抗凝治疗（如低分子肝素）建议用于深静脉血栓和肺栓塞发生风险较高，且无抗凝治疗禁忌证的患者。

（三）非药物治疗

1．主动脉内球囊反搏

2．机械通气

3．血液净化治疗

4．心室机械辅助装置

【健康教育】

1．制定锻炼或活动计划，参加适当的体育活动，避免过度劳累。

2．制定规律的休息时间。放松精神，愉快生活，保持心情平和，避免情绪激动和精神过度紧张。

3．进餐七分饱，避免暴饮暴食，适当限制盐的摄入，限制总入量，少饮水及少进含水量多的食品和水果。

4．戒烟酒，不饮浓茶和咖啡。

5．冷天注意保暖，避免受凉感冒。

6．每日定时测量体重，若体重1-3d实增2Kg，应引起警惕立即就诊。

7．积极治疗原发病，遵医嘱按时按量服药，不得随便停药，改量。

8．定期门诊复查。

9．如心力衰竭加重要及时到医院就诊，以免延误病情。

第八章　心肌病

心肌疾病是由不同病因引起的心肌病变导致心肌机械和（或）心电功能障碍。目前心肌疾病的具体分类如下：

遗传性心肌病：肥厚型心肌病、右心室发育不良、左心室致密化不全、离子通道病（长 QT 综合征、 Brugada 综合征、短 QT 综合征、儿茶酚胺敏感性室速等）。

混合型心肌病：扩张型心肌病、限制型心肌病。

获得性心肌病：感染性心肌病、心动过速性心肌病、心脏气球样变、围生期心肌病。

由其他心血管疾病继发的心肌病理性改变不属于心肌病的范畴，如心脏瓣膜病、高血压性心脏病、先天性心脏病、冠心病等所致的心肌病变。

本节重点阐述扩张型心肌病、肥厚型心肌病和病毒性心肌炎。

第一节　扩张型心肌病

扩张型心肌病（dlated cardiomyopathy，DCM）是一类以左心室或双心室扩大伴收缩功能障碍为特征的心肌病。临床表现为心脏扩大、心力衰竭、心律失常、血栓栓塞及猝死。我国发病率为13/1o万～84/1o万，是临床心肌病最常见的一种类型。

【病因与发病机制】

多数 DCM 病例病因与发病机制未明，可能的病因包括遗传、感染、非感染性炎症、中毒、内分泌和代谢紊乱、精神创伤等。

1. 遗传25%～50%的 DCM 病例有基因突变或家族遗传背景，遗传方式主要为常染色体显性遗传，目前已发现超过30个染色体位点与该病相关，这些致病基因负责编码多种蛋白，包括心肌细胞肌节蛋白、肌纤维膜蛋白、细胞骨架蛋白等。

2. 感染病原体直接侵袭和由此引发的慢性炎症和免疫反应是造成心肌损害的机制。以病毒最常见，常见的病毒有柯萨奇病毒 B 、 ECHO 病毒、小儿麻痹症病毒、流感病毒、腺病毒、巨细胞病毒、人类免疫缺陷病毒等。部分细菌、真菌、立克次体和寄生虫等也可以引起心肌炎症并发展为 DCM 。

3．炎症如肉芽肿性心肌炎（见于结节病和细胞性心肌炎）、过敏性心肌炎，多肌炎和皮肌炎亦可伴发心肌炎。多种结缔组织病及血管炎均可累及心肌，引起获得性 DCM 。

4．其他嗜酒是我国 DCM 的常见病因之一，围生期心肌病也是较常见的临床心肌病。此外，化疗药物和某些心肌毒性药物、硒缺乏、嗜铬细胞瘤、淀粉样变性等因素亦可引起 DCM 。

【临床表现】

1．症状起病隐匿，早期可无症状。临床主要表现为活动时呼吸困难和运动耐量下降，随着病情加重可出现夜间阵发性呼吸困难和端坐呼吸等左心衰竭症状，并逐渐出现食欲下降、腹胀及下肢水肿等右心衰竭症状。合并心律失常时可表现为心悸、头晕、黑蒙甚至猝死。持续顽固低血压往往是 DCM 终末期的表现。发生栓塞时可表现为相应脏器受累的表现。

2．体征主要体征为心界扩大，听诊心音减弱，可闻及第三心音或第四心音，心率快时呈奔马律，心尖部闻及收缩期杂音。可见肺循环和体循环淤血的体征。

【实验室及其他检查】

1．X线检查 心影明显增大，心胸比＞50%，肺淤血征。

2．心电图 缺乏诊断特异性。可见 R 波递增不良、室内传导阻滞，QRS 波增宽常提示预后不良。严重的左心室纤维化还可出现病理性 Q 波。常见 ST 段压低和 T 波倒置。可见各类期前收缩，非持续性室速、房颤等多种心律失常同时存在。

3．超声心动图 是诊断和评估DCM最常用的检查手段。早期可仅表现为左心室轻度扩大，后期各心腔均增大，以左心室扩大为主，室壁动度减弱，LVEF明显降低，提示心肌收缩功能下降；彩色血流多普勒显示二尖瓣、三尖瓣反流；左心室心尖部附壁血栓等。

4．其他 心脏磁共振对于心肌病诊断及预后评估有很高的价值；心肌核索显像、心内膜心肌活检、心导管检查和心血管造影等均有助于诊断和鉴别诊断。

【诊断要点】

对于有慢性心力衰竭临床表现，超声心动图检查有心腔扩大和心脏收缩功能降低，即应考虑本病诊断。但须除外其他继发原因如心脏瓣膜病、冠心病、高血压性心脏病、先天性心脏病等。

【治疗要点】

治疗旨在阻止基础病因介导的心肌损害，阻断造成心力衰竭加重的神经体液机制，控制心律失常，预防栓塞和猝死，提高生活质量和延长生存。

1. 病因治疗 应积极寻找病因，给予相应治疗，如控制感染、严格限酒或戒酒、治疗相应的内分泌疾病或自身免疫病，改善营养失衡等。

2. 防治心力衰竭 在疾病早期虽已出现心脏扩大但尚未出现心衰症状的阶段即开始积极的药物干预治疗，包括β受体阻断药、ACEI 或 ARB，可减缓心室重构及心肌进一步损伤，延缓病变发展。随病程进展，病人出现心衰临床表现，应按慢性心衰治疗指南进行治疗.

3. 抗凝治疗 血栓栓塞是 DCM 常见的并发症，对于已有心房颤动、已有附壁血栓形成或有血栓栓塞病史的病人须长期口服华法林抗凝治疗。

4. 心律失常和心脏性猝死的防治 严重心律失常，药物不能控制者，可考虑植入心脏复律除颤器（ICD）预防心脏性猝死。

第二节 肥厚型心肌病

肥厚型心肌病（hypertrophic cardiomyopathy，HCM）是一种遗传性心肌病，以心室壁非对称性肥厚为解剖特征。根据有无左心室流出道梗阻分为梗阻性与非梗阻性 HCM。 HCM 的成人患病率0.02%～0.23%，我国有调查显示 HCM 的患病率为180/10万，好发于男性。

【病因与发病机制】

本病为常染色体显性遗传，具有遗传异质性。目前已发现至少18个疾病基因和500种以上变异，约占 HCM 病例的一半，其中最常见的基因突变是 B —肌球蛋白重链与肌球蛋白结合蛋白 C 的编码基因。 HCM 表型呈多样性，与致病的突变基因、基因修饰及不同的环境因子有关。

【临床表现】

不同类型病人的临床表现差异较大，半数病人可无症状或体征，尤其是非梗阻型病人。临床上以梗阻型病人的表现较为突出。

1. 症状 HCM 最常见的症状是劳力性呼吸困难和乏力，1/3的病人有劳力性胸痛，部分病人有晕厥，常于运动时出现，与室性心律失常有关。该病是青少年和运动员猝死的主要原因。

2. 体征 主要体征有心脏轻度增大。梗阻性 HCM 病人在胸骨左缘第3、4肋间可闻及喷射性收缩期杂音，心尖部也常可闻及收缩期杂音。增加心肌收缩力或减轻心脏后负荷的措施，如应用正性肌力药物、含服硝酸甘油、Valsalva 动作或取站立位均可使杂音增强；相反，使用β受体阻断药、取蹲位等可使杂音减弱。

【实验室及其他检查】

1．X线检查心影正常或左心室增大。

2．心电图主要表现为左心室高电压、ST段压低、倒置T波和异常Q波。室内传导阻滞和室性心律失常亦常见。

3．超声心动图是临床最主要的诊断手段。心室非对称性肥厚而无心室腔增大为其特征。舒张期室间隔厚度达15mm或与左心室后壁厚度之比≥1.3。伴有流出道梗阻的病例可见室间隔流出道部分向左心室突出，左心室顺应性降低致舒张功能障碍。部分病人心肌肥厚限于心尖部。

4．其他心脏磁共振、心导管检查及心血管造影有助确诊。心内膜心肌活检可见心肌细胞肥大、排列紊乱、局限性或弥漫性间质纤维化，有助于诊断。

【诊断要点】

根据病史及体格检查，超声心动图示舒张期室间隔厚度达1Smm或与左心室后壁厚度 比≥1.3。如有阳性家族史（猝死、心肌肥厚等）更有助于诊断。基因检查有助于明确遗传学异常。

【治疗要点】

1．药物治疗，药物治疗是基础。β受体阻断药是梗阻性HCM的一线治疗用药，可改善心室松弛，增加心室舒张期充盈时间。非二氢吡啶类钙通道阻滞药也具有负性变时和减弱心肌收缩力作用，可用于那些不能耐受β受体阻断药的病人。由于担心出现心动过缓和低血压，一般不建议两药合用。当出现心力衰竭时需要采用针对性处理。房颤病人需要抗凝治疗。避免使用增强心肌收缩力的药物（如洋地黄）及减轻心脏负荷的药物（如硝酸甘油），以免加重左室流出道梗阻。

2．非药物治疗室间隔部分心肌切除术适用于药物治疗无效、心功能Ⅰ～Ⅳ级、存在严重流出道梗阻（静息或运动时流出道压力阶差大于S0mmHg）的病人。无水乙醇化学消融术是经冠状动脉间隔支往入无水乙醇造成该供血区域心室间隔坏死，从而减轻左心室流出道梗阻。放置右心室心尖部起搏可望减轻左心室流出道梗阻。ICD能有效预防猝死。

第三节　心肌炎

心肌炎（myocardits）是心肌的炎症性疾病。最常见病因为病毒感染，细菌、真菌、螺旋体、立克次体、原虫、蠕虫等感染也可引起心肌炎。非感染性心肌炎的病因包括放射、药物、毒物、结缔组织病、血管炎、巨细胞心肌炎、结节病等。起病急缓不一，病程多呈自限性，但也可进展为扩张型心肌病，少数呈暴发性导致急性泵衰竭或猝死。本节重点阐述病毒性心肌炎。

【病因与发病机制】

多种病毒都可能引起心肌炎，柯萨奇病毒、孤儿（Echo）病毒、脊髓灰质炎病毒等为常见病毒，尤其是柯萨奇 B 组病毒为最常见致病原因，约占30%～50%。此外，流感、风疹、单纯疱疹、肝炎病毒、HIV 等也能引起心肌炎。

病毒性心肌炎的发病机制包括：①病毒直接作用，造成心肌损害。②病毒介导的免疫损伤（主要是 T 淋巴细胞介导）。此外还有多种细胞因子和 No 等介导的心肌损害和微血管损伤。这些变化均可损害心脏组织结构和功能。

【临床表现】

心肌炎可有许多不同的临床表现，从轻微的胸痛症状，伴有心电图改变的突发心悸，到危及生命的心源性休克和室性心律失常甚至猝死。本病好发于年轻病人，但任何年龄均可发病。

1. 症状多数病人在发病前1～3周有病毒感染前驱症状，如发热、全身倦怠感和肌肉酸痛，或恶心、呕吐、腹泻等消化道症状。随后出现胸痛、心悸、胸闷、呼吸困难、水肿，甚至晕厥、猝死。临床诊断的病毒性心肌炎绝大部分以心律失常为主诉或首见症状就诊。

2. 体征常有心律失常，以房性或室性期前收缩及房室传导阻滞最为多见。心率可增快且与体温不相称。听诊可闻及第三、第四心音或奔马律，部分病人心尖部可闻及收缩期吹风样杂音。心衰病人可有肺部湿啰音、颈静脉怒张、肝大、心脏扩大、下肢水肿等体征。重者可出现血压降低、四肢湿冷等心源性休克体征。

【实验室及其他检查】

1. 血液检查血沉增快、C 反应蛋白阳性；心肌损伤标志物检查可有心肌肌酸激酶（CK － MB）及肌钙蛋白增高。

2. 病毒检测血清学检测仅对病因有提示作用，不能作为诊断依据。确诊有赖于心内膜、心肌或心包组织内病毒、病毒抗原、病毒基因片段或病毒蛋白的检出，因其有创，轻症病人一般不常规检查。

3. X线检查可见心影扩大或正常。

4. 心电图常见 ST 段轻度移位和 T 波倒置。可出现多种心律失常，尤其是室性心律失常和房室传导阻滞等。但对心肌炎的诊断既缺乏特异性也缺乏敏感性。

5. 超声心动图可正常，或左心室增大，室壁运动减弱，左心室收缩功能减低，附壁血栓等。

【诊断要点】

病毒性心肌炎的诊断主要为临床诊断，根据典型的前驱感染史、相应的临床表现、心电图和心肌标志物增高等证据，应考虑此诊断。确诊有赖于心内膜心肌活检。

若病人有阿—斯综合征发作、心力衰竭、心源性休克、持续性室性心动过速伴低血压等在内的1项或多项表现，可诊断为重症病毒性心肌炎。若仅在病毒感染后3周内出现少数期前收缩或轻度 T 波改变，不宜轻易诊断为急性病毒性心肌炎。

【治疗要点】

病毒性心肌炎尚无特异性治疗措施，最核心的治疗原则是处理好心律失常和心衰。

1. 避免运动 心肌炎急性期应限制体力活动直至完全恢复，一般为起病后至少6个月。

2. 对症治疗 血流动力学不稳定者应尽快入住 ICU，对于伴有心源性休克或严重心室功能障碍的急性/暴发性心肌炎病例，可能需要心室辅助装置或体外膜肺氧合（ECMO）来作为心脏移植或疾病恢复的过渡。血流动力学稳定的心衰病人应使用利尿药、血管紧张素转化酶抑制药或血管紧张素受体拮抗药、醛固酮受体拮抗药。出现快速性心律失常者，可选用抗心律失常药物；高度房室传导阻滞或窦房结功能损害时，可考虑使用临时心脏起搏治疗。

3. 免疫调节治疗 疱疹病毒感染者可使用阿昔洛韦、更昔洛韦等；干扰素治疗可清除左心室功能障碍者的肠道病毒和腺病毒染色体。

4. 其他治疗 应用促进心肌代谢的药物如三磷酸腺苷、辅酶 A 等。

第四节　心肌疾病病人的护理

【常用护理诊断/问题、措施及依据】

1. 疼痛：胸痛与劳力负荷下肥厚的心肌需氧增加和供血供氧下降有关。

（1）评估疼痛情况：评估疼痛的部位、性质、程度、持续时间、诱因及缓解方式，注意血压、心率、心律及心电图变化。

（2）发作时护理：立即停止活动，卧床休息；安慰病人，解除紧张情绪；遵医嘱使用β 受体阻断药或钙通道阻滞药，注意有无心动过缓等不良反应；不宜用硝酸酯类药物。

（3）避免诱因：嘱病人避免激烈运动、突然屏气或站立、持重、情绪激动、饱餐、寒冷刺激，戒烟酒，防止诱发心绞痛。

2. 活动无耐力与病毒性心肌炎引起的心肌受损、并发心律失常或心力衰竭有关。

（1）休息与活动：病毒性心肌炎急性期应以卧床休息为主，限制体力活动直至完全恢复。向病人解释急性期适当休息可减轻心脏负荷，减少心肌耗氧，有利于心功能的恢复，防止病情加重或转为慢性病程。病人症状消失、血液学指标等恢复正常后方可逐渐增加活动量。协助病人满足生活需要。保持环境安静，限制探视，减少不必要的干扰，保证病人充分的休息和睡眠时间。

（2）活动中监测：病情稳定后，与病人及家属一起制订并实施每天活动计划，严密监测活动时心率、心律、血压变化，若活动后出现胸闷、心悸、呼吸困难、心律失常等，应停止活动，以此作为限制最大活动量的指征。

（3）心理护理：病毒性心肌炎病人中青壮年占多数，患病常影响病人日常生活、学习或工作，从而易产生焦急、烦躁等情绪。应向病人说明本病的演变过程及预后，使病人安心休养。告诉病人体力恢复需要一段时间，不要急于求成，当活动耐力有所增加时，应及时给予鼓励。对不愿活动或害怕活动的病人，应给予心理疏导，督促病人完成耐力范围内的活动量。

3. 潜在并发症：心力衰竭、心律失常。

心肌病病人并发心力衰竭时，护理措施参见本章"心力衰竭"的护理。对重症/暴发性病毒性心肌炎病人，急性期应严密心电监护直至病情平稳。注意心率、心律、心电图变化，密切观察有无心衰症状或体征，同时准备好抢救仪器及药物，一旦发生严重心律失常或急性心力衰竭，立即配合急救处理。

【其他护理诊断/问题】

1. 有受伤的危险与梗阻性肥厚型心肌病所致头晕及晕厥有关。

2. 潜在并发症：猝死、栓塞。

3. 焦虑与担心疾病预后、学习和前途有关。

4. 知识缺乏 缺乏配合治疗等方面的知识。

【健康指导】

1. 疾病预防指导 HCM病人的一级亲属应接受心电图、超声心动图检查和基因筛查，以协助早期诊断。

2. 饮食指导病毒性心肌炎病人应进食高蛋白、高维生素、清淡易消化饮食，尤其是补充富含维生素C的食物如新鲜蔬菜、水果，以促进心肌代谢与修复。戒烟酒及刺激性食物。心肌疾病病人一旦发生心力衰竭，应注意低盐饮食。

3. 活动指导 DCM病人一般按心功能分级进行活动。HCM病人应避免竞技性运动或剧烈的体力活动，避免情绪激动、持重或屏气用力等，减少晕厥和猝死的危险。有晕厥病史或猝死家族史者应避免独自外出活动，以免发作时无人在场而发生意外。病毒性心肌炎病人急性期应限制体力活动直至完全恢复，一般为起病后至少6个月；无并发症者可考虑恢复学习或轻体力工作；适当锻炼身体，增强机体抵抗力，6个月至1年内避免剧烈运动或重体力劳动、妊娠等。

4．用药指导 DCM 病人应遵医嘱服用β 受体阻断药、ACE 或 ARB 类药物，以减缓心室重构及心肌进一步损伤。HCM 病人坚持服用β 受体阻断药或钙通道阻滞药，以提高存活年限。说明药物的名称、剂量、用法，教会病人及家属观察药物疗效及不良反应。

5．病情监测指导教会病人自测脉率、节律，发现异常或有胸闷、心悸等不适及时就诊。定期门诊复查心电图、超声心动图等。病人有猝死风险者，应教会家属 CPR 技术。

【预后】

扩张型心肌病预后较差，确诊后 S 年生存率约S0%，10年生存率约25%。死亡原因多为心力衰竭、严重心律失常。近年来，由于治疗手段的进步，病人存活率提高。

HCM 预后差异很大，是青少年和运动猝死最主要的一个原因，少数进展为终末期心衰，另有少部分出现房颤和栓塞。不少病人症状轻微，预期寿命可接近常人。

心肌炎的临床结局和预后决定于病因、临床表现和疾病阶段。约50%的急性心肌炎病例在2-4周恢复，约25%的病例发展为持续的心功能障碍，12%-25%的病例会急剧恶化或者死亡或者发展为需要心脏移植的晚期DCM。

第九章　心包疾病

心包疾病是由感染、肿瘤、代谢性疾病、尿毒症、自身免疫病、外伤等引起的心包病理性改变。临床上按照病程分为①急性：病程＜6周，包括纤维素性、渗出性（浆液性或血性）；②亚急性：病程6周～6个月，包括渗出性、缩窄性；③慢性：病程＞6个月，包括缩窄性、渗出性、粘连性（非缩窄性）。按病因分为感染性、非感染性、过敏性或免疫性。

第一节　急性心包炎

急性心包炎（acute pericarditis）为心包脏层和壁层的急性炎症性疾病。

【病因】

最常见病因是病毒感染，其他包括细菌、自身免疫病、肿瘤、尿毒症、急性心肌梗死后心包炎、主动脉夹层、胸壁外伤及心脏手术后。有些病人无法明确病因，称为特发性急性心包炎或急性非特异性心包炎。

【临床表现】

1. 症状　心前区疼痛为急性心包炎的主要症状，常见于炎症变化的纤维蛋白渗出期。疼痛性质可因心脏压塞出现呼吸困难、水肿等症状，感染性心包炎可伴发热。

2. 体征　心包摩擦音是急性心包炎最具诊断价值的典型体征，因炎症使变得粗糙的壁层与脏层心包在心脏活动时相互摩擦而发生，呈抓刮样粗糙音，与心音的发生无相关性。多位于心前区，以胸骨左缘第3、4肋间最为明显，坐位时身体前倾、深吸气或将听诊器胸件加压更易听到。心包摩擦音可持续数小时、数天甚至数周，当积液增多将两层心包分开时，摩擦音即可消失。

【实验室及其他检查】

1. 实验室检查取决于原发病，如感染引起者常有外周血白细胞计数增加、红细胞沉降率增快等，自身免疫病可有免疫指标阳性，尿毒症可见肌酐明显升高等。

2. X线检查可见心影向两侧增大，而肺部无明显充血现象，是心包积液的有力证据。

3．心电图常规导联（除 aVR 外）普遍ST段抬高呈弓背向下形，数小时至数天后ST段回到基线，逐渐出现T波低平及倒置，持续数周至数月后T波可逐渐恢复正常。积液量较大时可出现QRS波群低电压及电交替。

4．超声心动图对诊断心包积液简单易行，迅速可靠。并可在超声引导下行心包穿刺引流，增加成功率和安全性。

5．心脏磁共振显像能清晰显示心包积液容量和分布情况，帮助分辨积液的性质，测量心包厚度等。延迟增强扫描可见心包强化，对诊断心包炎较敏感。

【诊断要点】

一般根据临床表现、X线检查、心电图、超声心动图可做出心包炎的诊断；再结合相关病史、全身表现及心包穿刺等辅助检查可做出病因诊断。

【治疗要点】

1．病因治疗　针对病因，应用抗生素、抗结核药物、化疗药物等治疗。

2．对症治疗　呼吸困难者给予半卧位，吸氧，疼痛者应用镇痛药，首选非甾体消炎药。

3．心包穿刺可解除心脏压塞和减轻大量渗液引起的压迫症状。

4．心包切开引流及心包切除术等。

第二节　心包积液及心脏压塞

心包疾患或其他病因累及心包可以造成心包渗出和心包积液（ pericardal effusion），当积液迅速或积液量达到一定程度时，可造成心脏输出量和回心血量明显下降而产生临床症状。即心脏压塞（ ardiac tamponade ）心脏压塞的临床特征为 Beck 三联征。即低血压、心音低弱、颈静脉怒张。

【病因与病理生理】

肿瘤、特发性心包炎、肾衰竭已成为心包积液的三个主要致病因素。严重的体循环淤血可产生漏出性心包积液，穿刺伤、心室破裂等可造成血性心包积液。心包内少量积液一般不影响血流动力学。但如果液体迅速增多导致心包无法迅速伸展而使心包内压急剧上升，将引起心脏受压，导致心室舒张期充盈受阻，周围静脉压升高，最终使心排血量显著降低，血压下降，产生急性心脏压塞。

【临床表现】

1．症状　病人最突出的症状是呼吸困难，也可因压迫气管、食管而产生干咳、声音嘶哑及吞咽困难，还可出现上腹部疼痛、肝大、全身水肿、胸腔积液或腹腔积液。严重者心排血量显著下降，可造成急性循环衰竭甚至休克。

2．体征　心尖搏动减弱，心脏叩诊实音界向两侧增大，皆为绝对实音区，心音弱而遥远，脉搏可减弱或出现奇脉；积液量大时可于左肩胛骨下出现浊音。听诊闻及支气管呼吸音，称心包积液征（ Ewart 征）；大量心包积液病人收缩压降低，而舒张压变化不大，脉压变小；大量心包积液影响静脉回流，可出现体循环淤血的表现，如颈静脉怒张、肝大、肝颈静脉反流征阳性、腹腔积液及下肢水肿等。

3．心脏压塞　短期内出现大量心包积液可引起急性心脏压塞，表现为窦性心动过速、血压下降、脉压变小和静脉压明显升高。如果心排血量显著下降，可造成急性循环衰竭和休克。如果体液积聚较慢，则出现亚急性或慢性心脏压塞，产生体循环静脉淤血征象，表现为颈静脉怒张，还可出现奇脉。

【实验室及其他检查】

1．X线检查　可见心影向两侧增大呈烧瓶状，心脏搏动减弱或消失；肺部无明显充血而心影显著增大是诊断心包积液的有力证据。可与心力衰竭相鉴别。

2．心电图　可见肢体导联QRS低电压，大量渗液时可见P波、QRS波、 T波电交替，常伴窦性心动过速。

3．超声心动图　对诊断心包积液迅速可靠。心脏压塞时的特征为舒张早期右心室游离壁塌陷及舒张末期右心房塌陷。吸气时右心室内径增大，左心室内径减小，室间隔左移。超声心动图还可用于引导心包穿刺引流。

4．心包穿刺　能迅速缓解心脏压塞；同时可以对心包积液进行相关检查，以明确病因。

【诊断要点】

根据病人症状、体征可初步诊断，超声心动图可确诊。病因诊断可根据临床表现、实验室检查、心包穿刺液检查结果进一步明确。

【治疗要点】

解除心脏压塞最简单有效的手段是心包穿刺引流，对所有血流动力学不稳定的急性心脏压塞病人，均应紧急行心包穿刺或外科心包开窗引流，以解除心脏压塞。对伴休克的病人，需扩容治疗，以增加右心房及左心室舒张末期压力；对于血流动力学稳定的心包积液病人，应明确病因，针对原发病进行治疗。

第三节　缩窄性心包炎

缩窄性心包炎（constrictive pericrditis ）是指心脏被致密厚实的纤维化或钙化心包所包围，使心室舒张期充盈受限而产生一系列循环障碍的病症。

【病因与病理生理】

以结核性心包炎最为常见，其次为急性特异性心包炎、化脓性或创伤性心包炎演变而来，近年来放射性心包炎和心脏手术后引起者逐渐增多，少数与肿瘤、自身免疫性疾病、尿毒症等有关，以结核性心包炎最为常见，其次为急性特异性心包炎、化脓性或创伤性心包炎演变而来，近年来放射性心包炎和心脏手术后引起者逐渐增多，少数与肿瘤、自身免疫性疾病、尿毒症等有关。炎症后随渗出液逐渐吸收可有纤维组织增生，心包增厚粘连、钙化，最终形成坚厚的瘢痕，使心包失去伸缩性，心室舒张期扩张受阻、充盈减少，心搏量下降而产生血液循环障碍。

【临床表现】

常见症状为劳力性呼吸困难，主要与心排血量降低有关。可伴有疲乏、活动耐力下降、上腹胀满或疼痛等症状。体征有颈静脉怒张、肝大、腹水、下肢水肿、心率增快等；可见 Kussmaul 征，心脏体检可见心浊音界正常或稍大，心尖搏动减弱或消失，心音减弱，可出现奇脉和心包叩击音。

【实验室及其他检查】

X线检查心影偏小、正常或轻度增大；心电图有QRS波群低电压、T波低平或倒置，超声心动图对其诊断价值较心包积液低，可见心包增厚、室壁活动减弱、室间隔矛盾运动等，CT和心脏磁共振成像（CMR）对该病诊断优于超声心动图；右心导管检查血流动力学可有相应改变。

【诊断要点】

根据临床表现和辅助检查可明确典型缩窄性心包炎诊断。

【治疗要点】

心包切除术是缩窄性心包炎的唯一治疗措施。

第四节　心包疾病病人的护理

【常用护理诊断/问题、措施及依据】

1. 气体交换障碍与肺淤血、肺或支气管受压有关。

（1）呼吸状况监测：观察病人呼吸困难的程度，有无呼吸浅快、发绀，监测血气分析结果。

（2）一般护理：协助病人取舒适卧位，如半坐卧位或坐位。保持环境安静，限制探视，注意病室的温度和湿度，避免病人受凉，以免发生呼吸道感染而加重呼吸困难。病人衣着应宽松，以免妨碍胸廓运动。遵医嘱用药，控制输液速度，防止加重心脏负荷。胸闷气急者给予氧气吸入。疼痛明显者给予止痛药，以减轻疼痛对呼吸功能的影响。

（3）心包穿刺术的配合与护理

1）术前护理：备齐物品，向病人说明手术的意义和必要性，进行心理护理；询问病人是否有咳嗽，必要时给予镇咳治疗，保护病人隐私，并注意保暖；操作前开放静脉通路，准备好急救药品，进行心电、血压监测，术前需行超声检查，以确定积液量和穿刺部位，并对最佳穿刺点做好标记。

2）术中配合：嘱病人勿剧烈咳嗽或深呼吸；严格无菌操作，抽液过程中随时夹闭胶管，防止空气进入心包腔；抽液要缓慢，每次抽液量不超过1000ml，以防急性右心室扩张，一般第1次抽液量不宜超过200—300ml，若抽出新鲜血液，应立即停止抽吸，密切观察有无心脏压塞症状；术中密切观察病人的反应，如病人感到心率加快、出冷汗、头晕等异常情况，应立即停止操作，及时协助医生处理。

3）术后护理：穿刺部位覆盖无菌纱布并固定；穿刺后2小时内继续心电、血压监测，嘱病人休息，并密切观察生命体征变化。心包引流者需做好引流管的护理，待每天心包抽液量<25ml时拔除导管；记录抽液量、颜色、性质，按要求及时送检，

2. 疼痛：胸痛与心包炎症有关。

（1）评估疼痛情况：如病人疼痛的部位、性质及其变化情况，是否可闻及心包摩擦音。

（2）休息与卧位：指导病人卧床休息，勿用力咳嗽、深呼吸或突然改变体位，以免引起疼痛加重。

（3）用药护理：遵医嘱给予非甾体类解热镇痛剂，注意观察病人有无胃肠道反应、出血等不良反应。若疼痛加重，可应用吗啡类药物。应用抗菌、抗结核、抗肿瘤等药物治疗时做好相应观察与护理。

【其他护理诊断/问题】

1. 体液过多与渗出性、缩窄性心包炎有关。

2. 体温过高与心包炎症有关。

3. 活动无耐力与心排血量减少有关。

【健康指导】

1. 日常生活指导嘱病人注意休息，加强营养，增强机体抵抗力。进食高热量、高蛋白、高维生素、易消化饮食，限制钠盐摄入。注意防寒保暖，防止呼吸道感染。

2. 用药与治疗指导告诉病人坚持足够疗程药物治疗（如抗结核治疗）的重要性，不可擅自停药，防止复发；注意药物不良反应；定期随访检查肝肾功能。

对缩窄性心包炎病人讲明行心包切除术的重要性，解除思想顾虑，尽早接受手术治疗。术后病人仍应坚持休息半年左右，加强营养，以利于心功能的恢复。

【预后】

急性心包炎的预后取决于病因，也与是否早期诊断及正确治疗有关。除肿瘤性心包炎外，大多数病人预后良好，结核性心包炎如不积极治疗常可演变为慢性缩窄性心包炎。缩窄性心包炎如诊断明确，并及时行心包切除术，病人长期生存率与一般人群相当，但少数病人预后差，病情逐渐恶化，因心力衰竭或并发感染而死亡。

第十章 心脏瓣膜病

心脏瓣膜病（valvular heart disease）是由于炎症、黏液样变性、退行性改变、先天畸形、缺血性坏死、创伤等原因引起的单个或多个瓣膜结构（包括瓣叶、瓣环、腱索或乳头肌）的功能或结构异常，导致瓣膜口狭窄及（或）关闭不全的一类心脏病。其中以二尖瓣受累最为常见，其次是主动脉瓣。

心脏瓣膜病是临床上常见的心脏病之一。随着人口寿命的延长和动脉硬化的增加，钙化性主动脉瓣狭窄和瓣膜黏液样变性的发病率不断增加。如今，我国风湿性心脏瓣膜病随着生活和医疗水平的提高，人群患病率正有所下降，但仍然是最常见的心脏瓣膜病。

风湿性心脏瓣膜病（heumatic valvular heart disease）简称风心病，是风湿热引起的风湿性心脏炎症过程所致的心瓣膜损害，主要累及40岁以下人群，临床上以二尖瓣最常受累，其次为主动脉瓣，有效控制和预防风湿热活动，是延缓病情进展和恶化的重要措施之一。随着我国老年化越来越严峻，老年退行性瓣膜病也受到极大的关注，其主要以主动脉瓣膜病变最为常见，其次是二尖瓣病变。本节重点介绍风心病。

第一节 二尖瓣狭窄

二尖瓣狭窄（mitral stenosis）最常见的致病原因是风湿热。急性风湿热后，至少需2年形成明显二尖瓣狭窄。2/3的病人为女性。约半数病人无明显的二尖瓣狭窄。约半数病人无急性风湿热史，但多有反复发生A组β溶血性链球菌咽峡炎或扁桃体炎史。单纯二尖瓣狭窄约占风心病的25%，二尖瓣狭窄伴关闭不全占40%，主动脉瓣常同时受累。

【病理解剖与病理生理】

二尖瓣狭窄的病理解剖改变可表现为瓣膜交界处粘连、瓣叶游离缘粘连、腱索粘连融合等。上述病变导致二尖瓣开放受限，瓣口面积减少，狭窄的瓣膜呈漏斗状，瓣口常呈鱼口状。瓣叶钙化沉积有时可延展累及瓣环，使瓣环显著增厚。慢性二尖瓣狭窄可导致左心房扩大及左心房壁钙化。

二尖瓣狭窄的血流动力学异常系由于舒张期血流流入左心室受阻。正常成人二尖瓣口面积为4～6cm²。当瓣口面积减少至1.5～2cm²（轻度狭窄）时，左心房压力升高，左心房代偿性扩张及肥厚以增强收缩。当瓣口面积减少到1～1.5²cm（中度狭窄）甚至减少至1cm²以下（重度狭窄）时，左房压力开始升高，使肺静脉和肺毛细血管压力相继增高，导致肺顺应性降低，临床上出现劳力性呼吸困难，称左房失代偿期。由于左房压和肺静脉压升高，引起肺小动脉反应性收缩，最终导致肺小动脉硬化，肺动脉压力增高。重度肺动脉高压使右心室后负荷增加，右心室扩张肥厚，三尖瓣和肺动脉瓣关闭不全，导致右心衰竭，称右心受累期。

【临床表现】

1．症状：病人一般在瓣口面积减少到1.5cm²以下，即中度狭窄时出现临床症状。

（1）呼吸困难：是最常见的早期症状，劳累、精神紧张、性活动、感染、妊娠或心房颤动为其诱因。多先有劳力性呼吸困难，随狭窄加重，出现夜间阵发性呼吸困难和端坐呼吸。

（2）咳嗽：常见，尤其在冬季明显。表现在卧床时干咳，可能与支气管黏膜淤血水肿易引起慢性支气管炎，或左心房增大压迫左主支气管有关。

（3）咯血：可表现为血性痰或血丝痰。突然咯大量鲜血，常见于严重二尖瓣狭窄，可为首发症状。在二尖瓣狭窄合并心力衰竭时咳胶冻状暗红色痰。若发生急性肺水肿时咳粉红色泡沫样痰。

（5）声音嘶哑：较少见，由于扩大的左心房和肺动脉压迫左喉返神经所致。

2．体征 重度狭窄者常呈"二尖瓣面容"，口唇及双颧发绀。心前区隆起，心尖部可触及舒张期震颤，心界于第三肋间向左扩大。心尖部 S_1 亢进，呈拍击音，在胸骨左缘三、四肋间至心尖内上方可闻及开瓣音，若瓣叶失去弹性则亢进的 S_1 及开瓣音可消失；心尖部可闻及舒张中、晚期隆隆样杂音，呈递增性，以左侧卧位、呼吸末及活动后杂音更明显。P_1 亢进或伴分裂；由于肺动脉扩张引起相对性肺动脉瓣关闭不全，胸骨左缘第二肋间闻及短的收缩期喷射音和递减型高调叹气样舒张早期杂音。

3．并发症

（1）心房颤动：为相对早期的常见并发症。起始可为阵发性心房颤动，之后可转为持续性或永久性心房颤动。突发快速心房颤动为左房衰竭和右心衰竭甚至急性肺水肿的常见诱因。心房颤动随着左心房增大和年龄增长其发生率也会增加。

（2）心力衰竭：是晚期常见并发症及主要死亡原因。

（3）急性肺水肿：为重度二尖瓣狭窄的严重并发症。

（4）血栓栓塞：20%以上的病人可发生体循环栓塞，以脑动脉栓塞最多见，其余依次为外周动脉和内脏（脾、肾、肠系膜）动脉栓塞。栓子来源于左心耳或左心房。栓子来源于右心房可导致肺栓塞。心房颤动、左心房增大、栓塞史或心排血量明显降低为其危险因素。

（5）肺部感染：较常见，可诱发或加重心力衰竭。

（6）感染性心内膜炎：较少见。

【实验室及其他检查】

1. X线检查 轻度二尖瓣狭窄时，X线表现可正常。中、重度狭窄，左心房显著增大时，心影呈梨形（二尖瓣型心脏）。

2. 心电图 左心房增大，可出现"二尖瓣型P波"，P波宽度＞0.12秒，伴切迹。QRS波群示电轴右偏和右心室肥厚。

3. 超声心动图 为明确和量化诊断二尖瓣狭窄的可靠方法。M型超声示二尖瓣前叶活动曲线EF斜率降低，双峰消失，前后叶同向运动，呈"城墙样"改变。二维超声心动图可显示狭窄瓣膜的形态和活动度，测量瓣口面积。彩色多普勒血流显像可实时观察二尖瓣狭窄的射流。经食管超声心动图有利于左心房附壁血栓的检出。

【诊断要点】

结合病史寻找病因，根据临床表现及心尖区有舒张期隆隆样杂音伴X线或心电图示左心房增大，一般可诊断二尖瓣狭窄，超声心动图检查可确诊。

【治疗要点】

1. 一般治疗：

（1）有风湿活动者，应给予抗风湿治疗。特别重要的是预防风湿热复发，一般应坚持至病人40岁甚至终生应用苄星青霉素120万U，每4周肌注1次。

（2）呼吸困难者应减少体力活动，限制钠盐摄入，口服利尿药，避免和控制诱发急性肺水肿的因素，如急性感染、贫血等。

（3）如无症状者，避免剧烈体力活动，定期（6-12个月）复查。

2. 并发症的治疗

（1）心房颤动：治疗目的为能够满意控制心室率，争取恢复和保持窦性心律，预防血栓栓塞。心房颤动伴快速心室率时可先静脉注射毛花苷丙注射液，若不能满意控制心室率，此时应联合经静脉使用β受体阻断药如美托洛尔、阿替洛尔或钙通道阻滞药如地尔硫卓、维拉帕米；如血流动力学不稳定，出现肺水肿、休克、心绞痛或晕厥时，应行电复律。

慢性心房颤动：1）如心房颤动病程＜1年，左心房直径＜60mm，无高度或完全性房室传导阻滞和病态窦房结综合征，可行电复律或药物转复，成功恢复窦性心律后需长期口服抗心律失常药物，预防或减少复发。复律之前3周和成功复律之后4周需服抗凝药物（华法林）预防栓塞。2）如病人不宜复律，或复律失败，或复律后不能维持窦性心律且心室率快，则可口服β受体阻滞剂，控制静息时的心室率在70次/分左右，日常活动时的心率在90次/分左右。如心室率控制不满意，可加用地高辛。每天0.125-0.25mg。③如无禁忌证。长期服用华法林。

（2）右心衰竭：限制钠盐摄入，应用利尿药等。

（3）急性肺水肿：处理原则与急性左心衰竭所致的肺水肿相似。但应注意：1）避免使用以扩张小动脉为主、减轻心脏后负荷的血管扩张药物，应选用扩张静脉系统、减轻心脏前负荷为主的硝酸酯类药物；2）正性肌力药物对二尖瓣狭窄的肺水肿无益，仅在心房颤动伴快速心室率时可静脉注射毛花苷丙注射液，以减慢心室率。

（4）预防栓塞：有栓塞史或超声检查示左心房附壁血栓者，如无抗凝禁忌证，应长期服用华法林，以预防血栓形成和栓塞事件的发生，尤其是脑动脉栓塞的发生。

3．介入和手术治疗为治疗本病的有效方法。当二尖瓣口有效面积<1.5cm²，伴有症状，尤其症状进行性加重时。应用介入或手术方法扩大瓣口面积，减轻狭窄。如果肺动脉高压明显，即使症状轻。也应及

早进行干预。包括经皮球囊二尖瓣成形术、闭式分离术、直视分离术和人工瓣膜置换术等。

第二节　二尖瓣关闭不全

二尖瓣关闭不全（ mitral incompetence ）常与二尖瓣狭窄同时存在，亦可单独存在。二尖瓣包括四个成分：瓣叶、瓣环、腱索和乳头肌，其中任何一个发生结构异常或功能失调，均可导致二尖瓣关闭不全。

【病理解剖与病理生理】

风湿性炎症引起瓣叶僵硬、变性、瓣缘卷缩、连接处融合及腱索融合缩短，使心室收缩时两瓣叶不能紧密闭合。近年来研究发现，二尖瓣关闭不全单纯由风湿性引起所占的比例逐年减少；而腱索断裂是非风湿性单纯性二尖瓣关闭不全的主要病因。

慢性二尖瓣反流时，左室对慢性容量负荷过度的代偿为左室舒张末期容量增大，根据 Frank — Starling 机制使左室心搏量增加。心肌代偿性离心性扩大和肥厚，更有利于左室舒张末期容量的增加。此外，左室收缩期将部分血液排入低

压的左房，室壁肌力下降快，有利于左室排空。因此，在代偿期可维持正常心搏量多年。慢性二尖瓣反流时，左房顺应性增加，左房扩大。同时扩大的左房和左室在较长时间内适应容量负荷增加，使左房压和左室舒张末压不致明显上升，故肺淤血出现，继而导致肺动脉高压和右心衰竭，最终导致全心衰竭。

【临床表现】

1. 症状 轻度二尖瓣关闭不全者可终身无症状，严重反流时有心排血量减少，首先出现的突出症状是疲乏无力，肺淤血的症状如呼吸困难出现较晚。随着病情的发展，可表现为腹胀、纳差、肝脏淤血肿大、水肿和胸腹水等右心衰竭的症状，与此相反，左心衰竭的症状有所减轻。

2. 体征 心尖搏动呈高动力型，向左下移位，第一心音减弱，心尖区可闻及全收缩期高调一贯型吹风样杂音，向左腋下和左肩胛下区传导，可伴震颤。右心衰竭时颈静脉怒张、肝颈静脉回流征阳性、肝大和双下肢水肿等体征。

3. 并发症 与二尖瓣狭窄相似，但感染性心内膜炎较二尖瓣狭窄时多见，而体循环栓塞比二尖瓣狭窄时少见。

【实验室及其他检查】

1. X 线检查 慢性重度反流常见左心房、左心室增大，增大的左心房可推移和压迫食管，左心衰竭时可见肺淤血和间质性肺水肿征。

2. 心电图 慢性重度二尖瓣关闭不全主要为左心房肥厚心电图表现，部分有左心室肥厚和非特异性 ST - T 改变，少数有右心室肥厚征，心房颤动常见。

3. 超声心动图 M 型和二维超声心动图不能确定二尖瓣关闭不全。脉冲多普勒超声和彩色多普勒血流显像可在二尖瓣左心房侧探及明显收缩期反流束，诊断二尖瓣关闭不全的敏感性几乎达100%，且可半定量反流程度。二维超声可显示二尖瓣结构的形态特征，有助于明确病因。

4. 其他 放射性核素心室造影，可测定左室收缩、舒张末期容量和休息、运动时射血分数以判断左室收缩功能，通过左心室与右心室心搏量之比值评估反流程度。左心室造影，通过观察收缩期造影剂反流入左心房的量，亦可半定量反流程度。

【诊断要点】

主要诊断依据为心尖区典型收缩期杂音伴 X 线或心电图提示左心房、左心室增大，超声心动图检查有确诊价值。

【治疗要点】

内科治疗包括预防风湿活动和感染性心内膜炎，针对并发症治疗。内科治疗一般为术前过渡措施，外科治疗为恢复瓣膜关闭完整性的根本措施，包括瓣膜修补术和人工瓣膜置换术。

第三节　主动脉瓣狭窄

主动脉瓣狭窄（ aortic stenosis ）指主动脉瓣病变引起主动脉瓣开放受限、狭窄，导致左室到主动脉内的血流受阻。风湿性主动脉瓣狭窄大多伴有关闭不全或二尖瓣病变。

【病理解剖与病理生理】

风湿性炎症导致瓣膜交界处粘连融合，瓣叶纤维化、僵硬、钙化和挛缩畸形，引起狭窄。正常成人主动脉瓣口面积3.0～4.0cm²，当瓣口面积减少一半时，收缩期仍无明显跨瓣压差；当瓣口面积≤1.0cm²时，左室收缩压明显升高，跨瓣压差显著。主动脉瓣狭窄使左室射血阻力增加，左室向心性肥厚，室壁顺应性降低，引起左室舒张末压进行性升高，因而使左房后负荷增加，左房代偿性肥厚。最终因心肌缺血和纤维化等导致左心衰竭，左心功能损害，可导致头晕、黑蒙和晕厥等脑缺血的表现。

【临床表现】

1．症状　出现较晚。呼吸困难、心绞痛和晕厥为典型主动脉瓣狭窄的三联症。

（1）呼吸困难：劳力性呼吸困难见于95%的有症状病人，常为首发症状；进而可发生夜间阵发性呼吸困难、端坐呼吸和急性肺水肿。

（2）心绞痛：见于60%的有症状病人，是重度主动脉瓣狭窄病人最早出现也是最常见的症状。常由运动诱发，休息后缓解，主要由心肌缺血引起。

（3）晕厥：见于1/3的有症状病人，多发生于直立、运动中或运动后即刻，少数在休息时发生，由于脑缺血引起。

2．体征　心尖搏动相对局限、持续有力，呈抬举样心尖搏动。主动脉瓣第一听诊区可闻及粗糙而响亮的吹风样收缩期杂音，听诊在胸骨右缘第1～2肋间最为清楚，并向颈动脉传导，常伴震颤。第一心音正常，第二心音常为单一性，严重狭窄者呈逆分裂。肥厚的左心房强有力收缩产生明显的第四心音。动脉脉搏上升缓慢、细小而持续（细迟脉）。严重主动脉瓣狭窄者，同时触诊心尖部和颈动脉，可发现颈动脉搏动明显延迟。在晚期，收缩压和脉压均下降。

3．并发症　约10%的病人可发生心房颤动。主动脉瓣钙化侵及传导系统可致房室传导阻滞；左心室肥厚、心内膜下心肌缺血或冠状动脉栓塞可致室性心律失常，上述两种情况均可导致晕厥甚至心脏性猝死，猝死一般发生于先前有症状者。病人若发生左心衰竭，自然病程明显缩短，因此终末期的右心衰竭少见。感染性心内膜炎、体循环栓塞较少见。

【实验室及其他检查】

1. X线检查 心影正常或左心室轻度增大，左心房可能轻度增大，升主脉根部常见狭窄后扩张。

2. 心电图 重度狭窄者有左心室肥厚伴继发性 ST - T 改变。可有心律失常。

3. 超声心动图 为明确诊断和判定狭窄程度的重要方法。二维超声心动图对探测主动脉瓣异常十分敏感，有助于显示瓣膜结构。多普勒超声可测出主动脉瓣瓣口面积及跨瓣压差，从而评估其狭窄程度。

【诊断要点】

根据主动脉瓣区典型收缩期杂音伴震颤，较易诊断。确诊有赖于超声心动图。

【治疗要点】

1. 内科治疗 包括预防感染性心内膜炎和风湿热复发。如有频发房性期前收缩，应予抗心律失常药物预防心房颤动，一旦出现应及时转复为窦性心律。心绞痛者可使用硝酸酯类药物。心力衰竭者宜限制钠盐摄入，可小心应用洋地黄和利尿药，但过度利尿可发生直立性低血压；不使用小动脉扩张剂，以防血压过低。

2. 介入和外科治疗 人工瓣膜置换术是治疗成人主动脉瓣狭窄的主要方法，适应证为重度狭窄伴心绞痛、晕厥或心力衰竭症状的病人，其远期预后比二尖瓣病变和主动脉关闭不全的换瓣效果好。近年来，经导管主动脉瓣置换术（trancatheter aortic valve replacement，TAVR）在一些不适合外科手术的高危病人中疗效和安全性获得肯定；经皮球囊主动脉瓣成形术，临床应用范围局限，主要适用对象为高龄、有心力衰竭等手术高危的病人。

第四节　主动脉瓣关闭不全

主动脉瓣关闭不全（ aorticincompetence ）是由于主动脉瓣本身病变及（或）主动脉根部疾病所致。

【病理解剖与病理生理】

约2/3的主动脉瓣关闭不全为风心病所致。由于风湿性炎性病变使瓣叶纤维化、增厚、缩短、变形，影响舒张期瓣叶边缘对合，可造成关闭不全。

主动脉瓣反流引起左心室舒张末容量增加，使每搏容量增加和主动脉收缩压增加，而有效每搏血容量降低。左心室扩张，不至于因容量负荷过度而明显增加左心室舒张末压。左心室心肌重量增加使心肌氧耗增多，主动脉舒张压降低使冠状动脉血流减少，两者引起心肌缺血、缺氧，促使左心室心肌收缩功能降低，直至发生左心衰竭。

【临床表现】

1. 症状 早期可无症状。最先的症状表现为与心搏量增多有关的心悸、心前区不适、头部动脉强烈搏动感等。晚期可出现左心室衰竭的表现。常有体位性头晕，心绞痛较主动脉瓣狭窄少见，晕厥罕见。

2. 体征 心尖搏动向左下移位，呈抬举样心尖搏动。胸骨左缘第3、4肋间可闻及高调叹气样舒张期杂音，坐位前倾和深呼气时易听到。重度反流者，常在心尖区听到舒张中晚期隆隆样杂音（ Austin - Flint 杂音），其产生机制被认为系严重的主动脉反流使左心室舒张压快速升高，导致二尖瓣处于半关闭状态和主动脉瓣反流血液与左心房流入的血液发生冲击、混合，产生涡流而形成的杂音、周围血管征常见，包括随心脏搏动的点头征、颈动脉和桡动脉扪及水冲脉、毛细血管搏动征、股动脉枪击音等，用听诊器压迫股动脉可听到双期杂音。

3. 并发症 感染性心内膜炎、室性心律失常、心力衰竭常见，心脏性猝死少见。

【实验室及其他检查】

1. X 线检查 左心室增大，升主动脉继发性扩张明显，外观呈"主动脉型"心脏，即靴形心。

2. 心电图 左心室肥厚劳损伴电轴左偏及继发性非特异性 ST - T 改变。

3. 超声心动图 M 型超声示二尖瓣前叶或室间隔纤细扑动；二维超声可显示瓣膜和主动脉根部的形态改变；脉冲多普勒和彩色多普勒血流显像在主动脉瓣的心室侧可探及全舒张期反流束，为最敏感的确定主动脉瓣反流的方法，并可通过计算反流血量与搏出血最的比例，判断其严重程度。

4. 放射性核素 心室造影可测定左心室收缩、舒张末容量和静息、运动时射血分数，判断左心室功能。

5. 主动脉造影 当无创技术不能确定反流程度，并考虑外科治疗时，可行选择性主动脉造影，半定量反流程度。

【诊断要点】

根据胸骨左缘第3、4肋间典型舒张期杂音伴周围血管征可诊断为主动脉瓣关闭不全。超声心动图可助确诊。

【治疗要点】

预防感染性心内膜炎、风湿活动，左心室功能有减低的病人应限制体力活动，左心室扩大但收缩功能正常的病人，应用 ACEI 等扩血管药物，可延迟成减少主动脉瓣手术的需要。无症状且左心室功能正常病人不需要内科治疗，但应该进行及时的随访。人工瓣膜置换术或主动脉修复术为严重主动脉熊关闭不全的主要治疗方法。

五、心瓣膜病病人的护理

【常用护理诊断/问题、措施及依据】

1. 体温过高与风湿活动、并发感染有关。

（1）病情观察：测量体温，根据体温升高程度决定测量频次，注意热型，以协助诊断。观察有无风温活动的表现，如皮肤环形红斑、皮下结节、关节红肿及疼痛不适等。体温超过38.5℃时给予物理降温或遵医嘱给予药物降温，半小时后测量体温并记录降温效果。

（2）活动与休息 卧床休息限制活动量，以减少机体消耗。协助生活护理，体温高的病人勤更换内衣裤、被褥，防止着凉。待病情好转，实验室检查正常后再增加活动量。

（3）饮食：给予高热量、高蛋白、高维生素的清淡易消化饮食，以促进机体恢复。

（4）用药护理：遵医嘱给予抗生素及抗风湿药物治疗。苄星青霉素又称长效青霉素，是由青霉素的二苄基乙二胺盐与适量缓冲剂及助悬剂混合制成。使用前询问青霉素过敏史，常规青霉素皮试；注射后注意观察过敏反应和注射局部的疼痛、压痛反应。阿司匹林可导致胃肠道反应、牙龈出血、血尿、柏油样便等不良反应，饭后服药并观察有无出血。

2. 潜在并发症：心力衰竭。

（1）避免诱因：积极预防和控制感染，纠正心律失常，遵免劳累和情绪激动等诱因，以免发生心力衰竭。

（2）心力衰竭的观察与护理：监测生命体征，评估病人有无呼吸困难、乏力、食欲减退、少尿等症状，检查有无肺部湿啰音、肝大、下肢水肿等体征。一旦发生则按心衰进行护理。

3. 潜在并发症：栓塞。

（1）评估栓塞的危险因素：阅读超声心动图报告，注意有无心房、心室扩大及附壁血栓；心电图有无异常，尤其是有无心房颤动；是否因心力衰竭而活动减少、长期卧床。

（2）休息与活动：左房内有巨大附壁血栓者应绝对卧床休息，以防脱落造成其他部位栓塞。病情允许时应鼓励并协助病人翻身、活动下肢及用温水泡脚或下床活动，防止下肢深静脉血栓形成。

（3）遵医嘱用药：如抗心律失常、抗血小板聚集的药物，预防附壁血栓形成和栓塞。

（4）栓塞的观察与处理：密切观察有无栓塞征象，一旦发生，立即报告医生，给予抗凝或溶栓等处理。

【其他护理诊断/问题】

1. 有感染的危险　与机体抵抗力下降有关。

2. 潜在并发症：心律失常、感染性心内膜炎、猝死。

3. 焦虑　与慢性病程呈加重趋势，担心手术安全、疾病预后、费用、工作、生活和前途有关。

【健康指导】

1. 疾病知识指导　告诉病人及家属本病的病因和病程进展特点，并定期门诊复查。有手术适应证者告知病人尽早择期手术，以免失去最佳手术时机。为避免病情加重，一旦发生感染应尽快就诊；在拔牙、内镜检查、导尿术、分娩、人工流产等手术操作前应告诉医生自己有风心病史，便于预防性使用抗生素。

2. 用药指导　告诉病人遵医嘱坚持用药的重要性，指导用药方法。

3. 生活指导　尽可能改善居住环境中潮湿、阴暗等不良条件，保持室内空气流通、温暖、干燥，阳光充足。日常生活中适当锻炼，加强营养，提高机体抵抗力，预防风湿活动。注意防寒保暖，避免与上呼吸道感染、咽炎病人接触，预防感染。避免重体力劳动、剧烈运动或情绪激动而加重病情。

4. 心理指导　鼓励病人树立信心，做好长期与疾病作斗争以控制病情进展的思想准备。育龄妇女，病情较重不能妊娠者，做好病人及其配偶的思想工作。

【预后】

各种风湿性心脏瓣膜病病程长短不一，有的可长期处于代偿期而无明显症状，有的则病情进展迅速，最常见的死亡原因是心力衰竭。手术治疗可显著提高病人的生活质量和存活率。

第十一章　心脏重症患者护理

第一节　常用仪器设备安全使用

一、注射泵安全使用要点

1. 严格无菌操作，遵医嘱正确并规范配置泵入药物。

2. 配置好药物后在输液贴上注明药物泵速、配置日期、双签字。高危及特殊药物要有醒目的标识。

3. 密切观察患者生命体征及病情的变化，如有异常及时汇报医生，不得随意更改泵入速度和药物浓度。

4. 各种药物现用现配。

5. 每隔24小时更换泵管。

6. 注意药物配伍禁忌。

附：心内科常用药物泵入方法

药名	配制方法	泵入浓度及速度
多巴胺/多巴酚丁胺	多巴胺（kg×3）+NS→50ml	1ml/h=1ug/kg/min
硝酸甘油	硝酸甘油50mg+NS40ml=1mg/ml	0.6ml/h=10ug/min
利多卡因	利多卡因400mg+NS20ml=10mg/ml	6ml/h=1mg/min
胺碘酮	胺碘酮300mg（6ml）+NS24ml=10mg/ml	6ml/h=1mg/min
佩尔地平	佩尔地平10mg+GS→50 ml =0.2mg/ml	7.5ml/h=25ug /min
硫氮卓酮	硫氮卓酮20mg+NS20ml	5～10mg/h
硝普钠	硝普钠50mg+NS50ml=1mg/ml	0.6ml/h=10ug/min
压宁定	压宁定50mg+GS40ml=1mg/ml	3ml/h=50ug /min
异丙肾上腺素	异丙肾1mg+NS48ml=0.02mg/ml	3ml/h=1ug/min
异舒吉	异舒吉10ml iv泵入	1mg/ml
欣康	欣康20mg+NS15ml→20ml	1mg/ml用量0.6～10ml/h
艾司洛尔	艾司洛尔10ml（100mg）iv泵入	20～30mg/h
间羟胺	间羟胺100mg+NS40ml=2mg/ml	3～12ml/h
肝素	肝素2.5万U+NS46ml=500U/ml	1.2～1.4ml/h
胰岛素	胰岛素2ml+NS18ml=4u/ml	1～1.5ml/h

二、监护仪安全使用要点

1. 操作注意事项

（1）电极片安放部位要避开心电图机检查、除颤处、骨骼隆突处、皮肤发红或破溃处，长期应用易脱落，影响准确性，一般48～72h更换1次，出汗多时随时更换。

（2）指甲过长、有任何染色物、污垢或灰指甲、末稍血液循环差、探头松动等都将影响监测数据的正确性。使用时要注意定时观察，如使用时间长，每1～2小时更换部位1次。

（3）连续血压监测时做到每班放松袖带1～2次，间隔6～8h更换监测部位1次。连续使用＞3d的患者，注意对袖带的更换、清洁、消毒。

（4）根据患者病情设置报警参数，病情发生变化，随时调整。

2. 报警值设定的原则：设置安全范围报警值，是指根据病人的临床情况来设定报警的上下限，而非单纯的仅根据心率、呼吸、血压的正常值增加或减少一定比例进行设置，使其在安全范围内。应考虑到以下情况

（1）病人的安全。

（2）尽量减少噪音的干扰。

（3）不允许关闭报警的功能，除非在抢救时才可以暂时关闭。

（4）报警范围的设定不是正常范围，而应是安全范围。

（5）报警音量的设置必须保证护士在工作范围之内能够听到。

（6）报警范围应根据情况随时调整，至少每班检查一次设置是否合理。

3. 报警值设定范围

（1）心率：若为窦性心律通常为患者测得心率的±20%，如室上性心动过速、室性心动过速的患者，根据发作时的次数来设置心率上限，调至大于150次/分，房室传导阻滞的患者根据血流动力学改变下限，调至35-50次/分，心房颤动的患者调至100次/分。

（2）血压：正常收缩压90-140mmHg，舒张压60-90mmHg，根据患者病史、病情、基础血压调整，上下限是患者测得血压的±20%。

（3）呼吸：呼吸10-30次/分，低限不能低于8次/分。

（4）血氧饱和度：不低于90%。

三、除颤仪安全使用要点

1. 细颤型室颤患者，先给予肾上腺素注射，使细颤变成粗颤，再进行电击，以提高成功率。

2．电击时，任何人不得接触患者和病床，以防触电。

3．除颤电极板及病人胸部均匀涂抹导电糊，也可用盐水纱布，紧急时甚至可以用清水，绝对禁忌使用酒精，防止皮肤灼伤。

4．安置心脏起搏器的患者除颤时，应避开起搏器距离不小于10厘米。

5．在每个电极板上施加10～12Kg的压力。

6．除颤心跳未恢复时，胸外心脏按压5个循环后，再第二次除颤。

四、呼吸机安全使用要点

1．无创呼吸机

（1）使用前与患者及家属沟通，减轻患者的恐惧心理，取得配合。

（2）使用过程中，患者出现任何不适，应积极查找原因，及时处理。

（3）注意面部及鼻梁部皮肤保护，避免压疮。

（4）无创呼吸机漏气口不能堵塞，不能直对患者。

（5）指导患者闭口用鼻腔吸气，不能大口吞咽气体，以免肠胀气。

（6）进食的患者应在进食后1小时再进行无创通气，防止胃内食物反流引起误吸。

（7）常见问题及处理方法

1）不耐受：面罩不合适时及时更换；同步差时减少漏气，选择CPAP模式。

2）同步差：患者因素：呼吸过快时指导患者减慢呼吸，采用腹式呼吸；气道阻力过高时及时排痰，使用解痉剂。呼吸机因素：漏气过多时更换面罩；参数设置不合理，选择CPAP、S/T模式；触发灵敏度不合适，对呼吸过快这选择较高的触发灵敏度；对呼吸慢而无力者选择较低的触发灵敏度。

3）口咽干燥：减少漏气；多喝水；使用加温湿化装置。

4）鼻压伤：选择合适的面罩，口鼻部加用垫片。

5）胃胀气：少说话；以最低的压力保证$PO_2 \geq 50\%$；必要时胃肠减压。

6）误吸：有误吸/窒息高风险的患者尽量不用；患抬高者床头≥30度；避免饱餐后立即行呼吸机治疗。

2．有创呼吸机

（1）根据患者病情选择合适的通气模式。

（2）使用呼吸机吸痰时，严格无菌操作。

（3）呼吸机管路里的冷凝水及时倾倒，避免逆流，引起肺部感染。

（4）湿化罐内及时添加灭菌注射用水，避免干烧。

（5）出现报警提示，及时查找原因。

（6）常见报警原因及处理：

1）气道高压报警：患者气道分泌物太多时及时吸痰；湿化效果欠佳刺激呼吸道时定时添加湿化罐内的灭菌注射用水；呼吸机管路积水太多时及时倾倒冷凝水；管道受压、打折、弯曲时注意护士给病人翻身、搬运、吸痰后及时理顺管路妥善固定。

2）气道低压报警：气囊漏气、充气不足或破裂时定时检测气囊压力，若有破裂及时更换气管插管；呼吸机管路断开、破裂、连接头衔接不紧时定时检查各管路连接情况；气源或氧源压力不足时查看氧源压力，更换氧源接头。

3）窒息报警：常见于呼吸节律不稳，自主呼吸差的患者；应根据患者病情调整通气模式。

4）人机对抗：患者有自主呼吸时，尽量选择部分通气模式；必要时使用镇静剂。

第二节　CCU常用护理技术操作规范

一、氧气疗法

氧气疗法是指通过简单地连接管道在常压下向气道内增加氧浓度的方法，简称氧疗。主要目的：纠正低氧血症，降低呼吸功，减少心脏做功。

【适应症】

低氧血症；呼吸窘迫；低血压或组织灌注低；低心排血量或代谢性酸中毒；一氧化碳中毒；心脏骤停。

【禁忌症】

无特殊禁忌症，有两类患者应慎用：百草枯中毒患者，因高浓度氧会增加其毒性作用；使用博来霉素者，可引起肺炎症状及肺的纤维化。

【方式选择】

鼻导管吸氧：氧流量不宜超过6L/分。鼻导管吸氧时，是以鼻咽部解剖死腔作为氧气储备仓，6L/分已能完全预充，提高氧流量不可能进一步增加吸入氧浓度，此时，要提高氧浓度需加用储气囊。

面罩吸氧：氧流量至少6L/分。氧流量高于6L，才能将面罩内的绝大多数呼出气冲刷出去，防止二氧化碳重吸收，但氧流量也不宜高于8L，由于解剖死腔和面罩的储气空间已被氧气预充，再提高氧流量，血氧饱和度也不会升高。

值得注意的是临床上最常见的如COPD等二型呼吸衰竭的患者适合低流量给

氧，可以通过低氧刺激呼吸中枢。急性一型呼吸衰竭或心源性呼吸困难可以短时间内高流量给氧。

　　一般认为，在1个大气压条件下，吸入氧浓度低于40%的氧疗是安全的，吸入氧气疗法氧浓度高于60%要注意有可能引起氧中毒，高浓度氧疗时间不宜超过24小时。高浓度氧疗副作用:可导致呼吸抑制，通气量下降，二氧化碳储留，氧中毒性肺损伤；新生儿吸入高浓度氧，还可能引起视网膜的病变及晶状体纤维增殖症，导致失明。

　　【护理要点】

　　1.选择合适的氧疗方式

　　根据患者的病情决定氧疗方式，慢阻肺引起的呼吸衰竭应使用控制性低流量吸氧，氧浓度24%～28%，氧流量1～2升/分。

　　2.注意气道湿化

　　成人呼吸道每天蒸发水量达500ml，以湿化吸入的空气。气管插管及气管切开时，气道加湿加温功能丧失，需借助物理方法保持有效湿化。

　　3.定期更换和清洗消毒

　　防止污染和导管阻塞，对导管、湿化加湿装置、呼吸机管路系统应每周更换和清洗消毒，防止院内感染发生。注意检查吸氧导管有无分泌物堵塞，并及时更换。

二、人工气道管理

　　建立人工气道的目的是解除气道梗阻、利于气道内吸引、进行长时间的机械通气。同时降低了患者自身气道正常防御能力，使咳嗽效率降低，影响患者的交流能力。实施前严格掌握适应症，正确评估患者，遵守操作规范，预防并发症。

（一）人工气道的建立

　　1.经口气管插管

　　【适应症】

　　（1）因严重低氧血症和（或）高CO_2血症，或其他原因需要较长期机械通气，而又不考虑进行气管切开的患者。

　　（2）不能自行清除上呼吸道分泌物、胃内反流物和出血，随时有误吸危险者。

　　（3）下呼吸道分泌物过多或出血需要反复吸引者。

　　（4）上呼吸道损伤、狭窄、阻塞、气道食管漏等影响正常通气者。

（5）患者自主呼吸突然停止，紧急建立人工气道行机械通气者。

（6）外科手术和麻醉。

【护理要点】

（1）妥善固定气管插管，随时观察位置有无变化，避免气管插管扭曲及牵拉，防止损伤气管粘膜和意外脱管发生。

（2）体位舒适，生命体征一旦稳定，抬高床头30-45度，降低呼吸机相关性肺炎的发生。

（3）每4h监测气囊压力保持在25-30cmH$_2$O，防止气管粘膜缺血坏死。

（4）严格无菌操作，正确按需给予气管插管内吸痰，保持气道通畅，防止并发症。

（5）加强气道湿化管理。

（6）做好口腔护理　每日2次口腔护理，保持口腔清洁，每日更换牙垫。做此项操作时注意防止气管插管移位。

（7）做好心理护理　护理人员通过患者面部表情、手势、肢体语言来判读患者的需求，并给予帮助。

（8）防止意外脱管的发生

1）神志清醒的患者讲明插管的意义、配合方法和注意事项。对意识不清或烦躁者，给予保护性约束，必要时遵医嘱给予镇静剂。

2）如果气管插管意外脱出，不要惊慌，迅速给予面罩吸氧或鼻导管吸氧，密切监测生命体征，必要时予简易呼吸器加压给氧，根据患者情况给予重新插管。

（二）气管内吸痰

危重患者常因呼吸道保护功能、自洁能力差，易发生气道分泌物滞留，这是引起肺部感染和呼吸衰竭的常见原因。经气管插管吸痰主要目的是清除气道内分泌物，保持呼吸道通畅，以免形成痰痂阻塞气道。

【适应症】

适用于危重、老年、昏迷及麻醉后患者因无力咳嗽、咳嗽反射迟钝或会厌功能不全，不能自行清除呼吸道分泌物或误吸呕吐物而出现呼吸困难者。

【操作护理要点】

1. 选择对粘膜损伤小、远端光滑有侧孔、长度足够到达人工气道的远端，并且外径不超过人工气道1/2的吸痰管。

气管插管内径（mm）	吸痰管型号（FR）
7.0	10
7.5	12
8.0	14
8.5	14
9.0	16

2．操作前后均给予吸100%氧。

3．吸痰期间注意观察患者病情变化及缺氧情况，一旦出现心律失常或SPO_2降至90%，立即停止吸痰，待生命体征恢复正常后再吸痰。

4．在无负压情况下，将吸痰管通过气管插管或套管送到气管预定的部位，稍退0.5～1cm；在适当负压下，以游离吸痰管的尖端，从深部左右轻轻旋转，边吸边向上提拉。

5．对于痰液黏稠，吸痰前可用20ml的生理盐水加糜蛋白酶5000u滴入气管内稀释痰液，每次1～2ml。

【健康指导】

1．讲解吸痰的目的和意义，及时吸出呼吸道的分泌物，改善通气功能，缓解患者呼吸困难，预防肺部感染。

2．向患者解释吸痰时的不适反应，以取得合作。

3．指导长期卧床患者翻身、拍背，防止痰液积聚。

（三）人工气道意外拔除的护理要点

【指导意义】

机械通气或建立人工气道的患者中，有的患者发生了意外拔管事件，多数因为固定不牢固、患者自行拔除等意外情况导致人工气道拔除，容易造成严重的临床后果。

【护理要点】

1．正确固定气管插管和气管切开导管 每日检查并及时更换固定用胶布或固定带。

2．每班护士交接班时应注意检查气管插管深度和导管的固定状况。对烦躁或意识不清、经气管插管的患者应特别关注。

3．对于烦躁或意识不清的患者

（1）应用约束带适当约束患者双手，防止患者自行拔管。约束带应松紧适度，过紧除可直接造成患者勒伤外，躯体和肢体长时间固定某一位置引起不适，患者又不能表达、交流，造成患者更加烦躁，同时过度约束还可使意识清醒的患者有被限制自由的感觉，增加了沮丧感，降低了信心。若约束不紧，则患者仍有机会拔除气管导管。约束带的关键在于设法使患者手掌无法握成拳，可在患者手掌心绑一大小适中的软垫或给患者戴上厚软手套。

（2）和医师协商，给患者选用适量的镇静剂，使患者保持安静。对于疼痛的患者应给予必要的止痛措施。

4．注意与患者沟通，向患者解释病情，表达对患者痛苦的理解，解释插管的目的、作用和意义，增加患者战胜病痛的信心和勇气。同时尽可能教会患者一些非语言交流技巧，如眼神、点头示意及书写等。鼓励家属在探视时间多安抚患者，使患者主动配合医护工作。

5．呼吸机管道应在一定范围内能随患者头部活动而动。翻身时，应将呼吸机管道从固定架上取下，随患者同步同向移动，以免被牵拉而脱出。

三、机械通气与护理

（一）无创机械通气护理常规

【适应症】

各种原因导致的急性呼吸衰竭和呼吸功能障碍，多用于清醒病人，能耐受面罩通气，能有效清理呼吸道分泌物，无面部损伤的患者。

【护理评估】

1．评估患者的全身情况，包括目前病情、生命体征、意识与精神状态、缺氧的表现程度与原因；评估局部情况，包括口唇、鼻尖、耳廓、甲床等皮肤黏膜的颜色、发绀程度；评估呼吸时有无张口、抬肩、鼻翼扇动、"三凹征"；评估呼吸的频率、节律和深浅度变化。

2．评估呼吸机性能是否完好，鼻面罩大小是否合适，供氧及负压装置是否完好。

3．评估病房环境是否清洁，有无烟火、易燃品等。

【护理措施】

1．向患者及家属说明使用呼吸机的目的，讲解无创机械通气的原理，以取得合作。

2．协助患者取合适卧位，保持头、颈、肩在同一平面上，头微后仰，以开通气道。

3．选择合适的鼻面罩型号。固定头套时，位置应放正，保持两侧压力对称，松紧度已放入2指为宜，以患者舒适和不漏气为宜。

4. 病人上机后，不要马上固定面罩，应手持面罩，让患者有一个适应的过程。

5. 根据病情调节呼吸机的参数及模式，锁定操作按钮，并作好记录。

6. 设置好各种报警参数，发现问题及时查找原因并处理。

7. 评估呼吸机的运转情况，压力调节是否符合要求，观察面罩与面部接触处是否漏气。

8. 观察患者胸廓的起伏幅度。听诊双肺呼吸音是否对称、清晰、有无干湿啰音等。

9. 观察呼吸机监测的各项指标以及患者的缺氧改善情况，

10. 定时采血作血气分析，以调整呼吸机参数。

11. 掌握患者脱机指征。

（1）呼吸机支持压力<10cmH$_2$O。

（2）询问患者的感觉，无气促、憋气和呼吸困难，口唇无发绀。

（3）心率、心律、血压及呼吸频率、经皮动脉血氧饱和度正常而平衡。

12. 注意观察患者脱机后病情变化，一旦发现患者气促、呼吸困难、口唇发绀等，立即通知医师并及时处理。

13. 呼吸机的管理

（1）螺纹管和鼻面罩一人一使用一消毒。长期使用者，螺纹管应每周更换。

（2）湿化器内液体每天更换1次。

（3）终末消毒：拆卸呼吸道管道、湿化装置、呼吸机接口、出入气阀门和连接部，按规范的消毒灭菌程序处理。

【健康指导】

1. 向患者及家属说明呼吸机工作时会有规则的送气声和为安全设置的报警声，不必惊慌，医护人员会守护在患者床旁及时处理。

2. 应用面罩呼吸机进行辅助呼吸时，会影响语言的交流，对有交流能力的患者，指导使用非语言方式表达需要。

3. 如果患者感觉鼻面罩过紧或过松时，应向护士反映，避免因鼻面罩过紧造成面部不适或皮肤损伤，过松影响疗效。

（二）有创机械通气护理常规

【适应症】

1. 呼吸衰竭伴严重的意识障碍；

2. 呼吸频率大于35-40次/分或低于6-8次/分；

3. 呼吸节律异常，自主呼吸微弱或消失；

4．血气分析提示严重的通气和氧合障碍。

【常用通气模式】

1．CV（控制通气） 呼吸机完全替代患者的呼吸，其呼吸频率和潮气量均由呼吸机控制，属于完全的呼吸支持。适用于自主呼吸消失或很微弱的患者。

2．SIMV（同步间歇指令通气）呼吸机以预设的频率向患者输送正压通气，在两次机械通气之间允许患者自主呼吸，指令通气和患者的自主呼吸同时进行。

3．AV（辅助通气）在有自主呼吸的患者呼吸时，提供部分通气支持。

4．PSV（压力支持通气）患者开始吸气时，呼吸机提供预设气道正压，帮助患者克服吸气阻力。

5．CPAP（持续气道正压通气）病人有自主呼吸的情况下，呼吸机对整个呼吸周期施以一定程度的气道正压。

【护理评估】

1．评估患者目前病情、生命体征、意识与精神状态；缺氧的表现及程度，包括观察口唇、鼻尖、耳廓、甲床等皮肤黏膜的颜色、发绀程度，呼吸时有无张口、抬肩、鼻翼扇动、三凹征，呼吸的频率、节律和深浅度变化。

2．评估呼吸机性能，使用前用模拟肺检测呼吸机的性能是否良好，评估供氧、负压装置、抢救车、抢救药物是否齐全。

3．评估病房环境是否清洁，有无烟火、易燃品等。

【护理措施】

1．向患者和家属说明使用呼吸机的必要性，以取得合作。

2．将呼吸机与患者相连接。根据患者病情调节呼吸机的参数和呼吸模式，设置各种报警值并记录。

3．严密观察病情变化，及时掌握呼吸机监测的各项指标和血气分析结果，了解缺氧的改善情况，合理调整呼吸机的参数。评估患者胸廓的起伏程度，听诊双肺呼吸音是否对称、清晰、有无干湿啰音等。

4．评估呼吸机的运行状态，了解常见的报警及其原因，及时报告及处理。

（1）每分通气量报警

上限报警：常表现为病情变化，呼吸频率增加、患者躁动、过度换气所致。

下限报警：常见于呼吸机和患者之间的管路松脱或湿化器加水后松动漏气、气管套管上的气囊破裂或囊内充气不足导致气管套管与气管壁之间漏气。还可见于患者憋气，使用辅助呼吸模式时患者呼吸量不足等原因。

（2）气道压力上限报警：见于呼吸道分泌物阻塞、呼吸道痉挛、气管插管位置不当、螺纹管扭曲，患者咳嗽或体位改变、气管或肺塌陷、气胸等。

（3）气道压力下限报警：见于螺纹管与患者断开、螺纹管漏气等。

（4）氧浓度报警：常见于氧气供应故障，氧电池不足。

（5）电源报警：断电。迅速接人工呼吸气囊辅助呼吸，专人守护，并迅速与配电室联系，查找断电原因，以便迅速恢复电源。

5. 做好患者脱机的护理。

（1）自主呼吸恢复，呼吸机持续治疗已由控制呼吸转为辅助呼吸，且有脱机指征者，先向患者解释脱机的目的和配合的方法，做好安慰工作，减轻患者的恐惧感。

（2）脱机时放松套管上气囊，予以氧气吸入。

（3）询问患者的感觉，有无气促、憋气和呼吸困难，观察口唇有无发绀，并记录。

（4）密切观察呼吸、心率、心律、血压、经皮动脉血氧饱和度的变化，并专人守护。

（5）拔管前注意保护气管插管，防止脱管，以备患者病情变化时接用呼吸机。

（6）脱机宜在日间，脱机困难者晚间继续接机。白天首先试脱机半小时，其后逐渐增加脱机时间至完全脱离呼吸机。

（7）注意观察患者脱机后病情变化，保持呼吸道通畅。气管插管和套管的通气道口用无菌湿纱布覆盖。一旦发现患者气促、呼吸困难、口唇发绀等，立即通知医师并及时处理。

6. 呼吸机的管理

（1）螺纹管一人一使用一消毒灭菌。长期使用者，螺纹管应每周更换。

（2）湿化器内液体每天更换1次。

（3）终末消毒：拆卸呼吸道管道、湿化装置、呼吸机接口、出入气阀门和连接部，按规范的消毒灭菌程序，最后进行高压蒸汽灭菌（鼻面罩除外）。

【健康指导】

1. 向患者及家属讲解机械通气的原理、目的及意义。

2. 向患者及家属讲明呼吸机工作时会有规则的送气声，不必惊慌。

3. 呼吸机进行辅助呼吸时，会影响语言的交流。对有交流能力的患者，指导使用非语言方式表达需要。

4. 用于意识清醒的患者，告诉其不用担心呼吸机会突然停止而无法呼吸，医护人员会守护在床旁，及时发现和处理。

5. 交待患者脱机的程序和配合要求。

第三节　心脏重症患者护理常规

一、气管插管护理常规

【护理评估】

1. 评估患者目前病情、生命体征、意识与精神状态，特别注意听诊双肺呼吸音、有无痰鸣音。评估患者对自身疾病及气管插管的认识；有无紧张、焦虑、恐惧等。

2. 查看患者是否有活动的义齿，如有插管前应取下。

3. 评估导管的型号大小是否合适，急救车、负压吸引装置是否完备，镇静剂、肌松剂、局部麻醉剂等抢救用物是否齐全。

4. 评估环境是否宽敞、清洁、明亮。

【护理措施】

1. 向患者说明气管插管的必要性及配合事项，向家属说明气管插管的必要性及危险性，并征得家属同意并签字。

2. 保持室内空气流通，适宜的温度和湿度。

3. 患者取平卧位，充分暴露咽喉部。协助气管插管，并及时观察患者耐受情况和病情变化。

4. 妥善固定气管插管，保持固定胶布清洁，及时更换污染胶布。一般情况下，每日更换胶布1次。

5. 插管完毕，听诊双肺呼吸音，记录插管的长度，防止插管过深或脱出。

6. 保持呼吸道通畅，及时吸出口腔和气管内分泌物。遵医嘱沿气管插管壁滴注稀释痰液的药物，防止分泌物结痂而造成气道阻塞。

7. 保持口鼻腔清洁。选用合适的口腔护理液进行口腔护理2～3次/日，并更换或清洁牙垫；鼻腔应用温水棉签擦洗，清洁鼻腔黏膜；口唇用唇膏湿润。

8. 一般情况下，气囊放气1～2次/日，每次20～30分钟（或者每2～4小时放气1次，每次3～5分钟）。如病情不允许，可减少放气次数或不放气。每次放气前应充分吸净口腔和鼻咽部的分泌物。气囊充盈时，囊内压应维持在18～20mmHg。

【健康指导】

1. 向患者说明翻身、拍背和吸痰的重要性，是为了减少感染的发生和防止痰液结痂堵管。

2．告诉患者插管后有任何不适时，及时向医护人员反映，切勿吐管或自行拔管，否则危及生命。

3．向患者说明插管后不能由口进食，营养将由静脉输液或鼻饲管保证。

4．向患者解释插管后不能语言交流，指导应用手势、书写等表达自己的不适和需要。

二、气管插管的气囊检测常规

【护理评估】

1．评估患者目前病情、生命体征，特别是呼吸情况和短暂的缺氧耐受情况。

2．评估用物是否齐全，包括压力表、5ml注射器、负压吸引装置及吸痰管等。

3．评估病室环境是否清洁明亮。

【操作步骤】

1．向患者或家属说明气囊检测的目的、方法和配合要求。

2．经气管插管或套管或口咽部彻底吸净分泌物。

3．准确检测气囊压力，维持气囊压力18～20mmHg。

4．运用最小闭合量技术检测气囊压：①连接注射器与套管的瓣膜；②把听诊器置于气管区域听气道呼吸音的变化；③抽空气直到从嘴巴及鼻腔听到气流声为止；④抽空气囊后，可闻及粗糙的干性啰音；⑤注入空气直到听不到干性啰音为止。气囊重新充气时，应缓慢注入8～10ml空气。

5．准确记录充气时间及压力，并观察患者的脉搏、呼吸、面色及神志等改变。

【健康指导】

1．讲解气囊检测的目的及意义。

2．告诉患者在放气与充气过程中的不适与配合方法。

三、经口咽和鼻咽吸痰操作常规

【护理评估】

1．评估患者意识状态、生命体征，无其是呼吸有无鼾声、双肺呼吸音是否清晰、有无痰鸣音，口鼻腔黏膜有无异常等；有无紧张、焦虑、恐惧感；是否对吸痰有所认识等。

2．评估环境是否清洁、安静。

3．评估用物是否齐全，负压装置性能是否良好。

【操作步骤】

1．将用物带至患者床旁，查对患者床号、姓名，向患者解释吸痰的目的。

2．将负压压力表安装于负压接头上，吸痰装置挂于患者床旁，连接负压吸引瓶与橡胶管，检查负压装置的性能及管道。

3．调节负压约0.02～0.033MPa（150～250mmHg）。

4．将消毒瓶挂于床头合适位置，戴一次性手套。

5．协助患者头偏向一侧，连接吸痰管。

6．吸痰

（1）打开吸引器开关，用血管钳夹持吸痰管，试吸生理盐水。

（2）嘱意识清醒的患者自行张口，昏迷者用压舌板助其张口。

（3）在无负压情况下，将吸痰管插入口腔，在适当负压下，吸净口腔痰液，更换吸痰管后，按此法分别吸净咽部及鼻腔的分泌物。每次吸痰时间<15秒，每次间隔3～5分钟。

（4）吸净痰液后，关负压开关。

7．取下吸痰管，放入医用垃圾桶内进行处理，用生理盐水将管道内分泌物吸干净。用纱布擦净口鼻分泌物。

8．检查患者口腔和鼻腔黏膜有无破损，听诊双肺呼吸音。

9．整理床单位及用物。脱手套，洗手，取下口罩．交待注意事项。

10．痰液黏稠者可给予雾化吸入，促进痰液稀释。

【健康指导】

1．讲解吸痰的目的和意义，及时吸出呼吸道内分泌物，改善通气功能，缓解患者呼吸困难，预防肺部感染。

2．鼓励患者多饮水，稀释痰液。

3．指导患者有效的咳嗽和排痰方法。

4．指导长期卧床患者翻身、拍背，防止痰液积聚。

四、经气管插管或套管内吸痰操作常规

【护理评估】

1．评估患者意识状态、生命体征，无其是呼吸时有无鼾声、双肺呼吸音是否清晰、有无痰鸣音；有无紧张、焦虑、恐惧；对吸痰的认知程度。

2．评估环境是否清洁安静。

3．评估用物是否齐全，负压装置性能是否良好。

【操作步骤】

1. 将用物带至患者床旁，查对患者床号、姓名，向患者解释吸痰的目的。

2. 将负压压力表安装于负压接头上，将负压瓶挂于患者床旁，连接负压吸引瓶与橡胶管，检查负压装置的性能及管道。

3. 调节负压约0.02～0.033MPa（150～250mmHg）。

4. 将消毒瓶挂于床头合适位置，戴无菌手套。

5. 连接吸痰管。

6. 吸痰

（1）打开吸引器开关，用血管钳夹持吸痰管，试吸生理盐水。

（2）在无负压情况下，将吸痰管通过气管插管或套管送到气管预定的部位，稍退0.5～1cm；在适当负压下，以游离吸痰管的尖端，从深部左右轻轻旋转，边吸边向上提拉。

（3）吸痰过程中密切观察患者的生命体征、面色及SPO_2的变化。

（4）吸净痰液后，关负压开关。

7. 取下吸痰管，放入医用垃圾桶内进行处理，用生理盐水将管道内分泌物吸干净，用纱布擦净口鼻分泌物。

8. 听诊双肺呼吸音，若病情好转，停止吸痰。

9. 整理床单位及用物。脱手套，洗手，取下口罩，交待注意事项。

10. 对于痰液粘稠者，吸痰前可用20ml的生理盐水加糜蛋白酶5000u滴入气管内稀释痰液，每次1～2ml。

【健康指导】

1. 讲解吸痰的目的和意义，及时吸出呼吸道的分泌物，改善通气功能，缓解患者呼吸困难，预防肺部感染。

2. 向患者解释吸痰时的不适反应，以取得合作。

3. 指导长期卧床患者翻身、拍背，防止痰液积聚。

五、动静脉导管置入术操作常规

【护理评估】

1. 评估患者各肢体基本情况，包括动脉搏动强弱，皮肤有无破损。

2. 评估患者的心理状况及对动脉导管置入的认识，向患者说明操作的意义，以取得配合。

3. 评估环境。应在光线充足、清洁无尘的环境中进行。

【护理配合措施】

1．将用物带至床旁，向患者或家属解释动脉导管置入的目的和意义。

2．准备好换能器与测压泵管并连接好。管道内充满洗液无气泡。

3．选择合适的动脉导管置入点，将患者的肢体位置摆好充分暴露穿刺部位。

4．消毒穿刺处皮肤，消毒范围以穿刺点为中心直径＞5cm，操作者戴无菌手套行无菌操作。

5．配合导管置入操作。操作者选择合适的留置针，触摸到动脉搏动后，以5°的角度在动脉上方进针，见回血后再平行进针0．5cm，然后边退针芯边将针管送入血管，妥善固定穿刺针，用无菌敷料敷盖，必要时夹板固定。动脉导管穿刺处应每天消毒，更换无菌敷料。

6．连接好测压泵管，确保泵管和换能器内无气泡。换能器置于与右心房同一水平，换能器归零。

7．测量动脉压、观察动脉波形，并做好记录。

8．定时冲洗动脉测压管，防止血栓形成，保持管道通畅。

9．观察穿刺部位有无出血及血肿，及时更换敷料。如穿刺处有感染和炎症时，应拔除动脉导管。

【健康指导】

向患者说明动脉导管置入的重要性及注意事项，适当限制患者的肢体活动，以免动脉导管脱出。

六、有创动脉血压监测操作常规

【护理评估】

1．评估患者的生命体征，触摸脉搏强弱。

2．评估患者的心理状况，对疾病的认识，对动脉血压监测有无恐惧、担心。

3．评估动脉测压管是否通畅，测压系统连接是否密闭、有无气泡、血栓等。

【操作步骤】

1．向患者解释测压的目的和意义。

2．连接测压泵管和动脉导管，确保整个系统密闭无气泡。

3．定时观察动脉穿刺点有无出血和血肿。观察肢端血运、温度，防止血栓形成。

4．将换能器与患者右心房置于同一水平，换能器归零。

5．测量动脉血压，观察波形，并记录。

6. 定时用肝素盐水冲洗导管，防止血栓形成而堵管。肝素盐水应每天更换，若管道堵塞，切忌强行用力冲洗，以免将血栓冲进血管造成不良后果。

【健康指导】

向患者说明动脉测压管的注意事项，防止过度活动致导管脱出而造成出血。

七、中心静脉导管置入术操作常规

【护理评估】

1. 评估患者生命体征及24小时出入量的变化。

2. 评估患者的全身情况，是否有水肿、眼凹陷等情况。

3. 评估穿刺处（颈部）皮肤是否完好．有无瘢痕等。

4. 评估患者是否了解深静脉置管，是否紧张等。

5. 评估用物是否准备齐全，环境是否清洁、光线充足等是否符合要求。

【护理配合措施】

1. 向患者解释深静脉导管置入的目的和意义，消除患者的思想顾虑。

2. 将用物（穿刺针、2%利多卡因10ml、无菌手套1副、纱布1包、3M透明敷贴、三通、20ml注射器1个、0.9%NS 250ml）带至患者床旁。

3. 帮助患者摆放体位。平卧位，头部偏向穿刺处的对侧。

4. 协助穿刺，遵守无菌技术操作原则。消毒穿刺处皮肤，直径＞10cm。铺无菌孔巾，准备局部麻醉用药等。

5. 导管置入过程中，密切观察患者的呼吸血压、心率等变化。

6. 置管后定时听诊呼吸音，防止术后并发症．如血、气胸。

7. 导管维护：

（1）冲管与封管：冲管选择生理盐水，采取脉冲式方式封管；封管液选择10u/ml肝素盐水正压封管方式。

（2）敷料的更换：保持穿刺部位清洁、干燥，无菌透明敷贴每周更换1-2次，纱布敷料24小时更换。

（3）保持通畅：24小时持续输液，必须保证每日冲管一次，经中心静脉输血、营养液、高浓度液体后，建议20ml注射器脉冲式冲管一次。维持静脉输液的速度不低于5ml/h。

8. 并发症的预防和处理

（4）气胸、血胸：观察有无呼吸困难、皮下血肿、捻发音。

（5）导管移位或脱出：妥善固定，每班交接置管深度，每次输液前必须抽回血。

（6）导管堵塞：切记勿直接冲管，确保回抽有回血后再用生理盐水冲管。

（7）导管相关性感染:原因不明的寒战、高热，应立即拔出导管，并行导管头端细菌培养和血培养。

（8）深静脉血栓：观察置管侧肢体、颈部、锁骨处皮肤有无肿胀、疼痛、紫绀、皮温降低、肢体感觉和功能障碍。怀疑或确诊后立即拔管，制动、抬高、行溶栓治疗。

（9）空气栓塞：每日检查输液管路连接是否严密，拔管后按压穿刺部位15-20分钟，防止气体进入。

【健康指导】

1．告诉患者置管后保持合适体位的重要性。

2．注意保持导管置入处干燥和周围皮肤清洁，切勿弄湿局部。

八、中心静脉压（CVP）监测操作常规

【护理评估】

1．评估患者的生命体征、24小时出入水量。

2．评估患者全身有无水肿、脱水、颈静脉怒张等。

3．评估中心静脉导管是否通畅，换能器连接是否密闭、有无气泡。

4．使用呼吸机时，了解PEEP的参数。

【操作步骤】

1．向患者解释测压的目的、意义及配合要求。

2．在患者安静的状态下，帮助患者取平卧位，准备测量CVP。

3．连接测压泵和中心静脉导管，确保换能器与测压管相通、整个系统密闭无气泡。

4．将换能器与患者右心房置于同一水平，换能器归零。

5．测量CVP，观察CVP波形，做好记录。

6．保持导管通畅，定时进行压力冲洗。

7．保持导管置入处及周围皮肤清洁和干燥。

【健康指导】

交待患者在测压时，保持平卧位和情绪稳定。

九、肺动脉压（PAP）监测操作常规

【护理评估】

1．评估患者的生命体征、血氧饱和度、动脉氧分压，观察口唇、指甲颜色是否红润或发绀。

2．评估漂浮导管是否通畅，导管置入处是否有出血或血肿。

3．评估患者的心理状态，是否对测压感到紧张、恐惧等。

【操作步骤】

4．向患者解释测压的目的和意义。

5．在患者安静的状态下。帮助患者取平卧位，做好测PAP的准备。

6．连接测压泵管和肺动脉导管，确保正确、紧密且无气泡。

7．将换能器与右心房置于同一水平，换能器归零。

8．测量PAP，观察PAP波形．做好记录。

9．保持导管通畅，定时用肝素盐水冲洗导管。

【健康指导】

1．测压时，患者要保持情绪稳定。

2．如有任何不适，及时报告医务人员。

十、心包穿刺术操作常规

【护理评估】

1．术前评估患者的心率、心律和血压，了解患者的耐受力。

2．检查操作用物及抢救器械是否完好（如留取标本的试管、心脏除颤器等）。

3．评估环境是否符合无菌操作要求。

4．评估患者对穿刺术的了解程度及其心理状态。

5．术后评估患者的生命体征是否平衡、引流液的性状有何特点。

【护理配合措施】

1．简要向患者及家属说明心包穿刺的目的、过程及配合要点，安慰患者，消除恐惧、焦虑情绪。

2．帮助患者取合适体位，准备穿刺部位。

3．配合穿刺者进行无菌操作，采集标本，并及时送检。

4．密切观察患者病情变化，如出现心律失常、呼吸困难等，及时处理，并做好抢救准备。

5．准确记录穿刺液量，必要时连接引流装置，按引流护理常规。

6．患者术后卧床休息4～6小时，心电监测不少于6小时，严密观察患者生命体征的变化。

7．留置心包引流管时，妥善固定，无菌敷贴7天更换，如有渗血、渗液、可疑污染时应及时更换。

【健康指导】

1．交待患者术后卧床休息，如有不适，及时通知医护人员。

2．保持穿刺部位清洁、干燥，避免因潮湿而引起感染。

十一、电复律术护理常规

【护理评估】

1．评估患者的心律、心律失常的类型，如心房扑动、心房颤动、阵发性室上性心动过速、室性心动过速或预激综合征等，或是否为洋地黄中毒引起的心动过速。

2．评估患者对疾病的认识，是否有恐惧、焦虑等。

3．评估除颤器、心电监护仪等抢救设备及药物是否齐全，并置患者床旁。

4．评估患者心前区皮肤是否清洁、干燥；有无心脏起搏器或金属饰物。电复律前应摘除患者身体上所有金属饰物。

5．评估病室内氧气是否关闭，无易燃、易爆物品。

【护理措施】

1．向患者或家属说明病情、电复律的目的和交待注意事项，解除思想顾虑，并需家属签字。

2．治疗前遵医嘱应用镇静剂，观察药物对呼吸是否有抑制作用。

3．提醒除患者以外的所有人员离开病床。

4．协助患者取平卧位。安放电极，分别为胸骨右缘第二肋间、心尖部，贴紧胸壁皮肤。

5．配合医师施行电复律。在除颤器放电前，电极板上均匀涂抹导电糊，选定合适的能量，按放电按钮。放电完毕，患者如果装有起搏器，电极板应距脉冲发生器10cm以上，电复律后应进行起搏器测试。

6．电复律施行后，观察心电示波的变化，如未复律可增加电量再次转复。

7．复律后，观察患者是否发生低血压、高血钾、肺水肿、周围动脉栓塞、皮肤灼伤等并发症，以便及时处理。

8．持续心电监护，按持续心电监护常规。

【健康指导】

1. 向患者说明施行电复律后，如出现头昏、胸闷、胸痛、呼吸困难等，及时报告医护人员。

2. 注意电复律4小时后，无不适可下床活动。

十二、电除颤术护理常规

【护理评估】

1. 评估患者的脉搏、心律、意识状态等；了解心律失常的类型，如心室颤动、心室扑动、心房扑动或无脉性心动过速。

2. 评估患者年龄、心前区皮肤是否完整、身体上是否有金属饰物、心脏起搏器等。

3. 评估除颤器、心电监护仪等抢救设备及药物是否齐全，并置患者床旁。除颤前应摘除身体上的金属饰物。

4. 评估病室内氧气是否关闭，有无易燃、易爆物品。

【操作步骤】

1. 向患者家属说明病情、电除颤的目的和可能出现的并发症。

2. 连接除颤器电源，打开除颤器。

3. 提醒除患者以外的所有人员离开病床。

4. 协助患者取平卧位。选择合适的电极板，安放电极，分别为胸骨右缘第二肋间、心尖部，贴紧胸壁皮肤。电极板上均匀涂电凝胶或胸部敷盖湿盐水纱布。

5. 按年龄选择除颤能量、充电，按心律失常类型选择同步或非同步除颤。

6. 仪器关闭后放电除颤。

7. 观察心电图是否复律，未复律的可再次适当增加除颤能量再次除颤。

8. 除颤后，观察患者是否发生低血压、高血钾、肺水肿、周围动脉栓塞、皮肤灼伤等并发症，以便及时处理。

9. 持续心电监护，按持续心电监护常规。

【健康指导】

1. 向患者说明施行电除颤后，如出现头昏、胸闷、胸痛、呼吸困难等，及时报告医护人员。

2. 电除颤后，应卧床休息。

第四节　常见临床症状的相关护理常规

一、呼吸困难护理常规

【护理评估】

1. 仔细观察呼吸困难发作的情况．有无伴随症状．如咳嗽、咯血、胸痛、心悸、发热、喘鸣、下肢水肿等。

2. 评估呼吸的频率、深度及节律，观察面色、神志等变化。

3. 对重度呼吸困难者，评估有无焦虑和恐惧。

【护理措施】

1. 患者宜解松衣、被，取舒适的坐位或半卧位休息。

2. 遵医嘱给予吸氧。

3. 给予清淡、不易发酵（不产气）、易消化的饮食。

4. 对外源性哮喘患者，去除过敏源如花粉、植物等。

5. 保持呼吸道通畅。呼吸困难伴痰多者，应给予吸痰。必要时，做好气管插管或切开的急救准备。

二、水肿护理常规

【护理评估】

1. 询问水肿发生的时间、最初出现的部位，发展速度及性质。

2. 评估有无伴随症状和体征，如高血压、蛋白尿、血尿、心脏增大、心脏杂音、肝大等。

3. 评估水肿与药物、饮食、月经、活动、体位等的关系。

4. 测量患者的生命体征、体重、腹围等。

5. 观察有无呼吸困难、发绀等。

【护理措施】

1. 给予清淡、易消化的食物，少量多餐，同时避免摄入产气食物。营养不良性水肿患者，鼓励摄入高蛋白、丰富维生素的食物。

2. 限制钠盐及水分的摄入。轻度水肿者，钠盐摄入量一般限制为<5g/d；重度水肿者，限制为<1g/d。水肿消失后，宜维持低盐饮食，即<2g/d。心源性水肿者，应限制水分的摄入，一般患者摄入量为1.5~2.0L/d，夏季可增加至2~3L/d。

3. 轻度水肿患者应适当限制活动，重度水肿者应卧床休息。

4. 注意更换体位，避免局部长期受压。必要时用气垫床，并给以适当按摩，避免皮肤破溃。

5. 保持患者床单位清洁、干燥、平整、松软，宜穿质地柔软、吸汗性强的衣服。

6. 保持皮肤、黏膜的清洁，特别是口腔、眼睑、会阴等部位的清洁。

7. 水肿与药物有关者，遵医嘱停用药物；水肿并有呼吸困难者，给予氧气吸入。

三、压疮护理常规

【护理评估】

1. 评估患者有无长期卧床、肥胖、营养不良、水肿、大小便失禁、活动受限、感觉障碍、意识障碍等压疮发生的高危因素。

2. 观察患者局部有无红、肿、热、触痛，特别是压疮易发部位，如骶尾部、股骨大转子、髋部、肩胛部、肘部、内外踝部、足跟部、耳廓、枕部，或是否已有皮肤完整性受损的情况。

3. 评估患者压疮预防措施的应用情况，如更换体位、使用气垫床等。

4. 根据压疮的分期，科学评估压疮的病变程度。

【护理措施】

1. 改善营养状况，纠正低蛋白血症，给予高热量、高蛋白、高维生素饮食。对进食困难者，采取胃肠外营养、深静脉营养等措施。

2. 避免局部长时间受压

（1）对于长期卧床、大手术后、年老等不便翻身的患者应睡气垫床，以缓解局部压力。

（2）定时变换体位，每2小时1次翻身，避免骨隆突处长时间受压。

（3）促进局部血液循环，给予温水擦浴和局部按摩。

3. 避免皮肤受潮湿、摩擦等不良刺激

（1）保持床单位平整、干燥、无屑。

（2）翻身时，动作应轻巧，避免推、拉、拖等动作产生摩擦力和剪切力。

（3）及时擦干汗液、尿液，更换潮湿衣服。

4. 根据压疮的分期给予护理

（1）Ⅰ期，以缓解局部压力和保持皮肤清洁、干燥为主，切勿按摩。

（2）Ⅱ期，用生理盐水清创后，保持创面无菌、湿润、避免受压。

（3）Ⅲ期，以清除坏死组织，促进组织生长为主。

（4）Ⅳ期，护理的关键是清除坏死组织，保持瘘管内渗出物引流通畅。

四、疼痛护理常规

【护理评估】

1. 评估疼痛的部位、发作的特点、性质与强度、有无牵涉痛等。

2. 了解诱发疼痛或加重疼痛的因素。

3. 观察疼痛时有无伴随症状，如发热、寒战、呕吐、吞咽困难、咳嗽、皮疹、血尿、视力障碍、呼吸困难等。

4. 监测生命体征。

5. 询问疼痛史或疾病史，如脑部疾病、腹部化脓性感染、手术、心脏病史等。

6. 检查疼痛部位有无红、肿、热，有无外伤，有无颈、锁骨上、腋窝淋巴结肿大。评估腹痛者腹部有无包块、压痛、反跳痛；有无机体活动受限、关节功能障碍等。

7. 评估患者精神心理状态，有无紧张、焦虑、睡眠障碍等。

【护理措施】

1. 保持病室安静，帮助患者采取舒适体位，减轻疼痛。

2. 积极做好心理疏导，指导患者分散注意力、自我放松。给予心理支持.缓解疼痛。

3. 给予任何有创性检查或治疗之前，应评估患者的耐受程度，向患者说明检查或治疗目的、操作过程及配合要求等，提高患者对疼痛的耐受力，增强患者的安全感。

4. 遵医嘱给予缓解疼痛药物，并及时评估疼痛缓解的程度。

五、高热护理常规

【护理评估】

1. 评估体温、脉搏、呼吸、血压。注意发热的特点及伴随症状，观察皮肤有无皮疹、出血点、麻疹、瘀斑、黄染等。

2. 评估患者的意识状态。

3. 评估患者皮肤的温度、湿度及弹性。

【护理措施】

1．疑似传染病时，先行一般隔离，确诊后按传染病隔离要求隔离。

2．患者绝对卧床休息。对于烦躁不安、神志不清、谵妄、惊厥者，加床栏，防止坠床，必要时使用约束带。

3．给予高蛋白、高热量、丰富维生素的易消化食物，少食多餐。鼓励患者多饮水，出汗多时注意补充含盐饮料。

4．对体温在39℃以上者，可施行物理降温。在头部、腋下与腹股沟等大血管处置冰袋．或采用32～36～C的温水擦浴（血液病患者除外），或采用冷盐水灌肠。如患者出现颤抖，应停止降温。

5．经物理降温无效者．遵医嘱给予药物降温。但对原因不明的高热，慎用药物降温。对年老、体弱及婴幼儿应注意药物剂量。

6．高热期间，监测体温、脉搏、呼吸、血压每4小时1次，必要时随时测量。物理降温后半小时，及时测量体温并记录。

7．保持衣着及被盖适中。大量出汗时，及时更换衣服。体温骤降时，应给予保暖，避免直接吹风，防止着凉。

8．保持口腔和皮肤清洁。

9．及时采集各种标本。

六、休克护理常规

【护理评估】

1．严密观察患者的生命体征、神志等变化。

2．评估患者精神状态、皮肤的色泽、温度、湿度、是否有出血点、瘀斑，口唇、甲床有无发绀，四肢是否厥冷，了解微循环灌流情况。

3．评估水、电解质及酸碱失衡，如有无口渴、恶心、呕吐、皮肤弹性改变、呼吸气味和节律改变等。

4．对于创伤性休克者，评估伤口出血；感染性休克者．重点观察体温；心源性休克者，观察心率和心律变化。

【护理措施】

1．患者取中凹位，头部和下肢适当抬高30°与平卧位交替，以减轻头部缺血缺氧，改善呼吸，促进末梢循环。对躁动患者使用床栏或约束带，防止坠床。

2．保暖，防止寒冷加重微循环衰竭。使用热水袋时，水温不应超过50℃，防止烫伤。

3．吸氧，保持呼吸道通畅。有义齿者，取出义齿；抽搐频繁者，使用牙垫，防止咬伤舌头；及时吸痰、拍背，预防吸入性肺炎。

4．保持静脉输液通路通畅，必要时建立两条通路。

5．用升血压药期间，密切观察血压变化，防止液体外漏。

七、昏迷护理常规

【护理评估】

1．询问患者家属或知情人发病前状况，有无急性感染、高血压、冠心病、糖尿病、肝病、肺源性心脏病、肾炎，以及是否使用麻醉性药物等。

2．评估患者的体温、脉搏、呼吸、血压，注意呼气中有无异味。

3．检查瞳孔大小、对光反射，以及两侧是否对称，检查眼底有无改变、皮肤色泽、肢体温度等。

4．检查有无颅脑外伤，有无耳、鼻出血、舌咬伤等。

5．检查有无深、浅反射异常，有无瘫痪、脑膜刺激征等。

6．观察呕吐物、排泄物、引流物的性状。

【护理措施】

1．患者取平卧，头偏向一侧，取下活动义齿，保持呼吸道通畅。

2．病床使用床栏。对于躁动不安、谵妄患者，必要时使用约束带；对于痉挛或抽搐者，可用开口器或牙垫置于两臼齿之间，防舌咬伤；对于舌后坠者。应用舌钳将舌拉出，以免舌根后坠阻碍呼吸。去除发夹、修剪指甲，防止自伤。

3．保持床单平整、清洁、干燥，每2小时1次更换体位或翻身，有条件者睡气垫床。床上擦浴每天1次，保持全身皮肤清洁。病情许可的情况下，给予肢体被动活动，防肢体萎缩和足下垂。

4．对于眼睑不能闭合者，用湿盐水纱布盖眼，防止角膜损伤。

5．口腔护理2次/日，酌情选用漱口水。对于口唇干裂者，涂润滑油膏；张口呼吸者，以湿盐水纱布敷盖口鼻。

6．保持大小便通畅。对于留置导尿管者，用1：1000的苯扎溴胺棉球消毒尿道口2次/日，及时倾倒尿液和更换尿引流袋。

7．记录24小时出入水量，做好床头交接。

8．配备抢救药品和器械。

第十二章 床旁快检化验指标

第一节 血气分析参数及临床意义

一、仪器名称

GEM Premier 3000/3500

二、检测参数

pH、PO_2、PCO_2、Hct、Na+、K+、Ca++、Glu、Lac

三、计算参数

Ca++（7.4）、$HCO_2\sim$、$HCO_2\sim$std、SaO_2、TCO_2、BE（ecf）、BE（B）、THbc、P50、O_2ct、O_2cap、$A\sim aDO_2$、pAO_2、paO_2/pAO_2、RI、CaO_2、CvO_2、CcO_2、$a\sim vDO_2$、Qsp/Qt

四、检测参数正常值及临床意义

1. pH：血液pH，即血浆中H浓度的负对数值。正常为7.35～7.45，平均为7.4。pH＞7.45为碱中毒，pH＜7.35为酸中毒。若以[H～]表示，正常为45～35nmol/L。

2. PO_2：氧分压，氧分压是指血浆中物理溶解氧的张力。一般正常人氧分压为10.64～13.3kPa（80～100mmHg）。

低于7.31kPa（55mmHg）即有呼吸衰竭，低于4kPa（30mmHg）以下即有生命危险。

3. PCO_2（partial pressure of carbon dioxide）：二氧化碳分压，指血液中溶解的二氧化碳所产生的张力。动脉血测定，正常范围4.67～6.00kPa（35～45mmHg），平均5.33kPa（40mmHg），静脉血5.19～6.92kPa

（39~52mmHg），平均为6.00kPa（45mmHg）。

4．Hct（Hemocrit）：细胞压积，正常参考范围为35~51%。男：0.40~0.50L/L（40%~50%）;女：0.37~0.45L/L（37%~45）。该项目的测定有助于了解红细胞的增多与减少，当各种原因所致的红细胞绝对值增高时，红细胞压积也会有相应的增加。血液浓缩时红细胞压积可达50%以上，临床上常用于了解脱水病人的血液浓缩程度，作为计算补液量的参考。红细胞压积降低于各种贫血有关，因红细胞体积大小的不同，红细胞压积的改变并不与红细胞数量平行，需同时测定红细胞数量和血红蛋白浓度，并用于计算红细胞各项平均值才有参考价值。

5．Na+钠：正常血清钠134~145mmol/L，其主要功能是维持细胞外液容量和渗透压、缓冲盐、神经肌肉应激性。

6．K+钾：正常血清钾3.4~4.5mmol/L;其主要功能是维持细胞的新陈代谢、保持神经、肌肉应激性（兴奋）、对心肌的作用、维持酸碱平衡。

7．Ca++钙：离子钙检测，以游离状态存在的血清钙（正常为2.25~2.75mmol/L），正常参考范围为1.15~1.35mmol/L50，是维持生理作用的主要部分。其主要功能是对心肌作用、神经肌肉应激性、参与磷的代谢。

8．Lac（lactate）乳酸测定：正常参考范围为0.5~1.8mmol/L;需要救治：>2.5mmol/L;死亡率高：>4.0mmol/L。临床医生通过监测乳酸来评估治疗效果，乳酸水平降低说明组织氧供得到改善。同时用于临床氧缺乏以及组织灌注缺乏等病症的检测。

9．Glu（Glucose，Glu）全血葡萄糖：正常参考范围为3.3~5.3mmol/L。增多：见于糖尿病、甲状腺功能亢进、皮质醇增多症、肢端肥大症、嗜铬细胞瘤、胰高血糖素瘤、脑外伤、脑溢血、脑瘤、脑膜炎；妊娠呕吐、脱水、全身麻醉时；肝硬化病人常有血糖升高，可能与生长激素及胰高血糖素升高有关。减少：见于各种原因引起的胰岛素分泌过多或对抗胰岛素的激素分泌不足、甲状腺功能不全、肾上腺功能不全、脑垂体恶病质、急性进行性肝脏疾病（急性黄色肝萎缩、急性肝炎、肝癌、磷及砷中毒等）。

五、计算参数正常值及临床意义

1．Ca++（7.4）：标准（pH7.4）离子钙。

2．HCO_2~（actual bicarbonate，AB）：实际碳酸氢盐为血浆中HCO_2~的实际含量，受呼吸因素影响，正常动脉血为21~25mmol/L，平均为24mmol/L。

3．HCO_2~std（standard bicarbonate，SB）：标准碳酸氢盐，指在38℃，

PCO$_2$40mmHg和血红蛋白完全氧合的条件下所测得的 HCO : 的含量，不受呼吸影响。正常动脉血为21～25mmol/ L，平均为24mmol/ L。

4．T CO$_2$（total carbon dioxide，）：二氧化碳总量血液总二氧化碳含量包括（H$_2$CO$_2^-$）和（HCO$_2^-$）等中的CO$_2$含量。正常动脉血为23.0～27.0 mmol/ L，平均为25.2mmol/ L，静脉血为23～29mmol/ L，平均26.4mmol/ L。

5．BEecf（base excessextracelular fluid）：细胞外液剩余碱是细胞外液在标准条件下（37℃，pCO$_2$40mmHg）下，用酸或碱滴定 pH 至7.4时所消耗的酸量或碱量。

6．BE （B）：全血剩余碱是全血或血浆在标准条件下（37℃，PCO$_2$40mmHg）下，用酸或碱滴定 pH 至7.4时所消耗的酸量或碱量。正常为—2.3～+2.3mmol/ L。

7．SaO$_2$c：血氧饱和度，即动脉血中氧合血红蛋白占全部血红蛋白的百分比。由于并不是全部血红蛋白均发生氧合，更由于存在高铁血红蛋白、碳氧血红蛋白等异常血红蛋白配体，所以正常值为95%～97%。

8．THbc：总血红蛋白，血红蛋白主要功能为运输氧和二氧化碳，但同时又是很重要的缓冲物质。1克血红蛋白如100%的结合氧，可携带氧，血红蛋白与氧结合呈 S 形曲线，此曲线受到多种因素的影响发生左移和右移。在计算BEb、BEecf、SB、SaO2等参数时，与血红蛋白值均有关系。参考值：成年男性120～160g/;成年女性：110～150g/ L。

9．O$_2$ct：血液氧含量，氧含量，正常动脉血为6.8～9.9mmol/ L（15～22ml/ dl），平均为24mmol/ L。

10．O$_2$cap：血液氧容量。

11．A —aDO$_2$：肺泡气—动脉血氧分压差，肺泡气氧分压PAO$_2$与动脉血氧分压PaO$_2$之差，是判断肺换气功能正常与否的一个依据。它不是直接测定的数据而是通过公式计算得到。正常青年人约为15～20mmHg，正常老年人则可达成37.5mmHg。

12．pAO$_2$：肺泡气血氧分压，肺泡气氧分压PAO$_2$是判断肺泡—毛细血管氧交换功能正常与否的一个依据。

13．paO$_2$/pAO$_2$：动脉肺泡气（肺动脉）血氧分压比率，动脉血氧分压PaO$_2$与肺泡气（肺动脉）氧分压PAO2之比。

14．RI：呼吸指数。

15．CaO$_2$：动脉血氧含量，CaO$_2$= Hb ×SaO$_2$×1.34+PaO$_2$×0.0031为物理溶解氧与血红蛋白携带氧的总和，正常值为18～21 ml。

16．CvO$_2$：静脉血氧含量。

17. CcO_2：毛细血管血氧含量。

18. a—vDO_2：动脉—静脉血氧分压差，动脉与肺泡气氧分压PAO_2血氧分压PaO_2之差，是判断肺换气功能正常与否的一个依据。

19. QS／QT：肺内（由右至左）分流量，生理情况下，肺内也存在解剖分流，即部分静脉血经支气管静脉和极少肺内动—静脉交通支直接进入肺静脉，正常人这部分解剖分流的血量占心输出量2%～3%。先天性心脏病如室间隔缺损伴有肺动脉狭窄或肺动脉高压时，由于右心的压力高于左心，出现心脏内血液右向左分流，静脉血掺入左心的动脉血中，导致PaO_2降低。ARDS时，由于 QS／QT 可明显增加，达10%以上，严重者可高达20%～30%。

P50：50%氧饱和度时的氧分压。

第二节 "飞测"定量检测试剂项目参数

仪器名称：干式荧光免疫分析仪（PS～205广州万孚）

检测项目	检测标本和取样量	检测范围	参考区间	检测结果临床意义
降钙素原[PCT]	A1.全血/血清/血浆：10μL A7.血清/血浆：50μL 全血：75μL	0.1～100 ng/ml	0～0.1 ng/ml	2～3h开始升高，12～24h达到峰值。 <0.1ng/ml：无或轻度全身炎症反应，不建议使用抗生素； 0.5～2ng/ml：中度全身炎症反应，可能存在感染，也可能是其他情况，如严重创伤、大型手术、心源性休克； 2～10ng/ml：很可能为脓毒症、严重脓毒症或脓毒性休克，具有高度器官功能障碍风险 ≥10 ng/ml：几乎均为严重细菌性脓毒症或脓毒性休克，常伴有器官功能衰竭，具有高度死亡风险
全程C～反应蛋白[hsCRP+CRP]	全血8.5ul 血清或血浆5ul	hsCRP：0.5～5 mg/l CRP：5～200mg/l	CRP：0～10 mg/l hsCRP：0～1 mg/l 新生儿正常范围：<2mg/l	6～8h开始升高，24～48h达到峰值。 CRP：<10mg/l：可能存在细菌或病毒感染；10～20mg/l：轻微感染；20～50mg/l：一般细菌感染；>50mg/l：严重细菌感染 hsCRP：1～3mg/l：患心血管疾病中度风险，3～10mg/l：患心血管疾病高度风险；>10mg/l：急性炎症； 新生儿：>2mg/l高度怀疑细菌感染。

检测项目	检测标本和取样量	检测范围	参考区间	检测结果临床意义
血清淀粉样蛋白A（SAA）	全血10ul 血清或血浆10ul	1.0~300 mg/l	0~10.0 mg/l	2~3h开始升高，4~6h达到峰值。 1. 感染型疾病诊断：细菌感染初期SAA上升的幅度要明显高于CRP；病毒感染中SAA升高明显而CRP升高不明显或者不升高，二者联合检测可鉴别细菌和病毒感染。 2. 避免抗生素滥用。
白介素6（IL~6）	全血75ul 血清或血浆75ul	3~4000pg/mL	0~10.0 pg/mL	细菌感染后，IL~6是最先升高的血清标志物，并且2h达到峰值。 >7pg/mL表明可能存在炎症或其它感染； 7~150pg/mL表明存在轻微炎症或轻微感染； 150~250pg/mL提示一般细菌感染或全身性炎症反应； >250pg/mL提示可能是脓毒症，特异性高达94%。 IL~6是脓毒症早期诊断与预警标志物，PCT是脓毒症确诊指标。
中枢神经特异蛋白（S100β）	全血75ul 血清或血浆75ul	0.05~10ng/ml	0~0.2ng/ml	1. 脑卒中早期辅助诊断，评估脑损伤程度及预后。 2. 创伤性颅脑损伤早期诊断，评估损伤程度及预后。 3. 心肺复苏后神经功能的监测与保护。
D~二聚体[D~Dimer]	全血15ul 血浆10ul	0.1~10 mg/l	0~0.5 mg/l	0.5~1.5 ng/ml：血栓低风险；1.5~3 ng/ml：中度风险；3~5 ng/ml：高度风险；>5 ng/ml：高度风险[死亡率增高]。
肌钙蛋白I[cTnI]	全血75ul 血清或血浆75ul	0.03~50 ng/ml	0~0.3 ng/ml	>0.3ng/ml提示患心肌梗死风险。诊断心肌梗死的首选指标：cTnI在心肌梗死发生后的4~8小时升高，12~16小时达到峰值，11~14天恢复正常。
肌红蛋白[Myo]	全血75ul 血清或血浆75ul	2.4~400 ng/ml	0~58 ng/ml	>58ng/ml提示患心肌梗死风险。在急性心肌损伤时，MYO最早被释放入血，症状发作1小时后即见升高，2~4h迅速上升，6~9h达到最高，24h左右又恢复正常值；若胸痛4h内MYO未见增高，AMI可能性较低。
肌酸激酶同工酶[CK~MB]	全血75ul 血清或血浆75ul	0.32~80 ng/ml	0~5 ng/ml	>5ng/ml提示患心肌梗死风险。CK~MB在心梗发生后3~8小时内超过正常水平；12~24小时内达到高峰；3~4d恢复正常。与心梗的程度及范围密切相关。
心肌损伤三项联检[cTnI/Myo/CK~MB]	全血75ul 血清或血浆75ul	cTnI0.1~50ng/ml CK~MB0.3~100ng/ml MYO2~400ng/ml	同各单项	诊断AMI；排除AMI；判断冠脉再通；判断溶栓治疗效果；对急性冠脉综合征进行危险评分。

第十三章　循环系统常用诊疗技术及护理

第一节　心脏起搏治疗

　　心脏起搏器简称起搏器（pacemaker），是一种医用电子仪器，它通过发放一定形式的电脉冲刺激心脏，使之激动和收缩，即模拟正常心脏的冲动形成和传导，以治疗由于某些心律失常所致的心脏功能障碍。心脏起搏器由脉冲发生器和起搏电极导线组成。根据起搏器应用的方式分为：临时心脏起搏（采用体外携带式起搏器）和植入式心脏起搏（起搏器一般埋植在病人胸部的皮下组织内）。

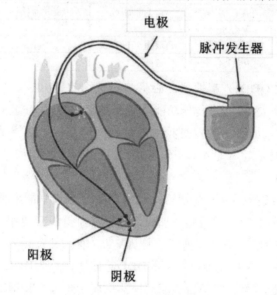

　　　　电极

　　　　　　脉冲发生器

　　阳极

　　　　阴极

图13-1　心脏起搏器组成

【起搏器的功能及类型】

1. 起搏器命名代码　为使日益增多的起搏器的命名统一，目前多采用2002年由北美心脏起搏电生理学会与英国心脏起搏和电生理学组专家委员会制定的NASPE/BPEG起搏器代码，即NBG代码命名不同类型的起搏产品。

　　由于起搏治疗技术进展迅速，现行的代码规则从出现至今已经有很大的改变，第四位和第五位的代码现在已少用或弃用，现将常用的代码命名介绍如下（表13-1）。

2. 起搏器的功能类型

（1）心室按需（VVI）型起搏器：电极置于心室。起搏器按规定的周长或频率发放脉冲起搏心室，如有自身的心搏，起搏器能感知自身心搏的QRS波，起抑制反应，并重整脉冲发放周期，避免心律竞争。但此型起搏器只保证心室起搏节律，而不能保持房室顺序收缩，因而是非生理性的。

（2）心房按需（AAI）型起搏器：电极置于心房。起搏器按规定的周长或频率发放脉冲起搏心房，并下传激动心室，以保持心房和心室的顺序收缩。如有自身的心房搏动，起搏器能感知自身的P波，起抑制反应，并重整脉冲发放周期，避免心房节律竞争。

表13-1　NBG起搏器代码

（北美心脏起搏电生理学会与英国心脏起搏和电生理学组，2002）

第一位	第二位	第三位	第四位	第五位
	O无	O无	O无	O无
A心房	A心房	I抑制	R频率调整	A心房
V心室	V心室	T触发		V心室
D心房+心室	D心房+心室	D双重（I+T）		D心房+心室
S心房或心室	S心房或心室			

（3）双腔（DDD）起搏器：心房和心室均放置电极。如自身心率慢于起搏器的低限频率，导致心室传导功能障碍，则起搏器感知P波触发心室起搏（呈VDD工作方式）。如心房的自身频率过缓，但房室传导功能是好的，则起搏器起搏心房，并下传心室（呈AAI工作方式）。此种起搏器能保持心房和心室的顺序收缩。

（4）频率自适应（R）起搏器：起搏器的起搏频率能根据机体对心排血量的要求而自动调节适应，起搏频率加快，则心排血量相应增加，满足机体生理需要。具有频率自适应的VV1起搏器，称为VVIR型；具有频率自适应的AAI起搏器，称为AAIR型；具有频率自适应的DDD起搏器，称为DDDR型。以上心房按需起搏器、双腔起搏器、频率自适应起搏器均属于生理性起搏器。

目前在临床中已开始使用体内植入型心律转复除颤器（implantable cardioverter defibrillator，ICD）和心脏再同步治疗起搏器（CRT），以及可提供除颤治疗及心脏再同步治疗的起搏器CRTD（CRT+ICD）。ICD具备除颤、复律、抗心动过速起搏及抗心动过缓起搏等功能。CRT目前主要用于纠正由于双室收缩不同步引发的心力衰竭。

【适应证】

1. 植入式心脏起搏

（1）明确的症状性心动过缓，建议植入永久性起搏器。

（2）临床症状可能与心动过缓相关，可以植入永久性起搏器。

（3）二度Ⅱ型及三度房室传导阻滞，无论有无临床症状，均应植入永久性起搏器。二度Ⅰ型房室阻滞病人有明确的临床症状，明确传导阻滞部位位于房室束及其以下水平，考虑植入永久性起搏器。

（4）存在病态窦房结综合征者，出现由窦性停搏或窦房阻滞导致的症状性心动过缓。

（5）反射性晕厥病人，年龄≥40岁，出现反复发作的无征兆的晕厥，并且记录到症状性的心脏停搏和（或）房室阻滞。

（6）既往有晕厥病史，记录到无症状的心脏停搏＞6秒（心脏停搏由窦性停搏、窦房阻滞或房室传导阻滞引起）。

（7）药物治疗效果不满意的顽固性心力衰竭。

近年来，随着起搏新技术的不断研发，起搏器治疗的适应证不断扩展，如预防和治疗心房颤动，预防和治疗长QT间期综合征的恶性室性心律失常，辅助治疗梗阻性肥厚型心肌病等。

2．临时心脏起搏 适用于：①阿-斯综合征发作、一过性高度或完全房室传导阻滞且逸搏心律过缓；②操作过程中或急性心肌梗死、药物中毒、严重感染等危急情况下出现危及生命的缓慢型心律失常。植入临时起搏器之后，如评估病人有植入永久性起搏器的指征，应尽早更换为永久性起搏器。也可超速抑制治疗异位快速心律失常。

【方法】

1．临时心脏起搏 采用电极导线经外周静脉（常用股静脉或锁骨下静脉）送至右心室，电极接触到心内膜，起搏器置于体外。放置时间不能太久，一般不能超过1个月，以免发生感染。

2．植入式心脏起搏 适用于所有需长期起搏的病人。单腔起搏：将电极导线从头静脉、锁骨下静脉或颈内静脉跨越三尖瓣送入右心室内嵌入肌小梁中，脉冲发生器多埋藏在胸壁胸大肌表面，而非皮下组织中。双腔起搏：一般将心房起搏电极导线顶端置于右心房，心室起搏电极置于右心室。三腔起搏时如行双房起搏则左房电极放置在冠状窦内，如行心脏再同步治疗（双心室）时，左室电极经过冠状窦放置在左室侧壁冠状静脉处。

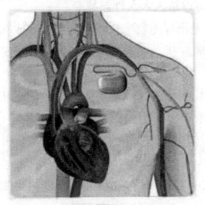
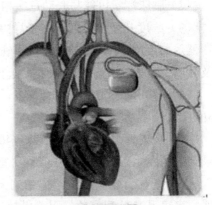

单腔起搏器　　　　　　　　　双腔起博器

图13-2　植入式心脏起搏示意图

【护理】

1．术前护理

（1）心理护理：根据病人的年龄、文化程度、心理素质等，采用适当的形式向病人及家属介绍手术的必要性和安全性，手术的过程、方法和注意事项，以解除思想顾虑和精神紧张，取得最佳手术配合。必要时手术前应用镇静药，保证充足的睡眠。

（2）协助检查：指导病人完成必要的实验室及其他检查，如血常规、尿常规、血型、出凝血时间、胸部X线、心电图、动态心电图、超声心动图等。

（3）皮肤准备：通常经股静脉临时起搏，备皮范围是会阴部及双侧腹股沟；植入式起搏备皮 范围是左上胸部，包括颈部和腋下，备皮后注意局部皮肤清洁。

（4）抗生素皮试。

（5）训练病人平卧位床上排尿，以免术后由于卧床体位而出现排尿困难。

（6）术前应用抗凝血药者需停用至凝血酶原时间恢复在正常范围内。如不能停用药物者，术前应准备止血药，以备术中使用。

（7）术前建立静脉通道，术前30分钟至2小时预防性应用抗生素1次。

2．术中配合

（1）严密监测心率、心律、呼吸及血压的变化，发现异常立即通知医生。

（2）关注病人的感受，了解病人术中疼痛情况及其他不适主诉，并做好安慰解释工作，帮助 病人顺利配合手术。

3．术后护理

（1）休息与活动：术后将病人平移至床上，植入式起搏者需保持平卧位或略向左侧卧位8～12小时，如病人平卧极度不适，可抬高床头30。～60。。术侧肢体不宜过度活动，勿用力咳嗽，以 防电极脱位，如出现咳嗽症状，尽早应用镇咳药。经股静脉安置临时起搏器的病人需绝对卧床，平卧或左侧卧位，术侧肢体避免屈曲或活动过度。卧床期间做好生活护理。术后第1次下床活动 应动作缓慢，防止跌倒。

（2）监测：术后描记12导联心电图，进行心电监护，监测脉搏、心率、心律、心电变化及病 人自觉症状，及时发现有无电极导线移位或起搏器起搏、感知障碍。术后监测体温，观察有无腹 壁肌肉抽动、心肌穿孔等表现，及时报告医生并协助处理。出院前常规行胸部X线检查和起搏器 功能测试。

（3）伤口护理与观察：植入式起搏者伤口局部以沙袋加压6小时，且每间隔2小时解除压 迫5分钟；或局部加压包扎即可。保持切口处皮肤清洁干燥，严格无菌换药，术后24小时换药 1次，伤口无异常可2~3天换药1次。观察起搏器囊袋有无肿胀，观察伤口有无渗血、红、肿，病人有无局部疼痛、皮肤变暗发紫、波动感等，及时发现出血、感染等并发症。如切口愈合良 好，一般术后第7天拆线（采用可吸收缝线者不用拆线）。临时起搏者每天换药，防止感染。

（4）植入式心脏起搏安装术后无须常规应用抗生素预防感染。临时起搏器安装一般不需应用 抗生素，依据病情如病人以股静脉入路，并且留置时间长，可预防性应用抗生素。禁用活血化瘀 药物，防止皮下瘀血。

【健康指导】

1. 起搏器知识指导 告知病人起搏器的设置频率及使用年限。指导其妥善保管好起搏器卡 （有起搏器型号、有关参数、安装日期、品牌等），外出时随身携带，便于出现意外时为诊治提供 信息。告知病人应避免强磁场和高电压的场所（如核磁、激光、变电站等），但家庭生活用电一般不影响起搏器工作。嘱病人一旦接触某种环境或电器后出现胸闷、头晕等不适，应立即离开现 场或不再使用该种电器。随着技术的不断更新，目前移动电话对起搏器的干扰作用很小，推荐平 时将移动电话放置在远离起搏器至少15cm的口袋内，拨打或接听电话时采用对侧。

2. 病情监测指导 教会病人每天自测脉搏2次，出现脉率比设置频率低10%或再次出现安 装起搏器前的症状应及时就医。不要随意抚弄起搏器植入部位。自行检查该部位有无红、肿、 热、痛等炎症反应或出血现象，出现不适立即就医。

3. 活动指导 早期靠近心脏起搏器的手臂只能进行轻微活动，避免剧烈运动，装有起搏 的一侧上肢应避免做用力过度或幅度过大的动作（如打网球、举重物等），以免影响起搏器功能 或使电极脱落。

4. 定期随访 植入起搏器后的随访时间与病人临床情况变化、植入的起搏器类型有关，一 般要求植入后1个月、3个月、6个月各随访1次，以后每3个月至半年随访1次。接近起搏器使 用年限时，应缩短随访间隔时间，改为每月1次或更短一些，在电池耗尽之前及时更换起搏器。

知识链接：

Micra（无导线心脏起搏器）

美敦力Micra无导线心脏起搏器，被媒体誉为"全球体积最小的心脏起搏器"，体积仅有维生素胶囊大小，体积比传统心脏起搏器减小93%，重量仅约2克，拥有强大的电池续航能力，配合兼容1.5 T/3.0 T全身核磁共振扫描检查等创新功能。2020年进口博览会在国内上市，临床应用于心律失常微创手术治疗。

工作原理：Micra无导线心脏起搏器集中体现了"微创"医疗科技发展的新趋势，无导线起搏器植入手术过程平均历时约30分钟，术后可快速恢复正常活动，两天内即可恢复日常工作生活。直接安装于心脏内，心跳过慢时，通过发出电脉冲使患者恢复健康心跳频率。

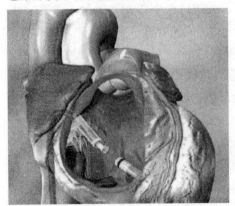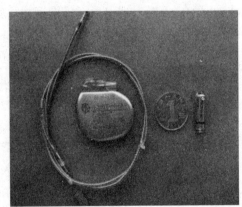

图13-3　无导线心脏起搏器

第二节　心脏电复律

心脏电复律是在短时间内向心脏通以高压强电流，使全部或大部分心肌瞬间同时除极，然后心脏自律性最高的起搏点重新主导心脏节律，通常是窦房结。因最早用于消除心室颤动，故亦称 为心脏电除颤，用于电复律的仪器称作除颤器。

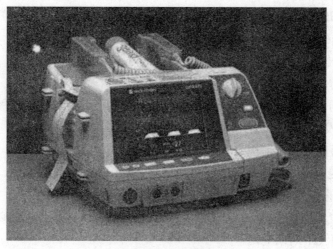

图13-4 除颤器

【适应证】

1. 心室颤动和扑动是心脏电除颤的绝对指征。

2. 心房颤动和心房扑动伴血流动力学障碍者可选择电复律。

3. 药物及其他方法治疗无效或有严重血流动力学障碍的阵发性室上性心动过速、室性心动过速、预激综合征伴心房颤动者可选择电复律。

【禁忌证】

1. 病史多年，心脏（尤其是左心房）明显增大及心房内有新鲜血栓形成或近3个月有栓塞史。

2. 伴高度或完全性房室传导阻滞的心房颤动或扑动。

3. 伴病态窦房结综合征的异位性快速心律失常。

4. 有洋地黄中毒、低钾血症时，暂不宜电复律。

【电复律种类与能量选择】

1. 直流电非同步电除颤 临床上用于心室颤动与扑动，此时已无心动周期，也无QRS波，病人神志多已丧失，应立即实施电除颤。除颤开始时间越早，除颤成功率越高。通常成人使用单相波除颤能量为360J，双向波能量为200J。有时快速的室性心动过速或预激综合征合并快速心房颤动均有宽大的QRS和T波，除颤器在同步工作方式下无法识别QRS波而不放电，此时也可用低电能非同步电除颤，以免延误病情。

2. 直流电同步电复律适用于除心室颤动与扑动以外的快速型心律失常。除颤器一般设有同步装置，选择同步键，则可使放电时电流正好与心电图上的R波同步，即电流刺激落在心室肌的绝对不应期，从而避免在心室的易损期放电导致室速或室颤。通常经胸壁体外电复律能量选择为：心房颤动和室上性心动过速在100～150J左右；室性心动过速为100～200J左右；心房扑动所需能量一般较小，在50～100J左右。

【同步电复律的护理】

1. 术前护理

（1）向择期复律的病人介绍电复律的目的和必要性、大致过程、可能出现的不适和并发症，取得其合作。

（2）遵医嘱做术前检查（血电解质等）。

（3）遵医嘱停用洋地黄类药物24～48小时，给予改善心功能、纠正低钾血症和酸中毒的药物。有心房颤动的病人复律前应进行抗凝治疗。

（4）复律前1～2天口服奎尼丁，预防转复后复发，服药前做心电图，观察QRS波时限及QT间期变化。

（5）复律术前禁食6小时，排空膀胱。

（6）物品准备：除颤器、生理盐水、导电糊、纱布垫、地西泮、心电和血压监护仪及心肺复苏所需的抢救设备和药品。

2. 术中配合

（1）病人平卧于绝缘的硬板床上，松开衣领，有义齿者取下，开放静脉通路，给予氧气吸入。术前做全导联心电图。

（2）清洁电击处的皮肤，连接好心电导联线，贴放心电监测电极片时注意避开除颤部位。

（3）连接电源，打开除颤器开关，选择一个R波高耸的导联进行示波观察。选择"同步"键。

（4）遵医嘱用地西泮0.3～0.5mg/kg缓慢静注，至病人睫毛反射开始消失的深度。麻醉过程中严密观察病人的呼吸。

（5）充分暴露病人前胸，将两电极板上均匀涂满导电糊或包以生理盐水浸湿的纱布，分别置于胸骨右缘第2～3肋间和心尖部，两电极板之间距离不应小于10cm，与皮肤紧密接触，并有一定压力。按充电钮充电到所需功率，嘱任何人避免接触病人及病床，两电极板同时放电，此时病人身体和四肢会抽动一下，通过心电示波器观察病人的心律是否转为窦性。

（6）根据情况决定是否需要再次电复律。

3. 术后护理

（1）病人卧床休息24小时，清醒后2小时内避免进食，以免恶心、呕吐。

（2）持续心电监护24小时，注意心律、心率变化。

（3）密切观察病情变化，如神志、瞳孔、呼吸、血压、皮肤及肢体活动情况，及时发现病人有无栓塞征象，有无因电击而致的各种心律失常及局部皮肤灼伤、肺水肿等并发症，并协助医生给予处理。

（4）遵医嘱继续服用奎尼丁、洋地黄或其他抗心律失常药物以维持窦性心律。

临床上一旦心电监护发现室扑室颤，此时病人意识已丧失，需紧急电除颤。

第三节　心导管检查术

心导管检查是通过心导管插管术（cardiac catheterization ）进行心脏各腔室、瓣膜与血管的构造 及功能的检查，包括右心导管检查与选择性右心造影、左心导管检查与选择性左心造影，是一种 非常有价值的诊断方法。其目的是明确诊断心脏和大血管病变的部位与性质、病变是否引起了血 流动力学改变及其程度，为采用介入性治疗或外科手术提供依据。

【适应证】

1．需作血流动力学检测者，从静脉置入漂浮导管至右心及肺静脉。

2．先天性心脏病，特别是有心内分流的先心病诊断。

3．心内电生理检查。

4．室壁瘤需了解瘤体大小与位置以决定手术指征。

5．静脉及肺动脉造影。

6．选择性冠状动脉造影术。

7．心肌活检术。

【禁忌证】

1．感染性疾病，如感染性心内膜炎、败血症、肺部感染等。

2．严重心律失常及严重的高血压未加控制者。

3．电解质紊乱，洋地黄中毒。

4．有出血倾向者，现有出血性疾病或正在进行抗凝治疗。

5．外周静脉血栓性静脉炎。

6．严重肝肾损害者。

【方法】

一般采用Seidinger经皮穿刺法，局麻后自股静脉、上肢贵要静脉或锁骨下静脉（右心导管术） 或股动脉（左心导管术）插入导管到达相应部位。连续测量并记录压力，必要时采血行血气分 析。插入造影导管至相应部位，注入造影剂，进行造影。

【护理】

1．术前护理

（1）向病人及家属介绍手术的方法和意义、手术的必要性和安全性，以解除思想顾虑和精神 紧张，必要时手术前晚遵医嘱给予口服镇静药，保证充足的睡眠。

（2）指导病人完成必要的实验室检查（血尿常规、血型、出凝血时间、电解质、肝肾功能）、胸部X线、超声心动图等。

（3）根据需要行双侧腹股沟及会阴部或上肢、锁骨下静脉穿刺术区备皮及清洁皮肤。

（4）穿刺股动脉者检查两侧足背动脉搏动情况并标记，以便于术中、术后对照观察。

（5）穿刺股动脉者训练病人术前进行床上排尿。

（6）指导病人衣着舒适，术前排空膀胱。

（7）术前不需禁食，术前一餐饮食以六成饱为宜，可进食米饭、面条等，不宜喝牛奶、吃海 鲜和油腻食物，以免术后卧床出现腹胀或腹泻。

2．术中配合

（1）严密监测生命体征、心律、心率变化，准确记录压力数据，出现异常及时通知医生并配 合处理。

（2）因病人采取局麻，在整个检查过程中神志始终是清醒的，因此，尽量多陪伴在病人身 边，多与病人交谈，分散其注意力，以缓解对陌生环境和仪器设备的紧张焦虑感等。同时告知病 人出现任何不适应及时告诉医护人员。

（3）维持静脉通路通畅，准确及时给药。

（4）准确递送所需各种器械，完成术中记录。

（5）备齐抢救药品、物品和器械，以供急需。

3．术后护理

（1）卧床休息，做好生活护理。

（2 ）静脉穿刺者肢体制动4～6小时；动脉穿刺者压迫止血15～20分钟后进行加压包扎，以 1kg沙袋加压伤口 6～8小时，肢体制动24小时。观察动、静脉穿刺点有无出血与血肿，如有异 常立即通知医生。检查足背动脉搏动情况，比较两侧肢端的颜色、温度、感觉与运动功能情况。

（3）监测病人的一般状态及生命体征。观察术后并发症，如心律失常、空气栓塞、出血、感 染、热原反应、心脏压塞、心脏穿孔等。

第四节　射频消融术

射频消融术（radio frequency catheter ablation，RFCA）是利用电极导管在心腔内某一部位释放射 频电流而导致局部心内膜及心内膜下心肌的凝固性坏死，达到阻断快速心律失常异常传导束和起 源点的介入性技术。射频电流是一种正弦波形，是频率为300～750kHz的交流电流。

【适应证】

1．预激综合征合并阵发性心房颤动和快速心室率。

2．房室折返性心动过速、房室结折返性心动过速、房速和无器质性心脏病证据的室性期前 收缩和室性心动过速呈反复发作性，或合并有心动过速心肌病，或者血流动力学不稳定者。

3．发作频繁和（或）症状重、药物治疗不能满意控制的心肌梗死后室速，多为ICD的补充治疗。

4．发作频繁、心室率不易控制的房扑。

5．发作频繁，症状明显的心房颤动。

6．不适当窦速合并心动过速心肌病。

【禁忌证】

同心导管检查术。

【方法】

首先行电生理检查以明确诊断并确定消融靶点。选用射频消融导管引入射频电流。消融左侧 房室旁路时，消融导管经股动脉逆行或股静脉经房间隔置入；消融右侧房室旁路或改良房室结 时，消融导管经股静脉置入。确定电极到位后，能量5～55W放电10～60秒。重复电生理检查，确认异常传导途径或异位兴奋灶消失。由于目前尚未完全认识房颤的发生机制，导致消融方法的 多样性，常用术式包括肺静脉节段性电隔离、左房线性消融、环肺静脉电隔离、碎裂电位消融、 神经丛消融、递进式消融等及上述不同术式的组合。

【护理】

1．术前护理

（1）射频消融术：

①术前停用抗心律失常药物5个半衰期以上。

②协助并指导病人完成相关的实验室及其他检查，如血常规、尿常规、血型、出凝血时间，心电图，胸片、心脏彩超、必要时行动态心电图等检查。

③皮肤准备：双侧腹股沟、会阴部和颈、胸部备皮。

④训练床上大小便。

⑤向病人及家属讲解手术目的、简单的操作过程及术中配合要点，安抚病人，消除恐惧、焦虑情绪。

⑥术前一餐应少食但不禁饮食。

（2）心房纤颤射频消融术

①术前向患者做好解释工作，介绍心房纤颤射频消融术的治疗目的，手术大致过程，消除患者紧张情绪。

②常规行电解质、血常规、凝血常规、血型、肝功能、心电图、心脏彩超、肺静脉+左心房CT三维成像，经食道心脏彩超等一系列检查。

③术前一天练习在床上大小便。

④术前为患者进行双侧腹股沟、会阴部和颈、胸部备皮。

⑤术前留置静脉留置针，根据医嘱留置尿管。

⑥术前禁食禁水6~8h。

⑦房颤消融者术前服用华法林维持INR在2.0~3.0之间或者新型口服抗凝药物至少3周或 行食管超声检查确认心房内无血栓方可手术。华法林抗凝达标者术前无须停药，维持INR在2.0~3.0。新型口服抗凝药物达比加群、利伐沙班、阿哌沙班用于术前抗凝，优点是不需要INR监测，不需要常规调整剂量，较少食物或药物相互作用，但费用较高，原则上不可用于严重肾功能不全 病人。

2．术中配合

（1）严密监护病人血压、呼吸、心率、心律等变化，密切观察有无心脏压塞、心脏穿孔、房 室传导阻滞或其他严重心律失常等并发症，并积极协助医生进行处理。

（2）做好病人的解释工作，如药物、发放射频电能引起的不适症状，或由于术中靶点选择困 难导致手术时间长等，以缓解病人紧张与不适，帮助病人顺利配合手术。

3．术后护理

（1）射频消融术：

①动脉穿刺者压迫止血15~20分钟后进行加压包扎，以1Kg沙袋加压伤口6-8小时，肢体制动24小时。静脉穿刺者肢体制动12小时，压沙袋4~6小时。观察伤口有无渗血、周围肿胀、肢体远端动脉搏动及血液循环情况等。

②保持穿刺部位清洁、干燥。卧床期间做好生活护理，进食易消化饮食，保持大便通畅，必要时应用缓泻剂。

③描记12导联心电图。

（2）心房纤颤射频消融术

①患者返回病房后，叮嘱患者卧床休息，术侧下肢保持平直，勿弯曲。穿刺者肢体制动12小时，压沙袋4～6小时。观察伤口有无渗血、周围肿胀、肢体远端动脉搏动及血液循环情况等。

②术后心电监护24小时，观察患者生命体征变化及病情变化。

③协助患者做好生活、心理护理，术后1月进食温热、软烂的食物，避免过热过硬，以免损伤食道。

④患者病情稳定后，护士指导、鼓励患者术后6小时左右可进行床上翻身活动。患者解除绷带后可下床活动，防止下肢深静脉血栓形成。

⑤描记12导联心电图。

（3）观察术后并发症，如房室传导阻滞、窦性停搏、血栓与栓塞、气胸、心脏压塞等。始抗凝，出血风险高的病人可延迟到48～72小时再重新开始抗凝治疗，术后 起始可用肝素或低分子量肝素与华法林重叠，华法林达标后停用肝素和低分子量肝素。必要时遵 医嘱使用胺碘酮、美托洛尔等药物。

4．心房纤颤射频消融术健康宣教

（1）术后3个月内，第2周、1、2、3个月各复查一次。

（2）出院后如果出现房颤，可以用1个本子记录下每次房颤发作的持续时间，以便计算每个月的房颤总持续时间。此外，尽可能记录下房颤发作时的心电图。

（3）遵医嘱服用抗凝和抗心律失常药物，观察药物疗效和不良反应。

第五节　心瓣膜病介入性治疗

（一）定义

心脏瓣膜病是由于炎症、黏液样变性、退行性改变、先天畸形、缺血性坏死、创伤等原因引起的单个或多个瓣膜结构（包括瓣叶、瓣环、腱索或乳头肌）的功能或结构异常，导致瓣膜口狭窄及（或）关闭不全的一类心脏病。其中以二尖瓣受累最为常见，其次是主动脉瓣。

如今，随着生活和医疗水平的提高，我国风湿性心脏瓣膜病患病率正有所下降，但仍然是最常见的心脏瓣膜病。风湿性心脏瓣膜病简称风心病，是风湿热引起的风湿性心脏炎症过程所致的心瓣膜损害，主要累及40岁以下人群，临床上以二尖瓣最常受累，其次为主动脉瓣，有效控制和预防风湿热活动，是延缓病情进展和恶化的重要措施之一。

经皮穿刺球囊二尖瓣成形术（percutaneous balloon mitral valvuloplasty，PBMV）是缓解单纯二尖瓣狭窄的首选方法，可获得与外科二尖瓣闭式分离术相似的效果。具有创伤小、相对安全、疗效佳、恢复快、可重复应用等特点，同时对于拒绝和不能耐受外科手术的病人，也是一种有效的治疗方法。

【适应证】

1. 中至重度二尖瓣狭窄，瓣叶较柔软，无明显钙化，且无左心房血栓或无中重度二尖瓣关闭不全，心功能Ⅱ～Ⅲ级者。

2. 外科分离术后再狭窄。

【禁忌证】

1. 二尖瓣狭窄伴有中度至重度的二尖瓣反流及主动脉瓣病变。

2. 左心房血栓或近期（半年内）有体循环栓塞史。

3. 严重的瓣下结构病变，二尖瓣有明显钙化为相对禁忌证。

4. 风湿活动。

【方法】

经皮穿刺将球囊导管从股静脉送入右心房，通过房间隔穿刺送入左心房并到达二尖瓣口，稀释造影剂向球囊内快速加压充盈，膨胀的球囊将粘连狭窄的二尖瓣交界部分离。

【护理】

1. 术前护理 同心导管检查术。术前应进行经食管超声探查有无左心房血栓，有血栓者或慢性心房颤动的病人应在术前充分应用华法林抗凝。

2. 术中配合同心导管检查术，另应注意扩张前测量右房压力，扩张前后测量并记录左房压力。

3. 术后护理 基本同心导管检查术，应注意以下几点：

（1）术后第2天复查超声心动图评价扩张效果。

（2）伴心房颤动者继续服用地高辛控制心室率及华法林等抗凝血药。

（3）观察术后并发症，如二尖瓣反流、心脏压塞、体循环动脉血栓与栓塞等。

（二）经皮穿刺球囊肺动脉瓣成形术

经皮穿刺球囊肺动脉瓣成形术（percutaneous balloon pulmonary valvuloplasty，PBPV）是治疗单纯肺动脉瓣狭窄的首选治疗方法，具有不需开胸、创伤小且相对安全等优点。

【适应证】

1. 以单纯肺动脉瓣狭窄伴有狭窄后扩张者效果最佳。

2．狭窄程度以跨瓣压差≥50mmHg为介入指征，目前趋向将指征降为≥40mmHg。

3．肺动脉瓣狭窄，手术治疗后出现再狭窄者亦可行PBPV。

4．复杂的先天性心脏病手术前的缓解治疗，或不能接受手术者的姑息治疗，如肺动脉瓣狭窄合并房间隔缺损等。

【禁忌证】

1．肺动脉瓣下狭窄即右室流出道漏斗部狭窄者。

2肺动脉瓣上狭窄瓣膜发育不良，无肺动脉狭窄后扩张者。

【方法】

经皮穿刺股静脉，插入右心导管测得肺动脉瓣狭窄压力阶差，将球囊扩张导管送入，直至球 囊中部恰好跨在肺动脉瓣处，向球囊中注入稀释的造影剂，充盈、加压，直至球囊被狭窄瓣口压 迫形成的"腰状征"消失，表示扩张成功。

【护理】

1．术前护理 同心导管检查术外，应注意以下几点：

（1）术前超声心动图检查，测肺动脉瓣收缩压力阶差。

（2）如为小儿需施行全麻者，需按全麻护理常规向家属交代禁食、禁饮等注意事项，并遵医 嘱适当补液及完成术前给药。

2．术中配合 同心导管检查术，应注意以下几点：

（1）严密监测并准确记录扩张前后的右心室压、肺动脉至右心室压力阶差。

（2）全麻患儿应注意观察呼吸、意识、心率、心律、血压、血氧饱和度等变化，出现异常及 时通知医生。

3．术后护理 同心导管检查术外，应注意以下几点：

（1）全麻患儿按全麻术后护理常规进行护理。

（2）观察术后并发症，如心脏压塞、心律失常、出血、右心室流出道损伤、右心室流出道穿 孔等。

（3）术后24小时内复查超声心动图，评价扩张效果。

（三）经导管主动脉瓣置换术

经导管主动脉瓣置换术（transcatheter aortic valve replacement，TAVR）在我国自2010年实施首例以 来，该技术逐步在国内推广应用。外科手术禁忌、预期寿命超过1年、症状性钙化性重度主动脉 瓣狭窄是其I类适应证。TAVR术后并发症包括传导阻滞、瓣周漏、脑卒中、局部血管并发症、冠 状动脉阻塞及心肌梗死等。经导管肺动脉瓣置换术（transcatheter pulmonary valve replacement，

TPVR）主要用于重度肺动脉瓣反流的病人。这两种瓣膜病介入手术及护理尚需进一步积累临床经验。

第六节　主动脉内球囊反搏术

主动脉内球囊反搏（intra-aortic balloon bump，IABP ）装置由球囊导管和驱动控制系统两部分组成。目前使用的是双腔球囊导管，除与球囊相连的管腔外，还有一个中心腔，可通过压力传感器监测主动脉内的压力。驱动控制系统由电源、驱动系统、监测系统、调节系统和触发系统等组成。触发模式包括心电触发、压力触发、起搏信号触发和内触发。工作原理：主动脉内球囊通过与心动周期同步充放气，达到辅助循环的作用。在舒张早期主动脉瓣关闭后瞬间立即充盈球囊，大部分血流逆行向上，升高主动脉根部压力，增加冠状动脉的血流灌注，使心肌的供血量增加；小部分血流被挤向下肢及肾脏，轻度增加外周灌注。在等容收缩期主动脉瓣开放前瞬间快速排空球囊，产生"空穴"效应，降低心脏后负荷、左心室舒张末期容积和室壁张力，减少心脏做功及心肌氧耗，增加心排血量。

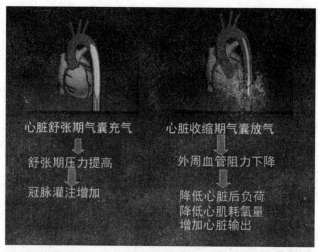

图13-5　主动脉内球囊反搏术示意图

【适应证】

①急性心肌梗死伴心源性休克；②急性心肌梗死伴机械并发症如急性二尖瓣反流、乳头肌功能不全、室间隔穿孔；③难治性不稳定型心绞痛；④难以控制的心律失常；⑤顽固性左心衰竭伴心源性休克；⑥血流动力学不稳定的高危PCI病人（如左主干病变、严重多支病变或重度左心室功能不全等）；⑦冠状动

脉旁路手术和术后支持治疗；⑧心脏外科术后低心排综合征；⑨心脏 移植的支持治疗。

【禁忌证】

①重度主动脉瓣关闭不全；②主动脉夹层动脉瘤或胸主动脉瘤；③脑出血或不可逆的脑损 害；④严重的主动脉或髂动脉血管病变；⑤凝血功能异常。

【方法】

在无菌操作下，经股动脉穿刺送入IABP球囊导管至降主动脉起始下方1～2cm处，确定位置 后缝合固定IABP球囊导管，经三通接头将导管体外端连接反搏仪，调整各种参数后开始反搏。

【护理】

1．术前护理

（1）根据病情向病人及家属交代IABP的必要性和重要性，介绍手术大致过程及可能出现的并 发症，争取尽早实施IABP术，以免错过最佳抢救时机。

（2）检查双侧足背动脉、股动脉搏动情况并作标记；听诊股动脉区有无血管杂音。

（3）完善血常规及血型、尿常规、出凝血时间等相关检查，必要时备血。

（4）股动脉穿刺术区备皮。

（5）术前常规遵医嘱给予抗血小板聚集药物与地西泮等镇静药物。

（6）备齐术中用物、抢救物品、器械和药品。

（7）给予留置导尿，建立静脉通路，以备术中急用。

2．术中配合 基本同心导管检查术外，还应注意以下几点：

（1）记录IABP前病人生命体征、心率、心律、心排血量、心脏指数等相关指标，以利于术后 评价效果。

（2）术中严密监护病人的意识、血压、心率、心律、呼吸等变化，一旦出现紧急情况，积极 配合医生进行抢救。

3．术后护理

（1）病人卧床休息，肢体制动，插管侧大腿弯曲不应超过30°，床头抬高也不应超过30°，以 防导管打折或移位。协助做好生活护理和基础护理，定时协助病人翻身、拍背，减少坠积性肺炎 及压疮的发生。对意识不清病人还应注意做好安全护理。

（2）每小时使用肝素盐水冲洗测压管道，以免血栓形成，注意严格无菌操作；每小时检查穿 刺局部有无出血和血肿情况；每小时观察病人足背动脉搏动情况，注意观察皮肤的温度和病人自 我感觉情况。

（3）持续监测并记录病人生命体征、意识状态、尿量、心排出量、心脏指数、心电图变化（主要是反搏波形变化情况）、搏动压力情况等，观察循环辅助的效果，如出现异常及时通知医生。

（4）仔细观察及发现反搏有效的征兆。反搏满意的临床表现为病人神志清醒、尿量增加、中心静脉压和左心房压在正常范围内、升压药物剂量大幅度减少甚至完全撤除，反搏时可见主动脉 收缩波降低而舒张波明显上升是反搏辅助有效的最有力根据。

（5）遵医嘱进行血、尿等实验室检查，及时报告医生检查结果。

（6）血流动力学稳定后，根据病情逐渐减少主动脉球囊反搏比率，最后停止反搏，进行观 察。每次变换频率间隔应在1小时左右，停止反搏后带管观察的时间不可超过30分钟，以免发生 IABP球囊导管血栓形成。

（7）并发症观察与处理

1）下肢缺血：可出现双下肢疼痛、麻木、苍白或水肿等缺血或坏死的表现。较轻者应使用 无鞘的IABP球囊导管或插入IABP球囊导管后撤出血管鞘管；严重者应立即撤出IABP球囊导管。

2）主动脉破裂：表现为突然发生的持续性撕裂样胸痛、血压和脉搏不稳定甚至休克等不同 表现。一旦发生，应立即终止主动脉内球囊反搏，撤出IABP球囊导管。

3）感染：表现为局部发热、红、肿、化脓，严重者出现败血症。严格无菌操作和预防性应 用抗生素可控制其发生率。

4）出血、血肿：股动脉插管处出血较常见，可压迫止血后加压包扎。

5）气囊破裂而发生气栓塞：气囊破裂时，导管内出现血液，反搏波形消失，应立即停止反 搏，更换气囊导管。

第七节　冠状动脉介入性诊断及治疗

冠状动脉介入性诊断及治疗技术包括冠状动脉造影术和经皮冠状动脉介入治疗技术。冠状动 脉造影术（coronary arterial angiography，CAG ）可以提供冠状动脉病变的部位、性质、程度、范围、 侧支循环状况等的准确资料，有助于选择最佳治疗方案和判断预后，是临床诊断冠心病的"金标准"。评定冠状动脉狭窄程度一般用TIMI （ thrombolysis in myocardial infarction ）试验所提出的分级标准，见表13-2。经皮冠状动脉介入治疗（percutaneous coronary intervention，PCI ）是用心导管技术疏通狭窄甚至闭塞的冠状动脉管腔，从而改善心肌血流灌注的方法，包括经皮冠状动脉腔内成 形术（percutaneous transluminal coronary angioplasty，PTCA ）、经皮冠状动脉内支架植入术（percutaneous intracoronary stent implantation ）冠状动脉内旋切术、旋磨术和激光成形术。

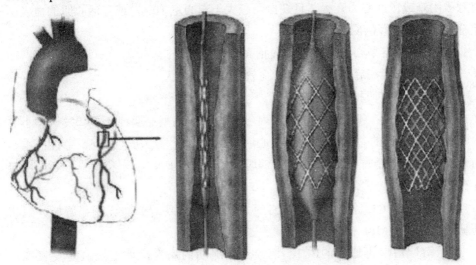

图13-6　经皮冠状动脉内支架植入术示意图

表13-2　TIMI分级

TIMI分级	判断标准
0级	无血流灌注，闭塞血管远端无血流
1级	造影剂部分通过，冠状动脉狭窄远端不能完全充盈
II级	冠状动脉狭窄远端可完全充盈，但显影慢，造影剂消除也慢
III级	冠状动脉远端造影剂完全而且迅速充盈和消除，同正常冠状动脉血流

【适应证】

1.冠状动脉造影术

（1）药物治疗效果不好，估计要做血运重建的心绞痛病人；病人的心绞痛症状不严重，但其他检查提示多支血管病变、左主干病变。

（2）不稳定型心绞痛，如新发生的心绞痛、梗死后心绞痛，变异型心绞痛；急性心肌梗死病人等。

（3）冠心病的诊断不明确，需要做冠状动脉造影明确诊断，如不典型的胸痛，无创检查的结果模棱两可。

（4）难以解释的心力衰竭或室性心律失常。

（5）拟进行其他较大手术而疑诊冠心病的病人，包括心电图异常（Q波、S-T改变）、不典 型心绞痛和年龄＞65岁的病人；拟行心脏手术的病人，如年龄＞50岁应常规行冠状动脉造影。

2．经皮冠状动脉介入治疗

（1）稳定型心绞痛：左主干病变直径狭窄＞50% ；前降支近段狭窄

≥70%；伴左心室功能减 低的2支或3支病变；心肌核素等检测方法证实缺血面积大于左心室面积的10%；任何血管狭窄≥70%伴心绞痛，且优化药物治疗无效；有呼吸困难或慢性心力衰竭，且缺血面积大于左心室10%，或存活心肌的血供由狭窄≥70%的血管供应者。

（2）不稳定型心绞痛、非ST段抬高型心肌梗死。

（3）介入治疗后心绞痛复发，血管再狭窄的病人。

（4）急性ST段抬高型心肌梗死。

1）直接PCI：①发病12小时以内急性ST段抬高型心肌梗死；②发病12小时内不能药物溶 栓的急性ST段抬高型心肌梗死；③合并心源性休克、急性严重心力衰竭，无论是否时间延迟； ④发病时间超过12小时，临床和（或）心电图仍存在缺血。

2）补救性PCI：溶栓治疗后仍有明显胸痛，抬高的ST段无明显降低，冠状动脉造影显示 TIMI0～Ⅱ级血流者。

3）溶栓治疗再通者的PCI：溶栓治疗成功的病人，如无缺血复发表现，7～10天后根据冠状 动脉造影结果，对适宜的残留狭窄病变行PCI治疗。

（5）冠状动脉旁路移植术后复发心绞痛的病人。

【禁忌证】

以下禁忌证是相对的，若因冠脉血管原因而危及病人生命急需行PCI时，则无须考虑禁忌 证，但应做好充分的术前准备。

1. 无心肌缺血或心肌梗死症状和证据者。

2. 冠状动脉轻度狭窄（<50%）或仅有痉挛者。

3. 近期有严重出血病史，凝血功能障碍，不能耐受抗血小板和抗凝双重治疗者。

4. 造影剂过敏、严重心肺功能不全不能耐受手术、晚期肿瘤、消耗性恶病质、严重肝肾衰竭者。

【方法】

以下重点介绍CAG、PTCA及冠状动脉内支架植入术。

1. CAG是用特形的心导管经桡动脉、股动脉或肱动脉送到主动脉根部（目前最常选用经 桡动脉途径），分别插入左、右冠状动脉口，注入造影剂使冠状动脉及其主要分支显影。

2. PTCA是在冠状动脉造影确定狭窄病变部位后，将带球囊的导管送入冠状动脉到达狭窄 节段，扩张球囊使狭窄管腔扩大，是冠状动脉介入治疗最基本的手段。

3. 冠状动脉内支架植入术 是将不锈钢或合金材料制成的支架植入病变的冠

状动脉内，支撑其管壁，以保持管腔内血流畅通。支架植入术是在PTCA基础上发展而来的，目的是为了防止 和减少PTCA后急性冠状动脉闭塞和后期再狭窄，以保证血流通畅。

【护理】

1．术前护理

（1）术前指导：告知患者冠状动脉造影的目的、方法、注意事项，进行呼吸、屏气、咳嗽训练以便于术中顺利配合手术。

（2）术前做好各项检查、常规化验。

（3）非术侧上肢留置静脉针，着病员服，去除首饰、手表、假牙等金属。

（4）根据穿刺部位选择备皮，穿刺股动脉时常进行双侧腹股沟、会阴部备皮。

（5）术前一餐应少食但不禁饮食。

（6）术前口服抗血小板聚集药物：①择期PCI者术前口服阿司匹林和氯吡格雷；②对于行急 诊PCI或术前6小时内给药者，遵医嘱服用负荷剂量的阿司匹林和氯吡格雷。

（7）对于已经服用华法林的病人，术前应停用3天，并使INR<1.5。

（8）拟行桡动脉穿刺者，术前行Allen试验：即同时按压桡、尺动脉，嘱病人连续伸屈五指至 掌面苍白时松开尺侧，如10秒内掌面颜色恢复正常，提示尺动脉功能好，可行桡动脉介入治疗。 避免在术侧上肢留置静脉套管针。标记双侧足背动脉以备穿刺股动脉时监测。

2．术中配合 同心导管检查术，还应注意：

（1）告知病人如术中有心悸、胸闷等不适，应立即报告医生。球囊扩张时，病人可有胸闷、 心绞痛发作的症状，做好安慰解释工作，并给予相应处置。

（2）重点监测导管定位时、造影时、球囊扩张时及有可能出现再灌注心律失常时心电及血压 的变化，发现异常，及时报告医生并采取有效措施。

3．术后护理

（1）妥善安置病人至病床，查看静脉输液、伤口、末梢循环状况等，查看交接记录单，了解 病人术中情况，如病变血管情况、植入支架的个数、病变是否全部得到处理、术中有无异常、抗 凝血药用量等。

（2）对于复杂病变或基础疾病严重的病人行心电、血压监护至少24小时。严密观察有无心律 失常、心肌缺血、心肌梗死等急性期并发症。对血压不稳定者应每15-30分钟测量1次，直至 血压稳定后改为每1小时测量1次。

（3）即刻做12导联心电图，与术前对比，有症状时再复查。

（4）不同穿刺部位的观察与护理

1）经桡动脉穿刺者术后可立即拔除鞘管，对穿刺点局部压迫4～6小时后，可去除加压弹力绷带。目前国内开始使用专门的桡动脉压迫装置进行止血，有气囊充气式的，也有螺旋式的，也有止血贴，使用此种止血方法时，保持腕部制动即可，痛苦相对较小。经桡动脉穿刺者除急诊外，如无特殊病情变化，不强调严格卧床休息，但仍需注意病情观察。

2）经股动脉穿刺进行冠状动脉造影术后，可即刻拔除鞘管；接受PCI治疗的病人因在术中追加肝素，需在拔除鞘管之前常规监测活化部分凝血激酶时间（APTT），APTT降低到正常值的1.5～2.0倍范围内，可拔除鞘管。常规压迫穿刺点15～20分钟后，若穿刺点无活动性出血，可进行制动并加压包扎，lkg沙袋压迫6～8小时，穿刺侧肢体限制屈曲活动24小时后拆除弹力绷带自由活动。

（5）术后3小时内强化饮水800-1000ml，促进造影剂排泄。注意观察尿量，冠状动脉造影术后4小时尿量达900ml以上，支架植入术后4小时尿量达1200ml以上。指导病人合理饮食，少食多餐，避免过饱；保持大便通畅，必要时使用缓泻剂；卧床期间加强生活护理，满足病人生活需要。

（6）穿刺部位的观察和护理

①桡动脉穿刺者 穿刺点止血贴压迫止血，注意观察血管并发症：桡动脉闭塞、前臂血肿、骨筋膜室综合征。

②股动脉穿刺者 压迫止血15-20分钟后进行加压包扎，以1Kg沙袋加压伤口6-8小时，穿刺侧肢体限制屈曲活动24h后拆除绷带自由活动。术后应注意观察双侧下肢足背动脉搏动情况，皮肤的颜色、温度、感觉改变，下床活动后肢体有无疼痛或跛行。

（7）抗凝治疗的护理 注意观察有无出血倾向，如伤口渗血、牙龈出血、鼻出血、血尿、血便、呕血等。

（6）术后并发症的观察与护理

1）急性冠状动脉闭塞：多表现为血压下降、心率减慢或心率增快、心室颤动、心室停搏而死亡。应立即报告手术医生，尽快恢复冠脉血流。

2）穿刺血管并发症：①桡动脉穿刺主要并发症：A桡动脉闭塞：术中充分抗凝、术后及时减压能有效预防桡动脉闭塞和PCI术后手部缺血。B.前臂血肿：术后穿刺局部压迫时应注意确定压迫血管穿刺点，观察术侧手臂有无肿胀不适，一旦发生血肿，应标记血肿范围，再次确认有效压迫，防止血肿扩大。C.骨筋膜室综合征：为严重的并发症，较少发生。当前臂血肿快速进展引起骨筋膜室压力增高至一定程度时，可导致桡、尺动脉受压，进而引发手部缺血、坏死。出现此种情况时，应尽快行外科手术治疗。②股动脉穿刺主要并发症：A.穿刺处出血或血肿：经股动脉穿刺者，采取正确压迫止血方法（压迫动脉不压迫静脉）后，嘱病人术侧下肢保持伸直位，咳嗽及用力排便时压紧穿刺点，观察术区有无出血、渗血或血肿；必要时予以重新包扎并适当延长肢体制动时间。B.腹膜后出血或血肿：常表现为低血压、贫血貌、血细胞比容降低＞5%，腹股沟区疼痛、腹痛、腰痛、穿刺侧腹股沟区张力高和压痛等，一旦诊断应立即输血等处理，否则可因失血性休克而死。C.假性动脉瘤和动-静脉瘘：多在鞘管拔除后1～3天内形成，前者表现为穿刺局部出现搏动性肿块和收缩期杂音，后者表现为局部连续性杂音，一旦确诊应立即局部加压包扎，如不能愈合可行外科修补术。D.穿刺动脉血栓形成或栓塞：可引起动脉闭塞产生肢体缺血，术后应注意观察双下肢足背动脉搏动情况，皮肤颜色、温度、感觉改变，下床活动后肢体有无疼痛或跛行等，发现异常及时通知医生；静脉血栓形成或栓塞可引起致命性肺栓塞，术后应注意观察病人有无突然咳嗽、呼吸困难、咯血或胸痛，需积极配合给予抗凝或溶栓治疗。若术后动脉止血压迫和包扎过紧，可使动、静脉血流严重受阻而形成血栓。

3）尿潴留：多由经股动脉穿刺后病人不习惯床上排尿而引起。护理措施：①术前训练床上排尿；②做好心理疏导，解除床上排尿时的紧张心理；③诱导排尿：听流水声、吹口哨、温水冲洗会阴部等；④以上措施均无效时可行导尿术。

4）低血压：多为拔除鞘管时伤口局部加压后引发血管迷走反射所致。备好利多卡因，协助医生在拔除鞘管前局部麻醉，减轻病人疼痛感。备齐阿托品、多巴胺等抢救药品，连接心电、血压监护仪，除颤仪床旁备用，密切观察心率、心律、呼吸、血压变化，及早发现病情变化。迷走反射性低血压常表现为血压下降伴心率减慢、恶心、呕吐、出冷汗，严重时心跳停止。一旦发生应立即报告医生，并积极配合处理。此外，静滴硝酸甘油时用微量泵控制速度，并监测血压。

5）造影剂不良反应：少数病人注入造影剂后出现皮疹、畏寒甚至寒战，经使用地塞米松后可缓解。亦可发生急性肾损伤，严重过敏反应罕见。术后经静脉或口服补液，可起到清除造影剂、保护肾功能和补充容量的双重作用。术前应评估病人有无肾功能受损的高危因素存在，如高龄、本来就有肾功能下降等，目前推荐在术前3～12小时开始静脉使用生理盐水进行水化，观察尿量应达到75～125ml/h以上。伴有慢性心衰者水化过程中需警惕诱发急性肺水肿。

6）心肌梗死：由病变处急性血栓形成所致。故术后要注意观察病人有无胸闷、胸痛症状，并注意有无心肌缺血的心电图表现和心电图的动态变化情况。

（7）植入支架的病人遵医嘱口服抗血小板聚集的药物，如氯吡格雷和阿司匹林；依据病情需要给予抗凝治疗，如低分子肝素皮下注射、替罗非班静脉泵入，以预防血栓形成和栓塞而致血管 闭塞和急性心肌梗死等并发症。定期监测血小板、出凝血时间的变化。严密观察有无出血倾向，如伤口渗血、牙龈出血、鼻出血、血尿、血便、呕血等。

（8）指导病人出院后根据医嘱继续服用药物，以巩固冠状动脉介入治疗的疗效，应定期门诊随访。

第八节　先天性心血管病介入性治疗

有些先天性心血管病（先心病）适合于心导管介入治疗，达到类似外科手术治疗的效果而减轻对病人的创伤。

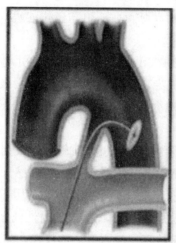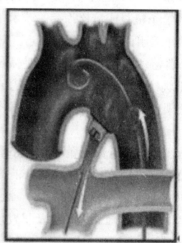

图13-7　先天性心脏动脉导管未闭介入封堵示意图

【适应证】

1. 心房间隔缺损（atrial septal defect，ASD）封闭术 手术适应证有：①继发孔型ASD直径≥5mm伴右心容量负荷增加，≤36mm的左向右分流ASD；②缺损边缘至冠状静脉窦，上、下腔静脉及肺静脉的距离≥5mm，至房室瓣≥7mm；③房间隔的直径＞所选用封堵伞左房侧的直径；④不合并必须进行外科手术的其他心脏畸形。

2. 心室间隔缺损（ventricular septal defect，VSD）封闭术 手术适应证有：①有血流动力学 异常的单纯性VSD，直径>3mm，<14mm；②VSD上缘距主动脉右冠瓣≥2mm，无主动脉右冠瓣 脱入VSD及主动脉瓣反流；③超声在大血管短轴五腔心切面9～12点位置；④肌部VSD>3mm；⑤外科手术后残余分流。

3. 动脉导管未闭（patent ductus arteriosus，PDA）封堵术 绝大多数动脉导

管未闭均可经介入封堵。

【禁忌证】

1.原发孔型ASD、静脉窦型ASD。

2．巨大VSD、VSD缺损解剖位置不良，封堵器放置后可能影响主动脉瓣或房室瓣功能。

3．感染性心内膜炎、封堵器安置处有血栓、左心房或左心耳内血栓、严重肺动脉高压导致 右向左分流。

4．出血性疾病、未治愈的消化性溃疡、感染性疾病未治愈者。

5．合并心肺功能不全、肝肾衰竭者。

6．合并需外科手术的其他心血管畸形。

【方法】

成人或较大的儿童可在局麻下进行，婴幼儿和不能配合的儿童需采用全身麻醉。

1．ASD封堵术常规穿刺股静脉，行右心导管检查，选择球囊导管测量ASD大小，在X线 和超声引导下通过输送鞘管送入封堵器至左心房，打开左心房侧伞，回撤至房间隔左房侧，固定 输送杆，打开右房侧伞，封堵器呈"工"字形固定在缺损处。

2．VSD封堵术 经股动、静脉穿刺，建立股静脉-右房-右室-VSD-主动脉-股动脉轨道，经输送系统将封堵器送达输送长鞘末端，将左盘释放，回撤输送长鞘，使左盘与室间隔相 贴，确定位置良好后，封堵器腰部嵌入缺损处，后撤长鞘，释放右盘。

3．PDA封堵术常规穿刺股动、静脉，行心导管检查。选择合适的封堵器（如蘑菇伞、弹簧圈），从传送鞘管中送入封堵器至动脉导管内，显示封堵器位置良好后释放封堵器。

【护理】

1．术前护理

（1）指导患者完善各项检查。

（2）介绍手术的方法和目的、配合要点、做好心理护理。

（3）皮肤准备：双侧腹股沟及会阴部。

（4）术前一日指导患者练习平卧床上大小便。左上肢建立留置针静脉通路。术前不需禁食禁水，进清淡易消化的食物，避免饱餐。

2．术中配合

（1）严密监测生命体征、心律、心率变化，准确记录压力数据，出现异常及时通知医生并配 合处理。

（2）因病人采取局麻，在整个检查过程中神志始终是清醒的，因此，尽量多陪伴在病人身 边，多与病人交谈，分散其注意力，以缓解对陌生环境和仪器设备的紧张焦虑感等。同时告知病 人出现任何不适应及时告诉医护人员。

（3）维持静脉通路通畅，准确及时给药。

（4）准确递送所需各种器械，完成术中记录。

（5）备齐抢救药品、物品和器械，以供急需。

（6）封堵器前测量血气分析，封堵器前后测量并记录好压力图形。

3．术后护理

（1）患者返回病室后，叮嘱患者卧床休息，术侧下肢保持平直，勿弯曲。穿刺静脉处加压包扎压沙袋4-6小时，肢体制动12小时；穿刺动脉处加压包扎压沙袋6-8小时，肢体制动24小时，观察双足背动脉搏动情况。

（2）定时巡视，观察穿刺部位有无渗血渗液，穿刺处有无血肿、观察穿刺部位皮肤及术侧肢体有无肿胀青紫，发现异常及时通知医师。

（3）术后心电监护24小时，患者如有胸痛、胸闷、呼吸困难、心悸不适等症状，应及时通知医生。

（4）根据医嘱用药，观察药物疗效及不良反应。

（5）检查血常规、尿常规、出凝血时间，以观察有无溶血。

（6）观察术后并发症，如残余分流、溶血、血栓与栓塞、出血、封堵器脱落、房室传导阻滞 或束支传导阻滞、感染性心内膜炎等。

（7）术后第2天行胸部X线检查、超声心动图检查观察封堵器的位置和残余分流情况。

（8）抗凝、抗栓治疗：ASD和较大VSD病人术后遵医嘱应用肝素或低分子肝素3～5天抗凝 治疗，口服阿司匹林3～5mg/（kg·d） 6个月的抗栓治疗。

（9）复查：术后1、3、6个月至1年或根据医嘱进行复查。

4．健康教育

（1）饮食指导：清淡易消化食物，保证充足营养，避免感冒。

（2）休息与活动：保证充足的休息，3个月内避免剧烈活动。

（3）穿刺部位：观察有无局部疼痛、血肿，保持干燥。

（4）指导患者按时服药，ASD和较大VSD病人术后遵医嘱应用肝素或低分子肝素3～5天抗凝治疗，口服阿司匹林～35mg/（kg·d）六个月的抗栓治疗。观察药物疗效及不良反应。

（5）根据出院记录定期复查心脏彩超，如有不适，随时就诊。

第九节 经导管主动脉瓣置换术（TAVR）

1. 定义

经导管主动脉瓣置入术（Transcatheter Aortic Valve Implantation，TAVI），或称经导管主动脉瓣置换术（Transcatheter Aortic Valve Replacement，TAVR）；通过股动脉送入介入导管，将人工心脏瓣膜输送至主动脉瓣区打开，从而完成人工瓣膜置入，替代原有主动脉瓣，实现瓣膜的正常生理功能。手术无需开胸，因而创伤小、术后恢复快。由有经验的心血管内科和外科医师实施。

随着我国老龄化社会的发展趋势，老年瓣膜退行性病变发病率不断增加，其中主动脉瓣狭窄已逐渐成为这一人群最常见的瓣膜性心脏病。对严重主动脉瓣狭窄患者，外科主动脉瓣置换术曾经是唯一可以延长生命的治疗手段，但老年患者常因高龄、体质弱、病变重或合并其它疾病而禁忌手术。发达国家的统计表明，约1/3的重度主动脉瓣狭窄患者因为手术风险高或有禁忌症而无法接受传统的外科开胸手术。对于这些高危或有心外科手术禁忌的患者，现在经导管主动脉瓣置入术则可以作为一种有效的治疗手段。TAVI最早开始于2002年。新近研究表明，对不能手术的严重主动脉瓣狭窄患者，TAVI与药物治疗相比可降低病死率46%，并显著提高患者的生活质量。

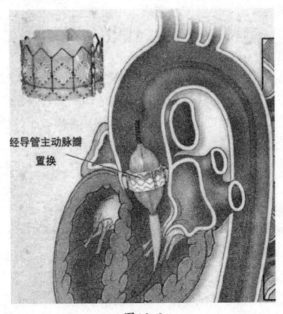

图13-8

2．术前准备

（1）皮肤准备：给予患者双侧腋下、双侧腹股沟区、会阴部备皮。

（2）术前指导患者床上进行大小便练习，练习床上饮水进餐，以免造成窒息，练习床上翻身及踝泵运动。

（3）心功能不全患者遵医嘱强心利尿，控制出入量平衡，术前予水化治疗。

（4）饮食：术前进食低钠、高蛋白、易消化饮食；术前晚22:00禁食，0:00后禁饮。

（5）呼吸训练：术前指导患者有效咳嗽及深呼吸训练，以利于有效排痰。

（6）术晨留置尿管、左上肢输液。

（7）心理护理：术前向患者及家属详细讲解手术具体过程，及术中、术后注意事项，减轻患者心理不安因素，稳定患者情绪。术前晚遵医嘱给予适量镇静药物，提供安静、整洁、舒适环境保证患者充分休息。

2．术中配合

（1）严密监测生命体征、心律、心率变化，准确记录压力数据，出现异常及时通知医生并配合处理。

（2）因病人采取局麻，在整个检查过程中神志始终是清醒的，因此，尽量多陪伴在病人身边，多与病人交谈，分散其注意力，以缓解对陌生环境和仪器设备的紧张焦虑感等。同时告知病人出现任何不适应及时告诉医护人员。

（3）维持静脉通路通畅，准确及时给药。

（4）准确递送所需各种器械，完成术中记录。

（5）备齐抢救药品、物品和器械，以供急需。

4．术后护理

（1）术后送复苏室进行复苏，患者麻醉清醒拔管后送 CCU 监护。

（2）卧位与休息：术后患者绝对卧床休息，严禁右侧卧位（因起搏器电极置于右心室心尖部，为防止临时起搏器电极脱位），采取平卧位或左侧卧位交替更换体位，为提高患者舒适度，给予抬高床头15°。

（3）病情观察：予输氧、心电、血压、指脉氧监测，严密观察患者生命体征变化、心电示波情况，观察患者有无头晕、心悸、气紧、呼吸困难、窒息等症状，伤口有无渗血、红、肿、热、痛，术侧肢端血液循环情况。

（4）饮食护理：患者绝对卧床期间，给予患者清淡饮食，营养丰富，避免辛辣刺激食物，减少奶制品及豆制品摄入，以免腹部胀气。观察患者每日排便情况，必要时给予缓泻剂。

（5）心理护理：患者活动受限，护士讲解制动的重要性，告知患者术后有专人负责照顾、护理，观察病情等，稳定患者情绪，减少或消除患者及家属心理顾虑。

（6）术后并发症的观察及护理

①局部血管并发症的观察及护理：局部血管并发症主要有穿刺部位出血、血肿、血管夹层、假性动脉瘤、栓塞。严密观察伤口情况，观察双下肢皮温、皮色、足背动脉搏动情况。重视患者主诉，如出现腰痛、腹痛，应警惕腹膜后出血。

②低心排综合征的观察及护理：早期快速补液是 TAVI 术后有效纠正低心排综合征的关键。严密观察心率、血压、中心静脉压、尿量变化，及时调整液体入量和速度。同时给患者保暖，增加外周组织灌注，减少乳酸产生。

③传导阻滞的观察及护理：持续监测心率、心律变化，注意起搏器的工作状态，感知异常及时通知医生调整参数，保持患者舒适体位，防止导线脱位、必要时拍床旁胸片确定电极位置，每日更换穿刺部位敷料、妥善固定导线、观察导线外露长度。

④瓣周漏的观察及护理：严密观察生命体征变化，观察患者有无心衰或心衰加重表现。术后突发的血压、心率变化要及时告知医生，注意听诊心音，有无收缩期或舒张期杂音、心音遥远。

⑤心包填塞的观察及护理：观察患者有无血压、氧饱和度下降，心率增快，胸闷、呼吸困难，面色苍白、大汗等表现，发现异常立即通知医生，及时进行心包穿刺引流，快速输液、输血扩容等急救措施。

⑥脑卒中的观察及护理：术后密切观察患者的四肢活动、意识状态及言语情况。是否出现四肢活动异常、肌力较术前减退或消失、口齿不清、嘴角歪斜、嗜睡等症状。

⑦急性肾功能损害的观察及护理：术后每小时记录尿量，观察尿液颜色，根据尿量调整补液量，补液以晶体为主，通过水化疗法减少造影剂对肾脏的损害。

⑧低氧血症和肺部感染的观察及护理：术后给予持续吸氧．监测呼吸频率、氧饱和度、听诊双肺呼吸音。定时翻身、拍背，鼓励患者做深呼吸、咳痰，尽早活动促进血液循环防止栓塞。遵医嘱给予雾化吸入，术后抗感染治疗。

4．健康指导

（1）饮食指导：进食低脂、清淡、易消化、富含维生素食物，多吃新鲜水果和蔬菜，少食过咸食物、动物内脏、肥肉等。少食多餐，不宜过饱。戒除烟酒，不喝咖啡、浓茶，保持大便通畅，勿过度用力排便。

（2）运动指导：术后2～4周可进入心脏康复中心进行3～4周的住院康复训练，或者3～6个月监护下门诊康复计划。出院后适当运动，运动强度不宜过大，运动量循序渐进，以不出现胸闷、心悸、气急等不适为宜。

（3）服药的指导：在专科医生的指导下坚持服药，不能随意加减量或停药。如出现皮肤过敏、血尿、黑便、皮肤粘膜出血等不适及时就诊。

（4）日常生活的注意点：保持良好的生活方式和习惯，避免情绪激动，避免过劳，预防感冒，出现不适及时就诊。

（5）定期门诊复诊：分别在术后30天、3个月、12个月及24个月门诊随访，完成超声心动图检查。

第十四章　心脏康复

关于心脏康复的发展，西方国家积累了大量的经验和数据，建立了很多康复模式。大量临床研究证据显示，心脏康复能够延缓动脉粥样硬化进程，降低再发冠状动脉事件风险和反复住院率，降低医疗费用，延长健康寿命。欧洲心脏病学学会、美国心脏协会和美国心脏病学会，均将心脏康复列为心血管疾病治疗中最高级别 I 级推荐。

国内心脏康复发展开始于20世纪80年代．但由于人们对心脏康复缺乏重视，没有医保付费机制和激励政策，而且心脏康复专业性强，流程相对复杂，存在一定操作风险，康复模式与肢体康复完全不同，经过30年发展后，仍处于早期阶段。心脏康复的发展明显滞后于肢体康复，直到21世纪的前10年，99％的医院没有开展心脏康复。而同期，日本、美国、欧洲各国都已认识到心脏康复对心血管疾病患者预后的重要价值，均将心脏康复纳入医疗保险范畴，实现了三级医院-社区-家庭的心脏康复体系。

第一节　心脏康复的概述

一、心脏康复的历史演变

1. 心脏康复发展历史

最早的心脏康复主要针对急性心肌梗死的治疗。1912年，美国 Herrick 医生描述了急性心肌梗死的临床特征，并制订医嘱要求心肌梗死患者绝对卧床2个月，理由是避免体力活动导致心肌梗死后室壁瘤、心力衰竭、心脏破裂和心源性猝死。20世纪30年代后期，Mallory 医生及其助手描述了心肌梗死的病理学演变，指出冠状动脉发生闭塞后心肌从最初缺血坏死到形成稳定的瘢痕需6周时间，进一步强化了当时临床盛行的心肌梗死后严格卧床6-8周的常规。临床医生普遍认为急性心肌梗死患者需日夜看护，任何动作都由护士帮助，避免患者自发用力及活动。长达半个世纪这种规定被大多数专科医生谨小慎微地遵守着。心肌梗死患者做任何费力的活动都长期受限，因此，心肌梗死患者恢复正常工作的机会非常渺茫。

医学的进步与人类社会的进步遵循同样的规律，即不断地对已公认的问题提出挑战，并进行深入研究，从而不断修正。在心肌梗死长期卧床治疗盛行的年代，少数医生对上述认识提出了质疑。20世纪30年代 Redwood，Rosing 和 Epstein 发现，延长卧床时间导致体力减退、行走时心动过速、直立性低血压、血栓栓塞、肺活量下降、负氮平衡和治愈时间延迟。而体力活动可使心率减慢、收缩压下降，并增加氧利用和身体耐力。

20世纪40年代后期大量文献对延长卧床效果提出质疑。Levin 和 Lown 建议急性心肌梗死患者采用"椅子疗法"，即在心肌梗死后第1天让患者坐在椅子上1～2小时，其生理基础在于，下肢下垂导致静脉回流减少，减少每搏输出量及心脏做功。今天看来这一解释并不准确，用坐位的方法并不能减轻心脏做功量，实际上坐位的耗氧量反而要比卧位稍大，但这种耗氧量增加可被早期活动的益处所抵消。因此仍可说，Levin 和 Lown 在临床实践中的变革不仅放宽了心肌梗死患者绝对卧床时间，而且启动了心脏康复的新纪元。

1944年，Dock 证实坐位较卧位的心脏获益来自避免长期卧床导致的血栓栓塞、肌肉萎缩、骨密度降低、胃肠功能紊乱、泌尿道并发症和血管舒缩功能不德定。他建议患者使用床边便桶，但应减少用力、避免瓦氏（Valsalva）动作。20世纪50年代，以急性心肌梗死患者早期活动为基础的心脏康复概念雏形初现。Newman 及其同事将早期活动定义为急性心肌梗死后第4周，每天2次，每次2～5分钟散步活动。1956年，Brunmer 等让患者在急性心肌梗死后2周内开始早期活动。1961年，Cain 报道了心肌梗死早期实施活动计划的安全性和有效性。此时专科医生已逐渐认识到，没有并发症的急性心肌梗死患者早期活动不仅无害，而且在预防卧床并发症方面有益。Boyle、Hutter 和 Bloch 等的对照试验也证实，心肌梗死早期活动计划对心绞痛、再梗死、心力衰竭或死亡事件无明显影响。1964年，鉴于心肌梗死后康复治疗取得的进展，世界卫生组织（World Health Organization，WHO）成立了心血管病康复专家委员会，肯定了心脏康复疗法。

1973年，Wenger 研究小组总结了住院期间心脏康复方案，首次发表了以运动疗法为主的急性心肌梗死康复14天疗程，主要在住院患者中实施，即 I 期心脏康复（住院期康复）。患者的住院时间为10-14天，有较充足的时间按照1期康复程序，逐渐增加体力活动量，以达到能适应出院后体力活动的需求。1982年该方案经美国心脏协会审定，成为急性心肌梗死患者住院标准化治疗的一部分。

与 Mallory 医生描述的心肌梗死病理学演变观点相一致的现代概念是心肌梗死后的心肌重构。由于心肌梗死和非梗死组织的重构，推测不适当的体力活动可能加剧室壁瘤形成。Jugdutt 等回顾分析发现，进行高强度运动训练的广泛前壁心肌梗死患者确实容易出现室壁瘤形成，而适度体力活动可使心肌梗死患者获益。1993年Gianuzzi等报道一项多中心临床研究，结果证实前壁心肌梗死后1～2个月内出现左心衰竭的患者左室容易发展成为局限性或全心扩大，而运动训练对这种左心功能损害没有影响。随后有系列研究证实急性心肌梗死患者接受适当强度的运动训练能够临床获益且安全。因此，对于没有急性并发症的心肌梗死患者，即使是广泛前壁心肌梗死，也可从体力训练受益，而对左室大小和形态没有额外不良影响。

2. 心脏康复模式的演变

随着时间的推移，急性心肌梗死救治技术不断提高，心肌梗死住院时间逐渐缩短，从20世纪70年代中期平均住院14天到80年代的10天，到21世纪初无并发症的心肌梗死患者住院时间缩短为4～5天。住院时间的缩短使急性心肌梗死住院期间14天疗程不能逐步按计划完成，这就需临床医生适应心肌梗死治疗需要，重新设计住院期间和出院后患者的心脏康复计划，因此建立完善的出院患者家庭、医院或社区规范的康复计划愈加必要。出院后的多种康复计划始于20世纪60年代中期，实际是Ⅰ期康复的直接延续。Hellerstein等开创了院外心脏康复的先河，提出心肌梗死患者出院后在严格的医疗监测下进行运动训练，通过连续心电监测和运动监管保证运动康复安全和有效，此即目前的Ⅱ期康复。随后以健身房和以社区为基础的康复计划开始流行，接受过Ⅱ期康复的患者可在健身房或社区康复，最初由医生志愿为患者监护，并证明这种方式安全有效，成为目前Ⅲ期康复的雏形。20世纪80年代危险分层概念得到广泛应用，家庭康复计划得以推广，使低危患者可直接参与社区或家庭康复，即Ⅲ期康复。

目前心脏康复的标准模式包括：院内Ⅰ期康复、院外监护下Ⅱ期康复、社区或家庭Ⅲ期康复。

（1）第Ⅰ期（院内康复期）

为住院期的冠心病患者提供康复和预防服务。本期康复目标是：缩短住院时间，促进常生活活动能力及运动能力的恢复，增加患者自信心，减少心理痛苦，减少再住院；避免卧床带来的不利影响（如运动耐量减退、低血容量、血栓栓塞性并发症等），提醒戒烟并为Ⅱ期康复提供全面完整的病情信息和准备。

（2）第Ⅱ期（院外早期康复或门诊康复期）

一般在出院后1～6个月进行。经皮冠状动脉介入治疗（PCI）、冠状动脉旁路移植术（CABG）后2～5周常规进行。与第Ⅰ期康复不同，除患者评估、患者教育、日常活动指导和心理支持外，这期康复计划增加了每周3～5次心电、血压监护下的中等强度运动，包括有氧代谢运动、抗阻运动及柔韧性训练。每次持续30～90分钟，共3个月左右。推荐运动康复次数为36次，不低于25次。因目前我国冠心病患者住院时间控制在平均7天左右，因此Ⅰ期康复时间有限。II期康复为冠心病康复的核心阶段，既是I期康复的延续，也是III期康复的基础。

（3）第III期（院外长期康复/社区或家庭康复期）

也称为心血管事件1年后的院外患者预防和康复服务。是第II期康复的延续。这个时期，部分患者已恢复到可重新工作和日常活动。为减少心肌梗死或其他心血管疾病风险，强化生活方式改变，进一步的运动康复是必要的。此期的关键是维持已形成的健康生活方式和运动习惯。运动的指导应因人而异，低危患者的运动康复无需医学监护，中危或高危患者的运动康复仍需医学监护。对患者的评估十分重要，低危患者及部分中危患者可进入III期康复，高危患者及部分中危患者应转上级医院继续康复治疗，仍需纠正危险因素和心理社会支持。

虽然目前临床上仍在沿用标准的心脏康复程序：院内I期康复、院外监护下II期康复和社区家庭III期心脏康复。心脏疾病的社区和家庭康复已引起国际范围内的重视。一些学者认为多数心脏病患者可在社区水平得到良好康复。目前已积累的丰富资料证实，低危患者在社区和家庭康复运动安全有效。家庭康复的优点是易操作，节省患者费用和时间，依从性好，缺点是对安全性有一定顾虑。目前研究显示，只要认真选择好适应证人群，安全性可得到保证。鉴于我国心脏康复发展处于起步阶段，很多医院没有心脏康复运动和监护设备，为促进我国心脏康复的发展，家庭康复不失为一种值得借鉴的模式。值得提出的是，我国社区家庭康复模式还没有规范的研究证据，国外的家庭康复计划由护士定期到家中访视，每4～6周到医院由医生做一次评估。而我国，大医院的护士没有时间到家中访视患者。社区医生和护士有可能担当起这个角色，但如何和大医院协调，共同制订患者的康复处方，社区医护人员如何接受培训，是否需要康复师资质，以及参加家庭康复人群的适应证，如何制订社区和家庭康复运动处方，如何保证安全性，如何监控和评估患者，随访计划和执行人员等均需进一步研究。

二、现代心脏康复的内涵及演变

20世纪80年代以前，心脏康复的核心以运动训练为主，其目的主要在于恢复及提高患者的功能能力，减少卧床并发症和长期体力活动不足导致的体能下降，减少残疾，促使患者重返工作和社会角色。20世纪70年代世界卫生组织（WHO）多次召开心血管病专家会议，讨论心脏康复发展。提出以下观点：①体力活动仅是心脏康复的一部分，②心脏康复是二级预防的一部分，③非心血管因素如心理、社会和职业因素，在康复的获益中占重要地位。20世纪80年代以后，流行病学、病理学和病理生理学的研究进展，冠心病的发病机制逐渐清晰，其发生和发展取决于多种危险因素，包括高低密度脂蛋白胆固醇血症、年龄、男性、吸烟、高血压、糖尿病、肥胖、体力活动缺乏等。1981年，WHO发表预防冠心病复发和进展的声明：大量的冠心病死亡发生在那些已患冠心病人群中，采取措施预防冠心病病理过程的进展有助于显著减少总体相关死亡率。一次心脏事件后，患者的远期预后受到各种危险因素的影响，而这些危险因素持续存在，将促进动脉粥样硬化持续发展，采取预防措施非常必要，二级预防的概念提出并获得重视。

运动康复可改善心血管疾病预后已得到研究证实，但纳入其他心血管危险因素治疗（即二级预防）是否可进一步改善预后不明确。1979年Kallio等研究证实心肌梗死患者接受综合康复可减少冠状动脉危险因素，降低心脏性猝死风险。20世纪80年代末期O'Connor和Oldridge等分别发表文章，共纳入4000余例心肌梗死患者，接受心脏康复治疗患者随访3年，结果显示总的心源性死亡率下降20%～25%，心脏性猝死的发生率下降了37%，减少因心脏病再次入院风险。接受综合心脏康复的患者死亡率低于接受单纯运动康复的患者。1990年Hedback等报道综合心脏康复对降低冠状动脉旁路移植术后多种危险因素有效。随后，1994年，Haskell等报道SCRIP（the Stanford Coronary Risk Intervention Project）研究结果，采用综合心脏康复方案，包括营养调整、减轻体重、降脂、戒烟、运动指导，明显降低康复组患者再发心血管事件发生率。上述研究结论支持WHO提出的观点以及冠心病发病机制的研究进展，即心脏康复不仅仅是运动康复，应包括减少危险因素、改变不健康饮食习惯、改善心理适应性以及戒烟，改善患者生活质量，至此综合心脏康复理念获得认可。早期心脏康复如今已逐渐演变为既包含康复（恢复和提高患者的功能能力），也包含预防（预防疾病再发和死亡）的双重含义的现代心脏康复。2004年美国心肺康复协会推出《心脏康复与二级预防指南（第四版）》，为前三版《心脏康复指南》（分别出版于1991年、1995年和1999年）的更新，反映出心脏康复由单纯康复演变为康复与预防结合的过程。

2013年中国康复学会心血管病康复委员会颁布《冠心病康复/二级预防中国专家共识》，明确心脏康复的具体内容包括：①生活方式的改变：主要包括指导患者戒烟、合理饮食、科学的运动以及睡眠管理。②双心健康：注重患者心脏功能康复和心理健康的恢复。③循证用药：冠心病的康复必须建立在药物治疗的基础上，根据指南循证规范用药心脏康复的重要组成部分。④生活质量的评估：生活质量的评估也是心脏康复的组成部分。冠心病康复的目的是提高患者生活质量，使患者尽可能恢复到正常或者接近正常的生活质量水平。⑤职业康复。冠心病康复的最终目标是使患者回归家庭、回归社会。患者病后能不能回归社会，继续从事他以前的工作或病后力所能及的工作是我们必须解决的问题。应指导和帮助患者回归家庭，重返社会。

体力活动减少，出现高脂血症、肥胖、糖尿病等心血管疾病的危险因素，促使心血管疾病发病率增加。心脏康复是防治心血管疾病发生发展的重要措施之一，心脏康复不仅局限于心血管疾病的二级预防，亦逐渐扩大至心血管疾病一级预防，制定针对高危患者的危险因素，如高血压病、肥胖、高脂血症和糖尿病的综合管理。近年研究显示，以运动疗法为基础的心脏康复在心血管疾病的一级预防中发挥着越来越重要的作用。社会老龄化现象加剧，老年人常合并多系统功能障碍如心、肺、脑、骨骼和肌肉病变。要求心脏康复医生有能力处理多系统疾病，帮助他们回归社会。

三、心脏康复的意义

1．对患者的意义

心血管疾病康复/二级预防是一个全面的和全程的团队医疗过程。通过五大处方物处方、运动处方、营养处方、心理处方（含睡眠管理）和戒烟限酒处方的联合作用，为心血管疾病患者在急性期、恢复期、维持期，直至整个生命过程提供心理、生物和社会等多方面、长期综合的管理服务和关爱。减少猝死率、再发病率和再入院率，提高运动耐量和肌肉功能，改善心功能和肺功能，控制危险因素，改善自主神经功能，改善末梢循环，改善炎症指标，解除焦虑、抑郁症状，提高社会复职回归率，全面改善生命的预后。

2．对医生的意义

目前，针对疾病的发生、进展与复发，传统意义上的医疗分为预防、治疗和康复。而狭义上的临床医学以疾病为中心，是住院和门诊的治疗，其目的主要着眼于用生物医学技术缓解临床症状和延长生命。康复和二级预防以健康为中心，主要着眼于生命预后的改善，在降低死亡率的同时，延长健康期望寿命，提高生活质量。心血管疾病康复和二级预防，将从根本上扭转单纯生物医学的模式，弥合临床医学和公共卫生、预防医学之间的裂痕，实现生命长度和质量双重改善的目标，使医师更加全面地参与整个医疗工作的始终，完成对患者从生理到心理、从生物医学到社会医学的多方面全程化和综合性的服务和关爱；使医疗行为的主体一医师和患者共同主导和参与整个医疗过程，医患双方主动、有效互动，更好诠释对生命意义的尊重。

3．对改进医疗服务的意义

心血管疾病康复/二级预防是一个长期的、全面的多学科合作的医疗过程，药物处方对运动疗法的影响，对营养处方的影响，对心理的影响，以及药物之间的相互作用，都是康复和二级预防中需要注意的事项。这就要求药物选择、药物配伍、药物剂量调整以及新药改进和创新，从而更加科学有效且成本合理地完善心血管疾病患者的药物处方，管理好临床用药的有效性、安全性和依从性，控制好 ASCVD 的危险因素水平，从而实现康复目标。心血管疾病康复的五大处方需更多创新型的康复设备为全程化的心血管疾病康复和二级预防过程提供有力支撑。这些创新设备包括远程可移动医疗监护设备，微量采血即时检验设备，食物营养成分测定及控制设备，有氧运动及抗阻运动设备，物理治疗设备，心理干预的智能化操作系统以及健康数据管理的大数据、云平台等。中国心血管疾病康复/二级预防的广泛开展，迫切需要更多创新型心血管疾病康复设备的涌现。

4．对社会的意义

（1）人口老龄化的需求 中国正快速进入老龄化社会。据2010部全国第大次人口普查显示：65岁以上的老龄人口数1.78亿（13.26%）；预计到2050年，将超过4亿人（＞30%）。由于老年人群是心血管疾病的主体人群．随着人口老龄化的加剧，预计到2030年心血管衰老等相关疾病的比重将超过50%。老年心血管疾病患者带病延年的现状与未来，使心血管疾病康复/二级预防的需求日益加大。

（2）心血管疾病患病率现状的需求 随着中国经济的高速发展，人们的生活方式发生了巨大变化。高脂、高热量的欧美化饮食结构，快节奏，高强度的生存竞争压力，久坐上网、以车代步缺少运动的生活方式．使中国 ASCVD 的患病率持续上升。全国心血病患者约2.3亿，每5个成年人中就有1人患心血管疾病。庞大和持续上升的患病数量，使心血管疾病预防和心血管疾病康复的需求更加紧迫。

（3）心血管疾病治疗现状的需求 日前我国心血管疾病的治疗技术已达到国际先进水平。经皮冠状动脉介入治疗（ PCI ）、植入型心律转复除颤器（ICD）心脏再同步化治疗（ CRT ）等并未使心血管疾病的死亡率下降，也没有降低心血管族病的复发率和急性心血管事件。例如，冠心病患者经过手术治疗和药物治疗，出院6个月内的死亡和再住院率达25%，4年累积死亡率高达22.6%。心血管疾病康复和二级预防，将坚持和落实"以防为主、防治结合"，从根本上扭转"只治不防"的单纯生物医学模式，从心理，生物和社会多方面为患者提供长期综合的管理服务和关爱。

5．对医疗保险的意义

（1）新医改政策的需求 在美国等发达国家支架植入数量逐年递减11％的状况下，我国每年的支架数量却逐年快速递增（30%）。有限的医疗卫生资源主要用于急性心脏事件初发或复发后的急诊救治与手术，反复入院，反复介入治疗，导致医疗资源巨大浪费及患者对医疗效果的困惑与不满。有鉴于此，新医改要求：加快发展社会办医，促进健康服务产业的发展；鼓励外资和社会资本直接投向康复医院、老年病医院等资源稀缺和满足多元需求的服务领域。这使得心血管疾病预防和康复领域成为资本投资的热点、解决医疗资源过度浪费的热点和建立良好医患沟通关系的热点。

（2）减少医疗保险负担　德国和日本的经验告诉我们，心血管疾病康复及二级预防可以大幅提高心血管疾病患者的复职回归率，从而促进再就业的医疗保险费用支付和新的社会产值的创造，不仅减少政府因失业带来的财政支出，还可通过再就业续接上医保费用，减少医疗保险负担。虽然短期内由于心血管疾病康复和二级预防费用的支出，提高了费用投入，但从长期来看，随着疾病复发率下降，急性事件减少、再入院率下降和反复介入或手术费用的减少，使费用/效用比显著改善，医疗经济效果极大提高。

第二节　心脏早期康复与二级预防

预防和康复，作为"防一治一康"三位一体医疗链的两极，一个是治疗的关口前移，另一个是治疗的后续管理，具有十分重要的作用。目前。相对于强大的治疗体系来说。预防和康复环节还比较弱小，也没有受到应有的、足够的重视。心脏康复就是二级预防，或者说心脏康复是二级预防中的重要内容。所以，在这个共识下的实际操作层面，心脏康复其实已经与二级预防进行了有效整合，许多学（协）会也已经将原来的"心脏康复专业委员会改名为"心脏预防与康复专业委员会"。

循证医学时代的到来和冠心病血运重建技术的发展，使冠心病患者的预后显著改善，死亡率已呈下降趋势。但在我国，心血管危险因素的流行趋势仍然严峻。患病年轻化，心血管病发病率快速攀升，心血管病带病生存人数不断增加，这些患者不仅劳动能力下降，而且需要更多的医疗服务，给家庭和国家带来了巨大的经济负担和劳动力损失。如何使我国心血管病患者尽可能恢复正常的生活和工作，使患者活得有尊严，避免心血管事件的再发、患者反复住院和英年早逝，更合理地控制医疗费用，是临床医学目前最值得研究的课题之一。

国外心血管病预防和控制的经验值得借鉴。20世纪30年代后期，美国结束了有史以来最大的经济危机，冠心病及其他心血管病开始在人群中"泛滥"。于是，人们开始了与心血管病的斗争，到80年代后期，美国冠心病患者的死亡率较60年代下降了50%。人们逐渐认识到通过手术和药物治疗并不能有效、持久地改善心血管病患者的预后，只有通过综合干预改变患者的不良生活方式，帮助患者培养并保持健康的行为习惯，控制心血管危险因素，坚持循证药物治疗，才能使患者的生理、心理和社会功能恢复到最佳状态才能在延长患者寿命的同时，显著提高患者的生活质量，这就是现代心脏康复的精髓。

国内心脏康复的发展开始于20世纪80年代。但由于人们对心脏康复缺乏重视，而且心脏康复专业性较强，流程相对复杂，存在一定操作风险。康复模式与肢体康复完全不同，虽经过30年的发展，但仍处于初级阶段，心脏康复的发展明显滞后于肢体康复，90%的医院没有开展心脏康复业务。而同期，日本、美国、欧洲各国都已认识到心脏康复对冠心病患者预后的重要价值，均将心脏康复纳入了医疗保险范畴，实现了三级医院一社区一家庭的心脏康复体系。

统计显示，心血管病患者中只有11%～38的人接受心脏康复服务。另一项在全美开展的调查结论也显示，在患有心血管病的庞大群体中，大多数个体未接受心脏康复治疗。这些发现很可能反映了以下几个问题：

（1）缺乏后勤保障和配套服务，如患者因返回工作岗位后不能多加定期康复训练活动，也没有当地的其他活动项目可参加，去有康复设施的场所又路途太远或缺乏便利的交通；

（2）缺少医师的指导或没有强化患者继续康复的意愿；

（3）缺乏人力支持系统（没有或缺乏配偶、家庭或其他重要人物的支持）；

（4）没有足够的资金来源，诸如缺乏适当的保险，无能力或不愿意自付康复的相关费用；

（5）患者不喜欢参加运动或关于危险因素干预的宣教及咨询等活动。

传统的心脏病医疗服务，可替代或可选择的服务项目有限，s使很多患者没有合适的方案可以选择。甚至那些选择了传统医疗服务的患者，治疗的持续时间（即参加活动的次数）和治疗的重点（如饮食营养、运动、戒烟、社会心理字干预等）也常受经济等方面限制，也就是说，患者的财力与政府的补偿政策比病情的需要更重要。

为满足大多数心血管病患者的需求，需要更多的研究去评价可供选择的二级预防服务的成本-效益比，以决定最佳的服务组合，如有监护的运动训练、以家庭为基础的危险因素管理和满足患者不同需要的社区支持等。在这些研究的基础上，决策者、临床研究者和卫生保健人员必须在临床实践指南和经济政策的制定方面共同合作，使服务能够得到灵活、优化的使用，并得到应有的补偿，以达成最佳成本-效益比。

2013年，中国康复学会心血管病专业委员会颁布了《冠心病康复/二级预防中国专家共识》，明确了心脏康复的具体内容：

（1）生活方式的改变：主要包括指导患者戒烟、合理饮食、科学的运动以及睡眠管理；

（2）双心健康：注重患者心功能的康复期和心理健康的恢复；

（3）循证用药：冠心病的康复必须建立在药物治疗的基础上，根据指南循证、规范用药是心脏康复的重要组成部分；

（1）生活质量的评估：生活质量的评估也是心脏康复的组成部分，冠心病康复的最终目的是提高患者的生活质量，使患者尽可能恢复到正常或接近正常的生活质量水平；

（2）职业康复：冠心病康复的最终目标是患者回归家庭、回归社会、回归职场患者病后能不能回归社会、继续从事其以前的工作或病后力所能及的工作，是医务人员必须解决的问题。

体力活动减少，出现高脂血症、肥胖、糖尿病等心血管危险因素，最后导致心血管病的发病率增加。心脏康复是防治心血管病发生发展的重要措施之一。目前，心脏康复不仅局限于心血管病的二级预防，还逐渐扩大至心血管病的一级预防。近年的研究显示，以运动疗法为基础的心脏康复在心血管病的一级预防中发挥着越来越重要的作用。社会老龄化现象加剧，老年人常合并多系统的功能障碍，如心、肺、脑、骨骼和肌肉病变，这就要求心脏康复医师有能力去处理多系统的疾病，帮助患者回归社会。

一、心脏早期康复

根据国内外指南和共识，心脏康复在 CCU 中应该尽早开始，也就是早期心脏康复。因为，Ⅰ期康复期是心脏功能恢复、建立康复意识、进行康复宣教等的关键时期。

在 CCU 中开展心脏康复最早的记录，是1971年 Rosemary Samios 介绍了澳大利亚 CCU 里开展早期康复的情况。当时的冠心病患者住院时间通常在18～22天，但在住院第2天就根据情况开始了床上呼吸训练、被动关节活动，放松训练等，然后逐步过渡到主动训练、床边坐起训练、步行训练等。1978年 Nancy H . Cohen 又对急性心肌梗死在CCU中的最早康复进行了阐述，包括复杂性心肌梗死和非复杂性心肌梗死。在 CCU 中开展早期心脏康复的目标是使患者恢复工作和生活的能力。早期心脏康复能改善患者的心血管功能、缩短住院时间和改善预后，所采取的方法就包括了进阶性的活动、健康教育和运动训练，随着心脏康复的发展和完善，现代心脏康复应该包括以下特征：全面综合的康复、尽早开始康复、连续性康复、分阶段性康复、个体化康复和患者易接受性康复。完整的心脏康复至少包括以下几个方面：临床评估、优化合理用药、运动训练、心理康复、冠心病风险评估与规避、生活方式调整、患者及其家属的健康教育。经过40多年的发展，有关早期康复在CCU中的应用也总结出了一些可操作的原则和路径。

1. 康复介入的时机越早越好，在急性发病或危险期过后即可开始。这个阶段的康复目标是优化用药结构、预防制动的并发症、改善运动能力、评估患者精神状态、减少焦虑和提供心理支持、患者宣教和评估临床情况、制定康复计划。患者宣教内容包括对疾病的认识、治疗的方法和管理、冠心病危险因素和减少危险因素的策略。CCU中的运动可根据左心功能、复杂性室性心律失常、运动导致的心肌缺血症状、运动能力、运动时的血液动力学反应和临床情况进行危险分层。

2. 临床病情稳定后，在康复治疗师的监护下增加训练强度。初始阶段以呼吸训练、放松训练和小肌群的活动训练为主；继续阶段开始大肌群活动训练，坐站和行走训练：在4～6天时。可以在治疗师的辅助下尝试爬楼梯训练。推荐在整个早期心脏康复过程中进行活动训练，而不局限于CCU中的早期康复过程，但应该避免Valsaval动作。在CCU中进行心脏康复时。应在心电监护下进行，并运动前、运动中、运动后测量心率、血压。

3. 早期在CCU中开展心脏康复是非常重要的。因为这个阶段是与患者首次接触，也是传播心脏康复理念，消除患者疑虑的好时机。这个阶段的目标是早期进阶性活动。然后主动过渡渡日常生活活动，如坐起、梳头、进食、如厕、面部清洁和腹式呼吸的训练。一般情况下，24h后患者临床情况稳定时就可以简单的被动活动、主动辅助活动，然后过渡到主动活动。从仰卧位到坐位，再到立位，进行手、肘、肩、脚趾、踝、膝、髋等的关节活动，在CCU中，物理治疗师还要检查患者的分泌物排出能力和通气状态。必要时给予治疗辅助，包括改善通气、促进排痰的技巧训练（呼吸训练，呵气训练和有效咳嗽技巧训练）。

4. CCU是一个相对封闭的环境，患者的病情危重，第一次患心脏病的患者的压力是很大的，甚至有的患者会出现焦虑、抑郁等心理问题，或出现谵妄等精神问题。Novaes于1997年对CCU中的50名患者进行了重症压力量表评估，发现患者的压力情况和疾病种类、治疗方案没有明显相关性。也有研究发现，在CCU中，患者在"听到不熟悉的声音和噪音"和"听到别人在议论"时会感到更加有压力。

5. 早期心脏康复的效果评估方法包括6 min步行试验、主观劳累量表、运动诱发心肌缺血、年龄预计最大心率百分比和早期康复是否出现并发症等。S.D.Livia将6 min步行试验用于152例心脏病早期患者，评估急性心肌梗死后4天内的活动能力，发现急性心肌梗死后4天内的患者也都完成了试验，步行距离、运动反应等与4天后的患者无明显差异。而且只有3.9%的患者在运动中出现了不良反应，如心绞痛、血压下降、室性心动过速，但没有出现很严重的、需要治疗的并发症或死亡。因此，一般认为6 min 步行试验可用于早期心脏康复的评定，而且是安全的。

6. 为了减少诱导心脏病复发的危险因素，促进心脏功能的恢复，改善心脏病患者的生活质量，国内外学（协）会推出了一系列基于循证医学证据的指南或共识。虽然这些指南、共识都有大样本、多中心、随机对照试验等强有力的支持，但理论到实践之间还有很大的差距，国内外早期心脏康复的参与率都比较低。造成参与率低的原因是多样的，大致可分为知识意识因素（缺乏康复意识或不熟悉心脏康复）、态度因素（缺乏自信或缺乏效果期望值或惯性思维或惰于外部因素障碍）、行为因素（外部因素与患者的接受度有关，如缺少时间、资源、资金等）。如果不能给患者提供足够的健康教育知识，患者就不能很好地依从康复治疗。研究证明，尽快跨越这个"知识—态度—行为"障碍，而且由风险控制护士参与其中，对于达成在 CCU 就开始心脏康复是有帮助的。 D . H . Mohamed 认为，有一个对早期康复有认知的领导，会更加有效地改变 CCU 的传统文化，更加有效地执行早期活动与康复。

使 CCU 里有早期心脏康复适应证的患者都能得到恰当的康复治疗，并缩短患者入住 CCU 的时间，降低心脏重症疾病的复发率和死亡率，使患者能够更好地回归社会，这是心内科医务人员的责任和使命。

二、心脏康复即二级预防

从 Framingham 的研究开始，人们逐渐认识到冠心病是多重危险因素综合作用的结果，既包括不可改变的因素，如年龄和性别等，也包括可以改变的因素，如高血压、糖尿病、血脂异常、腹型肥胖、吸烟、饮酒、规律的体力活动酸少、摄入水果蔬菜不足、心理社会压力等。因此，冠心病是可防可控的：90%的冠心病可以被预测、被预防。

90%的心肌梗死可被9种易于测定评估的危险因素所预测：①异常血脂比率；②吸烟；③糖尿病；④高血压；⑤腹型肥胖；⑥紧张；⑦日常缺乏水果、蔬菜摄入；⑧缺乏运动；⑨饮酒。因此，改变生活方式能够预防大多数心肌梗死。值得庆幸的是，国家的卫生方针已转移到重视预防、重视健康上来了。有氧运动能够减轻体重、预防肥胖、影响糖脂代谢、缓解紧张等，从而与多项心血管危险因素的控制有关。因此，有氧运动对心血管病一级预防及二级预防具有重要的意义。

预防体系的构建有五个层面的内容：

（1）防发病，主要针对健康人群，防患于未然；（2）防急性事件，对于已有动脉粥样硬化证据的患者，保持斑块稳定，防止血栓形成，预防急性冠脉综合征（ACS）等可能致死或致残的心血管事件；（3）防不良后果。对于已发生心血管事件的患者，要做到早期识别，及早干预，挽救心脏，挽救生命；（4）防复发，避免反复住院、反复手术；（5）防治心力衰竭。

心脏康复的理念从20世纪80年代以前的以患者运动训练为核心，与时俱进，逐渐发展成为基于运动疗法并包括生理、心理、社会的综合性医疗服务模式。发病前的预防和发病后的心脏康复，是心血管病全程管理的重要组成部分。心脏康复的核心组成部分包括医学评价、积极的危险因素管控、营养咨询.运动训练以及社会心理咨询。

国内外冠心病的治疗指南均强调，使用有充分循证证据的药物是冠心病二级预防的重要措施，个体化的药物处方可控制心血管危险因素，控制血压、血糖，调节血脂，以延缓疾病的进展并改善预后。建立在疾病正确诊断之上的运动干预可以改善患者的心功能，改善冠状动脉微循环，使心血管病的发病风险得到降低。

营养缺乏、代谢综合征、肥胖是心血管病的重要高危因素，所以，对食物营养的理解和饮食质量的改变是营养处方和心脏康复的关键点。患者主动的营养咨询可增加膳食的多样性，提升心脏康复患者的"饮食幸福感"，并改善患者及其家属的健康状况，这种方法简单、经济、高效，无不良作用。

良好的心理干预可消除焦虑、抑郁等负面情绪，增加患者的自信，与心脏康复相互促进、协同发展。吸烟是心血管病的主要危险因素，是急性心血管事件后复发和死亡的有力预测因子。戒烟可明显降低6个月内心肌梗死的复发率，减少心血管病的发生率和死亡率，其长期获益至少等同于目前常用的冠心病二级预防药物。心脏康复这些措施的落实与二级预防密切相连。因此，现代心脏康复包含康复（恢复和提高患者的功能能力）和布防（预防疾病再发和死亡）双重含义。二级预防逐渐融入心脏康复之中，而心脏康复也拓展成为广义二级预防的一部分。因此，心脏康复/二级预防的平台建设从根本上挑战和改变了传统的单一生物医疗模式。心脏康复/二级预防是构筑冠心病综合防治网络的重要手段，可以显著缩短平均住院日、减少住院费用、降低死亡率和减少心血管事件，改善我国心血管病患者的生活质量和远期预后。

对于40岁以上男性、50岁以上女性，以及其他所有心血管危险增高的个体，至少每5年进行1次系统的心血管危险评估。当心血管风险接近阈值时，建议增加评估次数。存在下述1项及以上危险因素者，应及时进行心血管风险评估：

吸烟、超重、高脂血症、有早发心血管病或主要危险因素（如高脂血症）家族史。有疑诊心血管病症状的患者，也应立即进行心血管风险评估。不推荐无心血管风险的＜40岁的男性和＜50岁的女性进行系统评估。

心血管病的预防策略包括两个层面：

（1）大众人群的预防策略：可通过面向全社会公众的健康教育，尤其是生活方式改变和环境变化来实现。其优点是可带来大众层面的获益，对总体人群心血管事件的影响可能会很大。因为，所有人群参与了干预措施，且大多数事件实际上发生在仅有低度风险的个体中。

（2）高危人群的预防策略：在那些高风险人群中进行心血管风险评估，根据危险分层制定减少和控制危险因素的目标及治疗措施。该策略能使高危人群明显获益，但对整体人群的影响有限，因为高危群体毕竟是少数。

研究表明，80%～90%的心血管病可以通过生活方式和膳食干预来预防，但是慢性病患者仍然消耗了80%以上的全球医疗资源。为更好地防治心血管病和促进全球健康，必须建立一个多层次、全方位的防控体系，包括6P：预测（Prediction）、精准（Precision）、个体化（Personalization）、预防（Prevention）、人群（Population）和政策（Policy）；3G：健康的饮食（Good food）、良好的环境（Good environment）和健康的行为（Good behavior）；4I：解读（Interpretation）、整合（Integration）、实施（Implementation）和创新（Innovation）。

三、心脏康复与预防心脏病学

心脏康复更多关注急性心血管事件的综合药物治疗和生活方式干预。从个体而言，减少疾病复发成了最主要的目标，而从全社会的角度，对高危心脏病人群的管控才是国家医疗健康的目标。欧美国家通过几十年的心脏康复实践，试图从临床指南的角度，取消一级和二级预防的界限，将慢性病的临床管控演变成为一种连贯性的干预措施。2016年，欧洲心脏病学学会（ESC）将心脏预防与康复学会改名为预防心脏病学学会，正是反映了这种观念的转变。

预防心脏病学不仅包括控制危险因素、避免或减少心血管病的发生，也涵盖心血管事件发生后的康复和使患者尽快回归正常生活，以及再发主要心血管不良事件的预防，集"防—治—康"养护、提高运动能力和生命质量于一体。

预防心脏病学专业的组成包括危险因素评分与干预计划、动脉粥样硬化临床评估、心理和行为、运动心肺功能评估和运动心脏康复等。基于运动的心脏康复需要精准医疗，需要根据不同疾病和运动的心血管反应来设计运动处方。不同形式的运动会产生许多生理性反应，剧烈运动和长期运动对心血管也有不同的影响。有缺血性心脏病和心功能不全的心血管病患者，要根据心血管反应来制定精准的运动处方，采取安全的运动形式，并根据患者在运动中和运动后的反应及时调整，定期进行心功能、心肌缺血、心肺运动试验及危险因素的临床再评估，以期达到获益最大和风险最低。不提倡心血管病患者在无专业医疗评估的情况下自行锻炼或托付给体育教练的康复模式。运动是良医，运动有助于心血管病康复，但心血管病患者的运动需要严格的限制和指导。

心肺运动试验必须成为心脏运动康复医师的必修课。有一点必须明确，心脏运动康复不同于骨科康复和神经康复中的肌力恢复。心脏运动康复主要体现在脏器康复和心肺耐力康复，其训练方法不仅仅是关注肌肉力量和速度的改善，而要全面考虑心血管的全身适应性恢复，包括心功能和体能的恢复。需要注意的是，不适宜的运动处方会导致心房颤动、心力衰竭和室壁瘤等严重并发症的发生。心脏康复医师要在心血管病患者运动康复的临床实践中，把功能解剖与康复物理治疗知识融会贯通，做好心脏运动康复的评定、运动处方的设计和运动注意事项的落实。

发生急性心血管事件住院的患者不仅需要早期再灌注治疗，也需要早期康复介入。从精神心理、饮食护理、危险因素控制、规范药物治疗到早期床上或床旁运动，全方位地进行干预和指导。住院期间和出院后的心脏运动康复内容包括围手术期全身肌肉骨关节的康复、抗阻训练、吸气肌训练、从坐姿到站立位的心血管反应、住院期间或出院前的运动心肺功能检测、抗阻训练评定以及有氧运动处方的设计。

一分预防胜过十分治疗。我们要呼吁政府加强社会保障体系对康复事业的支持，开创具有中国特色的心脏康复发展之路。心血管病的预防康复与慢性病管理的目标是一致的，应把疾病预防康复与慢性病管理相结合，将工作重点和经费更多地用于疾病预防和康复的"基础建设"和"惠民工程"上，将处理危急里症心血管病的三级医院与康复机构医疗单位有机整合，既各司其职、有序分级诊疗，又系密合作。通过个人、集体、全民体制与不同的保险机构相结合，共同支付心脏康复和预防干预的费用。

随着老年社会的来临，国家层面大健康战略和全面医保政策的实施，需要建立适应我国国情的预防体系；要从实际出发，在制度层面上做好中国心血管病"双重预防"的顶层设计；需要建立国家层面预防心血管病的专业组织架构，发布心血管高危患者心脏康复的专业和社会教育计划，将运动康复融入健康的全程管理之中。预防心脏病学的临床实践需要更多的医师加入，专业的医疗评估可以在三级医院中进行并定期随访，经过培训的基自医院医师、全科医师、家庭医师、护士和慢性病管理人员可依据患者的二级预防和运动处方，具体指导心血管病患者实施规范的运动康复训练。这也可以成为做强医联体、医共体的有效途径和手段。

四、国外的心脏康复优势

英国是医疗整合做得非常好的国家，特别是在基层医疗和初级卫生保健上，另外它有配套的高档次民营医院，可以解决特殊人群的需求。全民医保对于英国来说是值得骄傲的，因为医疗卫生作为社会保障，肯定是公益为先、兼顾效率，绝对不可以效率为先。其实要想提高效率，就需要把急病急起来，把慢病慢下去。如稳定型心绞痛不需要做紧急冠脉造影甚至支架植入，而对于急性心肌梗死患者肯定需要优先使用导管室，从而挽救患者的生命。医疗资源是有限的，如果让稳定型心绞痛的患者整天占着导管室，而让急性心梗的患者等待，这样可能就会错过后者最好的治疗时机。完美的医疗模式就是急病优先急救，慢病规范治疗，公平为主，兼顾效率。

古巴的医疗模式也非常好。每个社区都有心理卫生服务，50%以上都是由社区医师负责，每个社区医师要负担30～50个家庭成员的生老病死。如果出现复杂疾病的患者，社区医师就会预约上级医院的医师进行会诊，上一级医师也会将会诊意见认真详细地告诉社区医师，病情稳定后还是由社区医师管理，这就叫无缝对接，是真正的医疗资源整合。

关于心脏康复的发展，西方国家积累了大量的经验和数据，建立了很多康复模式。大量临床研究的证据显示，心脏康复能够延缓动脉粥样硬化的进程，降低再发冠心病事件的风险和反复住院率，降低医疗费用，延长健康寿命。欧洲心脏病学学会、美国心脏学会相美国心脏病学会，均将心脏康复列为心血管病治疗中最高级别（Ⅰ级）推荐。

1. 欧洲国家心脏康复的现状

心脏康复在欧洲已经发展了40多年，在经验、政策、程序以及运行模式等方面都取得了丰富的成果。在30年的随访调查中发现，北欧和西欧冠心病患者的死亡率明显下降，而在中欧和东欧则处于上升态势，这得益于北欧和西欧早期的康复干预和医疗保健机构的完善。欧洲专门成立了心脏康复协会，并通过立法支持心脏康复事业的发展，但心脏康复在欧洲同样面临着低转诊率和低参与率（30%～50%）的问题。

2. 美国心脏康复的现状

美国认为高发病率的肥胖、静坐的生活方式、2型糖尿病、高血压及营养问题等是诱发冠心病的危险因素。其中，静坐的生活方式和营养问题是最为主要的因素，同时肥胖、2型糖尿病和高血压的低龄化也是冠心病发病率上升的原因。

（1）心脏康复的运动训练项目确实使冠心病患者获益，降低了冠心病的发病率和死亡率。有数据表明，心脏康复的运动训练能使那些即使已经接受过血运重建或药物治疗的冠心病患者获益。更重要的是，心脏康复的运动训练也能改善心衰患者的预后。

（2）有证据表明，经过正规的心脏康复运动训练之后，可以使高密度脂蛋白含量升高17%，而使低密度脂蛋白含量降低11%。

（3）肥胖和代谢综合征在美国很普遍，容易引起高血压、胰岛素抵抗、血脂异常以及心衰。在冠心病二级预防中，减轻体重可以使冠心病患者获益。最近的一项研究结果表明，在肥胖或超重的患者中，通过减轻体重可以明显减少冠心病的危险因素，如血脂、空腹血糖及炎症反应。心脏康复的运动训练可以减少肥胖患者的冠心病风险，也可间接降低心血管病的总死亡率。

（4）在冠心病人群中，大部分患者有心理压力。 INTERHEART 的研究表明，在心血管危险因素中心理压力排位仅次于血脂和吸烟，可以与高血压和腹型肥胖相等同。在心衰抑郁患者研究中发现，心脏康复的运动训练可以明显改善抑郁症状，从而改善长期预后。有一项研究对500位参与心脏康复运动训练的冠心病患者进行了一年半的观察，发现年轻患者较年长患者存在更多的不良情绪。在接受心脏康复后，整个群体的冠心病危险因素均降低，尤其是年轻人群。

在美国，心脏康复的参与率仍然偏低，包括低转诊率和高退出率。女性、非白种人群、老年人、乡村人群及低社会经济地位人群的参与率相对偏低。低转诊率、低参与率和高退出率的原因包括：

（1）缺乏正规的转诊程序；

（2）医疗机构之间未建立完善的转诊制度；

（3）初诊医师对转诊定点医疗机构不熟悉；

（4）地理交通不便或地域偏远；

（5）初诊医师的建议不充分；

（6）肥胖或运动能力欠佳；

（7）静坐的生活方式；

（8）吸烟或抑郁；

（9）高额治疗和康复费用或社会支持不足；

（10）文化程度低；

（11）短期效果不明显；

（12）患者时间不足等。

3. 日本心脏康复的现状

在日本，由于生活方式西化及社会老龄化等问题，代谢性疾病成为心血管病的主要危险因素。在冠心病正规的药物治疗及对危险因素的有效干预之下，近年来日本心血管病的住院率及死亡率均有所下降，但仍高于美国。有报告表明，日本急性心肌梗死发病率呈先升后降趋势，城市居民中的中年男性比例较高。

心脏康复被纳入日本的医疗保险系统。覆盖的人群为——急性心肌梗死、心绞痛、心衰、PCI 和 CABG 术后等。对于年龄小于70岁的心脏康复患者医保提供70%的资金支持，大于70岁的心脏康复患者医保提供90%的资金支持。但医保机构对心脏康复的实施有以下3条监管标准：

（1）至少配备1名心内科/心外科医师和1名经验丰富的心脏康复治疗师；

（2）配备2名以上有经验的心脏康复物理治疗师或专业护士；

（3）配置1个能够应对紧急情况的 CCU 和急救医疗系统（如导管室）。

2004年，日本第1次全国心脏康复调查结果显示：①具有心脏康复配置的医疗机构均为中等规模的医疗机构；② PCI 治疗率和急诊介入治疗率高；③急性心肌梗死患者早期的心脏康复参与率约为50%；④急性心肌梗死患者的后期心脏康复不足，包括康复教育计划、运动耐量和心肺功能评估等方面；⑤门诊心脏康复的参与率为9%。

2009年，日本第二次全国心脏康复调查与2004年相比发现：① PCI 治疗率仍较高，②门诊心脏康复参与率从9%升至21%；③超过50%的医疗机构，即使有较高的 PCI 治疗率，但并未提供心脏康复。

目前，日本心脏康复医疗机构的数量在增多，但门诊心脏康复参与率仍偏低。所以，如何提高门诊心脏康复参与率成了日本医疗界需要解决的难题。日本制定了心脏康复的未来目标：①明确日本国民的冠心病危险因素；②探索适用于心血管病患者的最科学合理的运动模式，如制定高、中强度间歇训练和低层次的培训计划：③制定针对老年患者的最佳运动训练计划，尤其是对心力衰竭的患者。同时，日本认识到要将心脏康复普及到更广的范围，建立更多的心脏康复培训机构并相互成为网络结构（心脏康复联盟），以便更多的心血管病患者参与进来。

五、我国心脏康复二级预防的实施与努力方向

人是医学的服务对象，是一个不可分割的有机整体。西方医学专业过度细化，把一个完整的人分割成一个个的系统和脏器，有的脏器又被分解为一个个的"零件"，使得"以人为本"的医学临床服务变成了"以病为本""以病变为

本"。于是，在大医院里，一个个专科犹如一个个分战场，临床医师各自为政，与专业细化了的疾病捉对厮杀。这些方向性偏差严重限制了诊疗水平、服务质量和疾病的预防、治疗、康复，造成了现代慢性病爆发性递增的态势。当前，一些有识之士已经提出了医学整合的命题，转化医学、整体医学、整合生理学等理论体系作为全新的理念受到了医学界的高度重视。

"一家水管漏水了，全家老少都在忙着拖地板，却没有人站起来拧住漏水的水龙头，这即是今日的医学。"在2016年第65届美国心脏病学会（ACC）年会的开幕式上，大会主席 Kim Allan Williams 打了这么一个比方，揭示了心血管病预防与治疗的关系和现状。

世界心血管病一级与二级预防研究显示，各国一级预防对减少心血管病死亡率的作用占50%～74%，二级预防/康复作用占24%～47%，可见一级与二级预防/心脏康复对降低各国心血管病的死亡率非常重要。尽管一级预防和二级预防/心脏康复的作用如此之大，人们却未给予足够的重视与投入。

错误的医学目的必然导致医学知识和医疗技术的误用和滥用。把医学发展的优先战略从"以治愈疾病为目的的高技术追求"转向"预防疾病和损伤，维持和促进健康"，这才是医学的真正目的。只有以"预防疾病，促进健康"为首要目的的医学才是供得起、可持续的医学，才是公平和公正的医学。如果我们继续把主要精力放在得病后的急性事件处理等方面，国家投入越多，个人投入越多，浪费也就越大，效果也就越差。无论美国还是中国，这都是难以为继的，更谈不上可持续良性健康发展。

WHO 把心脏康复定义为，要求保证使心血管病患者获得最佳的体力、精神和社会状况的活动总和，从而使患者通过自己的努力，在社会上重新恢复到尽可能正常的位置，并能独立自主地生活。其干预措施包括运动疗法和二级预防的健康教育。

目前，心脏康复已在国内外得到了普遍认可。以循证医学为基础制定的《美国心脏康复和二级预防项目指南》指出，以患者为中心的目标是提供住院、过渡场所及院外的持续性心脏康复。心脏康复分为3期，即院内康复期、院外早期康复或门诊康复期及院外社区/家庭的长期康复期。

冠心病的发病机制虽然十分复杂，但随着冠心病流行病学、病理学和病理生理学研究的进展，一定会变得越来越清晰。冠心病的发生和发展取决于危险因素（包括年龄、男性、吸烟、高 LDL - C、高血压病、糖尿病、肥胖、体力活动缺乏等），而有效控制危险因素，就能够延缓甚至终止冠心病的发展进程，并降低死亡率。

因目前我国冠心病患者的住院时间控制在平均7天左右，因此 I 期住院康复的时间有限。Ⅱ期门诊康复即心脏早期康复已成为心脏康复的核心阶段，既是Ⅰ期住院康复的延续，又是Ⅲ期社区/家庭康复的基础。

心脏早期康复一般在出院后1～6个月进行，在PCI，CABG术后常规2～5周进行。与Ⅰ期康复不同，除了患者评估、患者教育、日常活动指导、心理支持外，Ⅱ期康复计划增加了每周3～5次心电、血压监护下的中等强度运动，包括有氧运动、抗阻训练、柔韧性和平衡训练等。每次持续30～90 min，共3个月左右。推荐运动康复次数为36次，不低于25次。

1.门诊教育干预

为有利于心脏康复项目的实施，门诊随访时需要制定标准的心脏教育计划，选择相关内容主题；选择合适的、可读性强的辅助材料以加强教育效果；在开始宣教前，应评估患者的学习准备情况；应对教育环节进行评估，必要时予以适当调整。研究表明，对于确诊的冠心病和其他动脉粥样硬化性血管疾病患者来说，进行积极的危险因素控制是有效的。

教育干预的内容应包括：

（1）降低心脏病风险（通过低脂膳食、血压管理、血脂管理、戒烟、糖尿病管理及压力管理）；

（2）管理心脏病急症（如心绞痛、运动时疼痛或不适）；

（3）理解疾病的进程（动脉粥样硬化、高血压、糖尿病）；

（4）保持心理健康（强调性功能、社会关系，消除抑郁、愤怒、敌意）；

（5）适应由疾病所带来的限制（家庭、社会关系、工作、爱好和休闲活动的角色改变）。

心脏康复后广泛的生活方式干预研究（ Extensive Lifestyle Management Interven tion ， ELMI ）是一项为期4年的、关于心脏康复后危险因素和生活方式矫正的研究。其结果显示，系统的干预（包括运动课程、电话随访、咨询课程及向患者的初诊医师进行通报）

可以降低患者的血脂、血压和Framingham危险评分。

典型的综合性二级预防项目应以医务人员主办的健康培训课程和团队支持为核心，并通过单独面谈咨询、运动期间非正式的咨询和教育加以补充。宣教内容的形式宜多种多样，可使用PPT、录像、小册子等。为使患者达到长期的行为改变，二级预防项目必须包括可以增强自信心的内容，以证明患者自己有能力解决问题，避免养成对工作人员和家人的依赖。

2. 心理、社会支持

在心脏病发病期间，患者会经历一个抑郁、焦虑的过程。心理支持和社会支持都可以帮助患者与社会支持系统取得联系，使患者以健康的心态去应对这些挫折，树立战胜疾病的信心，以提高生活质量，并早日恢复正常的生活秩序。

3．改变静坐或久坐的生活方式

静坐或久坐的生活方式是最普遍的危险因素。体力活动少的人可增加罹患冠心病的风险，而活动量大的人，尽管存在一些危险因素（高血压、血脂异常、糖尿病、肥胖），其死亡率也较活动量少而没有其他危险因素者低。活动量每周超过1500～2000 kCal 者，冠心病的发病时间明显延迟，热量消耗与粥样硬化的逆转或其他危险因素的减少明显相关。

4．评估与危险分层

所有人选运动康复的心血管病患者都应依据运动中发生心血管事件的可能危险进行评估与分层，以指导实施个体化的、安全的心脏康复/二级预防计划。首先需要判断对预后有重要影响的三个因素：缺血心肌的数量、左室功能受损的程度和心脏基础疾病致心律失常的危险性。

对患者的初始评估应包括：既往及目前与心血管病相关的诊断、症状和危险因素、并发症与合并症、平常的生活方式和运动习惯、心理状态与社会支持情况，以及必要的心血管辅助检查，如心肌损伤标志物检查、超声心动图（判断有无左室扩大及测定左室射血分数）、心脏负荷试验等。

运动和活动中发生事件的危险分层，主要来源于与发病率、死亡率增加相关的危险因素的研究。对于参与者来说，这有助于低危、中危和高危的鉴别。

运动负荷试验是进行运动康复前一个重要的监测指标，主要用于临床的诊断、预后的判断、日常生活的指导、运动处方的制定和疗效的评定。常用的运动负荷试验有心电图运动负荷试验和心肺运动负荷试验。两种测试方法均有一定的风险，要严格把握运动负荷试验的适应证、禁忌证。对于冠心病患者，临床上应根据患者的能力水平进行次极量、症状限制性运动试验。如果无设备完成运动负荷试验，可酌情使用6 min 步行试验、代谢当量问卷等替代方法。

5．运动处方

冠心病的常规运动康复程序：根据对患者的评估及危险分层，给予个体化的运动处方。

运动形式：有氧运动和无氧运动。有氧运动包括步行、慢跑、原地跑、有氧健身操、游泳、骑自行车、爬楼，以及在器械上完成的行走、踏车、划船等；无氧运动包括静力训练、举重或短跑等，也称等长收缩运动。心血管事件后的患者可能尚未痊愈或痊愈时间较短，不宜进行剧烈和竞技性、对抗性强的运动。因此，运动类型宜选择综合性的，以有氧运动为主，无氧运动为补充。心脏康复中最简单和应用最广泛的是步行和慢跑，对肥胖或有关节疾病的患者，原地踏车运动也是极好的选择。

典型的运动康复程序包括以下三个步骤：

第1步：准备活动，即热身运动。多采用低水平有氧运动，持续5~10 min。目的是放松和伸展肌肉、提高关节活动度和心血管的适应性；预防运动诱发的心脏不良事件及预防运动性损伤。

第2步：训练阶段，包括有氧运动、抗阻训练、柔韧性训练等，总时间30~90min。其中有氧运动是基础，抗阻训练、柔韧性训练是补充。有氧运动每次20~40min，运动频率每周3~5次。运动强度为最大运动强度的50%~80%。体能差的患者，运动强度可定位在50%，随着体能的改善，可逐渐增加运动强度。

常用的确定运动强度的方法有心率储备法、无氧阈法和主观劳累程度分级法。其中，心率是评估运动强度的最好指标。

（1）目标心率储备法：此法不受药物（β受体阻滞剂等）的影响，临床上最常用。方法如下：目标心率＝（最大心率－静息心率）×运动强度＋静息心率。如，患者最大心率为160次/min，静息心率70次/min，选择的运动强度为60%，则目标心率＝（160-70）×60%＋70=124次/min。

（2）无氧阈法：无氧阈水平相当于最大耗氧量的60%左右。此水平的运动是冠心病患者的最佳运动强度（获益最大而风险最小）。该参数需通过运动心肺试验或测乳酸阈值获得，需要一定的设备和熟练的技术人员。

（3）目标心率法：在静息心率的基础上增加20~30次/min。此方法简单方便，但欠精确。

（4）主观劳累程度分级法：多采用 Borg 主观劳累程度分级表（6~20分），通常建议患者在得分12~16分的范围内运动。

抗阻训练与有氧运动比较，抗阻训练引起的心率反应性较低。主要增加心脏的压力负荷，从而增加心内膜下的血流灌注，可获得较好的心肌氧供需平衡。另外，尚可增加骨骼肌质量，提高基础代谢率，并增强骨骼肌力量，改善运动耐力，帮助患者重返日常生活和回归工作。其他慢性病，包括腰痛、骨质疏松、肥胖、糖尿病等，也能从抗阻训练中获益。

第3步：放松运动即整理活动，是运动训练中必不可少的一部分。放松运动有利于运动系统的血液缓慢回到心脏，避免心脏负荷突然增加而诱发意外事件。放松方式是慢节奏有氧运动的延续，或是柔韧性训练，根据患者病情轻重可持续5~10 min。病情越重者，放松运动的持续时间宜越长。

六、运动期间的医学监护

对运动方案实施过程中的医学监护强度，包括必要的监护人员、监护类型和期限及心电图监测频率（持续和间隙），应由制定该方案的医学负责人来决定，并考虑转诊医师的建议。医学监护的强度也应由入选运动方案时患者的类型所决定。在心脏康复中，医学监护是最重要的日常安全保障。

1份心脏康复方案必须保证患者在训练现场发生急诊事件时，医师在3 min内能到达现场。心电图监测似乎与危险性相关，但没有确切的预测因子来帮助辨认哪些患者没有必要进行心电监测。持续的心电监测有利于：①鉴别危险的心律失常或并发症出现前的心电图变化；②监测运动处方的依从性，尤其是心率；③增加患者独立生活的信心。目前，心电图监测的类型包括床边心电监测、远程或计算机心电监测、部分带有家庭监测功能的起搏器、动态心电图记录、植入式长时程心电图监测等。

心脏康复/二级预防在提高心血管慢性病管理的成效方面具有以下作用：

1．心脏康复推动心血管病慢性病管理的规范化和精准化

心脏康复的五大处方在心血管病急性期的治疗中已得到了广泛应用，同时也是慢性病管理非常有效、全面的适宜技术，可促进生活方式管理更加精准、规范，是整合医学的重要组成部分。心脏康复是以患者为中心，以团队服务为模式的全面和全程的疾病管理与关爱，可改变当前心脑血管慢性病管理缺乏后续服务内容及适宜技术支持的现状，并可复制到其他病种的慢性病管理中。

2．心脏康复推动医疗模式向"防—治—康"三位一体人文医疗模式转化

心脏康复模式在各级公立医院临床路径中的实施，可以引导医疗模式的转化：以疾病为中心的模式转为生物—心理—社会—环境（生态）医学模式。一些能改善预后的关键措施，在传统医疗模式下有社会效益、健康效益，但是没有明显经济效益的慢性病治疗方法，如运动、营养、心理、戒烟、患者教育等，可通过公立医院临床路径在患者就医这个最佳时机进行强化，并延伸到社区和家庭，实施持续全程的慢性病管理，使"防—治—康"真正融入患者的全程防治之中。

3．心脏康复突出以患者为主导的慢性病管理模式

过去慢性病管理更多强调社会责任，患者的责任意识不强，慢性病管理模式松动。虽然国家持续投入，但成效没有达到预期，也给医保统筹基金带来潜在风险。因没有一个国家的预算能够满足人们所有的医疗卫生需求，除非患者个人承担起自我管理的责任。

心脏康复的慢性病管理平台通过医患互动，帮助患者主动参与到慢性病的自我管理之中，让患者认识到疾病转归是自己的责任，引导患者在享受国家医保的同时，自身有害任何义务在医师的指导下进行心脏康复（药物、心理、运动、营养、戒烟和患者教育等），进行生活方式的持续改进和科学用药。如日本的心脑血管病患者，其家庭成员每月必须参与1次健康教育才能领取医保费用，提倡患者对自身健康负责。心脏康复模式引导患者必须对管理自身的健康承担责任，调动患者对于慢性病管理的主动性，降低并发症及再住院率，降低心血管病死亡率。

4. 心脏康复慢性病管理路径促进节俭型医疗模式的建立

心脏康复是一个非常有成本效应的创新，可以弥补传统卫生行业预防和治疗的断层，能够帮助患者和社会减少后续的医疗成本。目前，我国预防和治疗是断层的、脱节的，"防—治—康"很难在一个患者身上同时实现。这样的被动及滞后性使患者的二级预防缺失，导致了恢复到原来健康状态的成本大大提高，再住院率增加，后续的医疗费用增加。因此，心血管慢性病管理的实效性及可持续性依赖于心脏康复路径的实施。只有建立节俭型医疗模式，才能保证医疗支付体系的可持续性。

5. 心脏康复的"互联网＋"模式创新慢性病管理平台

心脏康复的"互联网＋"模式给慢性病管理平台的创新提供了智能工具，利用互联网技术建立一个没有围墙的心血管慢性病防治联盟，指导患者进行慢性病管理，提高慢性病的管理效率。推动心脏康复成为可持续的慢性病防治模式，为心血管病的防治提供了重要机遇，这也正是心血管病防治的未来。

七、我国心脏康复的努力方向

1. 要大力提升心脏康复的社会影响力

我国心脏康复开展的时间较短，首先需要将心脏康复的概念和理念普及到整个社会，增强心脏康复的社会影响力。其中，使临床医师有专业心脏康复知识，让医师和护士首先认识到心脏康复的重要性与必要性，这一点非常重要。要熟悉心脏康复的流程，积极做好上下级医院之间的转诊工作，并积极向社区及农村人群宣传讲解心脏康复的相关知识，对附近心脏康复医疗保健机构要熟悉，并做好推介工作。

2. 要尽快建立支持心脏康复的政策环境和资源配置制度

由于病床周转率等各个方面的限制，医院也缺少对心脏康复医师早期介入康复的政策支持，最终影响了住院期间心脏康复的完成。国家及各医院领导应积极给予相关政策的支持和引导，并建立完善的医疗保险制度。目前，心脏康复的低参与率，很大一部分原因是资金问题，导致很多需要进行心脏康复的患者无法参与到这项工作中来。我国人民的生活水平虽然得到了提高，但由于心血管病的药物治疗基本需要长期进行，昂贵的医药费及后续的康复费，往往使经济地位低下的人群不能得到更好的治疗与康复。需要国家建立完善农村人口相关的医疗保险制度，使心脏康复的获益普及到更大的范围。应制定心脏康复指南，明确符合心脏康复标准的心血管病患者，并尽快将慢性心衰纳入心脏康复的管理范围。制定针对不同疾病、不同年龄、不同阶段的康复计划，并使康复内容更加细化与具体化。

3. 要加快建立规范化的心脏康复中心和心脏康复医师培训基地从大型医院到社区医院，都要建立各种形式的规范化心脏康复中心。国家层面和学（协）会要尽快制定规范化心脏康复中心的建设样板和认证标准，加快认证的进度，并积极培育国家级心脏康复医师。心脏康复包括住院康复、门诊康复、社区/家庭康复，建议在上级医院进行心脏康复的业务指导及计划制定，在下级医院完成具体的康复锻炼。建立上下级医院分级康复和双向转诊制度，形成心脏康复的协作网。已经认证的国家级心脏康复医师培训基地，要承担起培养专业心脏康复医师、护士及相关人员的责任。心脏康复是一个完整的上下联动、左右协作的体系，需要在规范化的心脏康复中心和专业的康复治疗师指导下完成整个康复过程。

4. 要完善心脏康复的随访机制和质控标准

要提高患者的随访率，制定并引入质控标准，进一步加强患者对康复的依从性。我国心血管病患者对心脏康复的依从性普遍较差，很多患者对医学知识并不了解，又得不到正规和准确的医学指导，存在自行停药、不复查、不康复等问题。要加快完善随访机制，在社区医院和大型医院设立专门的随访门诊，并配置专业的医师进行电子化随访管理，包括随访内容、随访时间、药物调整方案及病情评估、康复方案、康复效果等。

心脏康复可以降低心血管病患者的死亡率和再入院率，但由于医疗行业发展的不平衡，我国心脏康复的普及范围仍然有限，患者对心脏康复了解甚少，所以，尽快建立完善的心脏康复体系迫在眉睫。如果有社会、资金、设备及专业的心脏康复治疗师和护士等力量的支持，就能使心脏康复更大范围地得到安全的实行和普及，从而在心血管病的预防、治疗和康复三个过程中，降低发病率和死亡率，并改善患者的预后，减轻家庭和社会的负担。

第三节　心肺康复的评估

一、引言

心脏康复是心血管疾病慢性期综合干预措施，包括药物和非药物干预。慢性疾病（简称慢病）管理也是对心血管疾病慢性期的综合干预。二者之间的区别应该是心脏康复针对个体，慢病管理针对人群，心脏康复更强调治疗的效果，而不是治疗的行为，强调生活方式治疗的量化个体化处方，而不是普适化处方，尤其更重视运动对心血管疾病的治疗效果而不是预防性治疗。心脏康复的目的有两个，一是降低再发心血管事件和心肌梗死风险，减少反复住院和不必要的血运重建；二是让患者恢复最佳体力、精神状态及社会功能。实现上述目标，需要首先充分明确哪些因素可能影响患者的疾病预后，哪些因素可能影响患者的生活质量，而有的放矢地制订治疗方案。因此对心脏康复患者首先进行全面的评估非常重要，这一过程应该从首次接触患者开始，贯穿心脏康复的全过程，是心脏康复的首要且重要内容。

心脏康复评估包括生物学病史、生活习惯、危险因素、心血管功能和运动风险、精神心理状态、营养状态、生活质量以及全身状态和疾病认知。通过评估，了解患者的整体状态、危险分层以及影响其治疗效果和预后的各种因素，从而为患者制订急性期和慢性期最优化治疗策略，实现全面、全程的医学管理。

1. 评估时间点

评估时间包括5个时间点，分别为：初始基线评估，每次运动治疗前评估，针对新发或异常体征/症状的紧急评估，心脏康复治疗周期中每30天再评估和结局评估。没有接受结局评估，意味着患者没有完成心脏康复治疗。

2. 评估团队

心脏康复评估由心血管康复医生制订评估方案并主导评估过程，护士和运动治疗师协助完成各项评估，心脏康复医生完成对整个评估结果的解析。

3. 评估内容

包括生物学病史评估、危险因素评估、心血管功能和运动风险评估。评估形式包括主观评估和客观评估。

二、心肺康复的评估方法

心肺康复评估方法按是否使用器械，可分为器械评估和徒手评估两大类。其中，器械操作部分需要由医师执行，徒手操作部分可以由心血管专科护士执行。心脏康复是全程、全面的医学管理，其有效的实施依赖于医护人员、患者及其家属的共同参与和配合，而护士在心脏康复中有望发挥非常重要的作用。

器械评估的优点在于精确和可量化，多是相应评估指标的金标准。其局限性包括设备昂贵、操作有一定难度、部分患者无法耐受等。

徒手评估的优点在于无需设备、成本低、易操作，可应用于无法耐受器械评估的患者，是器械评估的必要补充。与器械评估相比，徒手评估的精确程度相对较低，但能满足基本的评估需求。对于缺少心脏康复评估器械的医疗机构来说，徒手评估可减轻其心脏康复项目的起步和发展压力，而对于基层康复机构来说，则可作为常规的评估手段。

在心脏康复开展较好的欧美国家，徒手评估技术已较为普及，但国内的开展尚不尽如人意。目前，国内应用较多的是一些徒手心肺功能评估技术，如6 min步行试验。然而运动方式，作为心肺康复运动处方的重要组成部分，包括有氧训练、抗阻训练、柔韧性训练和平衡能力训练等内容，旨在提高心血管病患者的心肺功能、肌力和耐力、柔韧性和平衡功能。所以，心肺康复评估技术亦应涵盖最基本的心肺功能评估、肌力和耐力评估、柔韧性评估和平衡能力评估技术等。

鉴于我国的现实情况，应该提倡一些徒手评估技术和方法，并将这些技术向各级医院推广。

1. 徒手心肺功能评定

心肺功能是心脏康复的基础评定项目。其中，心肺运动试验（CPET）是心肺功能评定的金标准，目前国内尚未完全普及。徒手心肺功能评定的方法值得推广，主要分为固定时间测试、固定距离测试以及递增负荷测试3大类。常用的方法包括6 min步行试验（6ᴍWT）、2 min踏步试验（2-minute Step Test.2MST）、200 m快速步行试验（200-meter Fast Walking Test，200MFWT）、递增负荷往返步行试验（Incremental Shuttle Walking Iest，1SWT）、2 min步行试验（2-minute Walking Test，2MWT）、12 min步行试验、5 min步行试验和9 min步行试验、短距离步行试验、100 m步行试验、400 m步行试验等。

以上徒手评定方法在评估心血管病患者体能方面发挥了各自独特的作用，各种评定方法强度不尽相同，适用对象也有一定差异。2MWT比6MWT的强度更低，适用于那些运动能力较差而不能耐受6MWT的患者，常用来评估近期进行过心脏手术患者的心脏功能。

（1）6MWT：1982年Butland等首次提出用"徒步6min可达到的最远距离"来评估患者的心肺功能。6MWT方案已逐步发展完善，在全世界范围内被广泛应用。另有研究表明，可利用6MWT的结果来预测VO2峰值。6MWT的结果受多种因素的影响，包括年龄、性别、身高、体重、功能能力、健康状态、测试中鼓励性的言语、是否携带氧气、是否使用助行器、跑道长度等。因此，6MWT要求跑道长度最好达到30 m以上，且每次测试时必须详细记录测试的具体情况，在复测时尽量使各种变量一致，以保证结果的可比性。

（2）2MST：是计量受试者2 min内单侧膝盖能达到指定高度（通常为髋骨与髂前上棘连线中点高度）的次数。进行2MST仅需一面墙（用于贴高度标志物，亦可供体弱者扶墙进行测试），当场地、天气等因素影响6MWT进行，或患者体质虚弱无法耐受6M WI 时，2MST可以作为替代方案。2MST进行时，受试者可以根据自身情况调整步速，甚至可以中途停止，休息后继续试验，但整个试验过程中不停止计时。

（3）200MFWT：是测量受试者快速步行200 m 所需的时间。200MFWT对患者的体能要求高于6MWT，可用于运动耐力更高的受试者。

2. 肌力与肌耐力的徒手评估

有效的肌力和肌耐力评估是评估患者身体状况、指导力量训练的前提。等速肌力测试是肌力和肌耐力评估的金标准，可直接测得目标肌群的肌力、肌耐力、爆发力等指标。徒手肌力和肌耐力评估的方法很多，常用方法主要包括30s椅子站立试验（30-second Chair Stand Test ，30SCST）、30 s 手臂弯曲试验（30-second Arm Curl Test .30SACT）、握力计测试、原地坐下站立试验（ Sitting - Rising Test ，SRT ）等。

（1）30SCST：是测试受试者30s内所能完成的、由坐位站起的次数，适用人群更广。研究表明，30SCST在评估下肢肌力和耐力方面具有很好的可靠性与有效性。推荐座椅高度为43 cm ，或根据受试者的小腿长度，对椅子的高度进行最优化调整，以满足试验的精确性。

（2）30SACT，是测试受试者30s内优势手负重情况下完成前臂屈曲的次数。成测试时，男性抓握8磅哑铃，女性抓握5磅哑铃，前臂屈曲的同时保持肘部的位置固定。本测试能够反映受试者上肢肌力和耐力。

（3）握力测试：握力是个体在抓握物体时产生的最大力量，是衡量上肢功能定的重要指标之一。通过握力计即可测得，具有快速、准确、可量化等优点。研究表明，最大握力值达到9 kg 是满足日常生活各种活动的最低值。

3. 柔韧性的徒手评估

柔韧性也是维持人体基本功能的必需素质。心脏康复过程中辅以柔韧性训练有助舒缓情绪，增加关节活动度和关节营养，降低运动损伤的风险。进行柔韧性训练前，需评估患者的柔韧性，以便制定个体化的训练方案。评估方法主要有座椅前伸试验、抓背试验、改良转体试验等。

（1）座椅前伸试验：进行座椅前伸试验时，使受试者坐于高43 cm 的标准座椅上，优势侧腿伸直时，前臂尽力前伸，测量中指指尖与足尖的距离。中指指尖超过足尖记为正数反之记为负数。本测试用于评估双下肢和下背部的柔韧性，可替代传统的屈体前伸试验。该试验可应用于各种人群的柔韧性评估，可重复性强，信度及效度良好。

（2）抓背试验：是评估肩关节柔韧性的徒手评估方法。测试时，受试者肩后伸，双手在背部尽量沿脊柱方向相互接触或超过彼此，动作稳定维持2s以上时测量双手中指指尖之间的距离。本测试与受试者日常生活中使用工具的能力密切相关，适用人群较广，但有颈肩损伤、肩周炎、神经根型颈椎病或其他不适的人群不宜进行该项测试。

4．平衡功能的徒手评估

评估受试者的平衡功能储备以及跌倒风险，是制定心脏康复平衡功能训练处方的依据。其中，平衡功能测试仪是评估平衡功能的金标准，能够精确评估立位和坐位平衡、静态和动态平衡。常用的评估方法包括：起身行走试验（Timed Up and Go Test，TUGT）及2.4m起身行走试验（2.4m Timed Up and Go Test，2.4 mTUGT）、单腿直立平衡试验、功能性前伸试验（Functional Reach Test，FRT）等。

（1）TUGT和2.4 mTUGT：测试受试者从坐高43 cm的直背式座椅上起身，步行3 m后再返回原先位置所需的时间。2.4 mTUGT的测试方法与TUGT基本相同，仅将步行距离由3 m缩短为2.4m。有研究表明，2.4mTUGT结果超过8.5s的患者，其跌倒的风险较高。还有研究认为，12.5s是预测老年患者跌倒高风险的临界值。然而，在通过该试验评估跌倒风险时，仍需充分考虑潜在的混杂因素，如年龄、性别、并发症等。

（2）单腿站立试验：要求受试者一腿屈膝，使脚抬离地面15～20 cm，双腿不能相并保持双手自然下垂于身体两侧，受试者维持单腿站立姿势并计时。若受试者单腿站立时间超过60s，则使其在闭眼状态下重复试验。

三、心脏康复与二级预防的评估

1．危险因素的评估

（1）了解详细病史

一份详细的病史必不可少，包括：

1）患者的基本信息；

2）确定的疾病诊断，心血管病的合并症和并发症，其他系统的疾病；

3）现病史及典型症状，包括心绞痛、气促、心悸，以及与运动相关的症状；

4）心功能NYHA分级，心绞痛CCS分级；

5）目前服用的药物及剂量；

6）呼吸系统疾病史、骨骼肌肉疾病史，以及神经系统疾病史；

7）营养状态；

8）心血管危险因素评估；

9）既往运动史和工作史；

10）依从性；

11）社交及心理问题；

12）其他特别需要关注的问题。

了解患者存在哪些会影响预后的因素，包括肥胖，高血糖、高血压、高血脂、吸烟、不健康饮食和精神心理状态（包括睡眠），并给予针对性的预防和治疗。

2．评估吸烟状况

通过详细的问诊，了解患者是否吸烟、每日吸烟支数和年数，了解戒烟意愿，通过法氏烟草依赖评估量表（Fagerstrom Test for Nicotine Dependence，FTND）评价患者的烟草依赖程度，从而预测患者在戒烟过程中存在的障碍和困难程度。FTND是目前公认的用以评价吸烟患者尼古丁依赖程度的自评量表，只有6个问题，简便易行，适用于吸烟患者尼古丁依赖程度的筛查。了解患者戒烟的意愿，鼓励所有的吸烟者戒烟，并通过咨询和制定戒烟计划以帮助患者戒烟。可以采用药物或参考专门的戒烟程序并进行随访，督促患者避免在家里和工作场所被动吸烟。循环往复的诱导、警告和强化是帮助患者戒烟的最佳方法。对不吸烟者需了解是否有二手烟/三手烟接触史。对已经戒烟的患者，应了解戒烟的时间，是否有再次吸烟的经历。对戒烟半年内的患者，应评估是否有戒断症状，以再次吸烟的风险。

3．评估血压

包括坐位和站立位的双上肢血压必要时应测双下肢血压。测量仪器可使用台式汞柱血压计、自动或半自动上臂式血压计，不建议使用腕式或指式血压计。明确患有高血压的患者，应采用24h动态血压、心脏超声、血液检查等来评估血压控制是否达标、合并的危险因素和有无靶器官损害情况。

对急性期的冠心病或脑卒中患者，应按照相关指南进行血压管理。对高血压患者推荐开始或维持健康的生活方式，包括控制体重、增加体力活动、适量饮酒、减少钠盐摄入、增加新鲜水果蔬菜和低脂乳制品的摄入量。

4．评估血糖

通过问诊了解患者是否患有糖尿病。如确诊为糖尿病，应检测空腹血糖和糖化血红蛋白含量，尿微量白蛋白、24h尿蛋白含量，以及眼底情况，了解糖尿病的控制效果。如无糖尿病病史，首次就诊时也应考虑进行糖耐量试验，以评估患者是否存在糖耐量异常或糖尿病。

5．评估血脂

患者应每年检测空腹血脂1次，用于评价患者的血脂状态和降脂治疗效果。化验单上的正常值只用于正常人的参考，对于有心脑血管疾病的患者，则要根据指南的要求降至更低的水平。低密度脂蛋白胆固醇（LDL-C）每下降1%，主要冠心病事件的相对危险减少约1%。对于高危患者，推荐的 LDLC 目标值为 <2.6 mmol/L，但是当患者的危险度很高时，应将目标值定为<1.8 mmol/L。血脂异常是冠心病最重要的危险因素。TC、TG 及 LDL 水平越高，而 HDL 水平越低，冠心病的危险性就越大。应评估所有患者的空腹脂质谱，急性心血管事件患者须在入院24h内完成该检查。

6. 评估体重指数

测量患者的身高、体重、腹围，计算体质指数（BMI），了解患者是否存在超重或肥胖，是否有腹型肥胖。

BMI=体重/身高2，正常18.0～23.9kg/m²，超重24，0～27.9kg/m²，≥28.0kg/m²。

腰围（Waist Circumference，WC）：指腰部周径长度，是目前公认的衡量脂肪在蓄积（即中心性肥胖）程度的最简单、实用的指标。来自国际糖尿病联合会的建议是，欧洲男性 WC <94 cm，欧洲女性 wC <80 cm。对于 BMI 值不太高的人来说，WC 大于临界值可成为独立的危险性预测因素。应该这样说，将 WC 和 BMI 这两个指标合并使用。   7. 评估营养状态

膳食日记和膳食习惯分析是评价患者营养状态的金标准，但较耗费时间，不建议常使用。目前尚没有统一的营养膳食结构测评量表，可以使用食物频率问卷，也可以通过问诊以了解患者一天的蔬菜水果的用量、肉类或蛋白的用量、油盐的用量、饮酒量，以及家庭饮食习惯、外出就餐次数。

8. 评估饮酒、喝浓茶和咖啡的量、种类和时间

有报道认为，饮酒与冠心病死亡率的关系呈"U"字形。适量饮酒可防止血栓形成，减少冠心病的死亡，其正面效果在女性身上更为明显。但过量饮酒可使血压及 TG 水平升高，增加患病风险。茶叶中的茶碱和咖啡中的咖啡因过浓，可诱发心率加快、心律失常，使心肌耗氧量明显增加，可诱发心血管事件。

9. 评估患者目前的症状及药物的使用

要定期评估药物处方的合理性。抗血小板药物、受体阻滞剂、他汀类调脂药物、ACEI/ARB 等药物的规范化使用、最小或最少化使用，是心肺康复的主要组成部分。

10. 日常生活活动的评估

评估日常体力活动、是否有规律运动（每周次数、每次运动时间及连续运动时间）；评估每日职业或业余活动需要的体能和代谢要求，帮助患者建立循序渐进的体力活动目标，推荐安全的每日体力活动量，推荐提高规律体力活动依从性的策略。

体力活动的评估方法繁多。其中，心肺运动试验（CPET）可以综合评价

人体各系统对同一运动应激的整体反应，是临床采用的金标准。其常用指标最大摄氧量（VO 2max）是体力活动的重要体现。标准的6MWT是测量患者在6 min 内于30 m 平直长廊中折返步行能达到的最大距离，但由于受空间的限制，临床上对走廊长度的选择不尽相同。根据6M WT 步行距离的长短分为4个等级（Ⅰ级：步行距离小于300 m，Ⅱ级：步行距离300～374.9 m，Ⅲ级：步行距离375～449.5 m，Ⅳ级；步行距离大于450 m）。步行距离越长，提示体力活动量越大。

11. 精神与心理的评估

1）心理状态评估

通过问诊或使用心理筛查自评量表了解患者的一般情绪反应，推荐采用躯体化症状自评量表（Somatic Self - rating Scale . SSS）、患者健康问卷 - 9（Patient Health Question - naire -9，PHQ9）、广泛性焦虑问卷 - 7（Generalized Anxiety Disorder -7.GAD-7）、综合性医院焦虑抑郁量表（Hospital Anxiety and Depression Scale . gads）。这4个自评量表有较好的阴性预测值，同时条目少，使用起来简单方便。自律神经测定仪和心理量表软件可以作为补充工具。

轻度焦虑、抑郁的治疗应以运动康复为主；对中度焦虑和抑郁症状明显者，应给予对症药物治疗，包括正确的疾病认识教育和对症的药物治疗；对重度焦虑、抑郁的患者，需转诊至精神科进行专科治疗。

2）睡眠状态评估

通过问诊了解患者对自身睡眠质量的评价；采用匹兹堡睡眠质量评估量表客观评价患者的睡眠质量；对高度怀疑有睡眠呼吸暂停综合征的患者，采用多导睡眠监测仪或便携式睡眠呼吸暂停测试仪，了解患者夜间的缺氧程度、睡眠呼吸暂停时间及次数。中度和重度睡眠呼吸暂停综合征的患者需要通过减肥锻炼、口器矫正、无创正压通气或外科手术治疗。

第四节　心脏康复的护理

一、心律失常康复护理

1. 康复护理

（1）药物

遵医嘱给予抗心律失常药，密切观察药物的疗效及不良反应。静脉给药时，应进行心电监护。

1）I类药物：奎尼丁、普鲁卡因胺、利多卡因、美西律、莫雷西嗪、普罗帕酮。

2）Ⅱ类药物：艾司洛尔、其他β受体阻滞剂。

3）Ⅲ类药物：胺碘酮、索他洛尔、伊布利特、多非利特、溴苄胺。

4）Ⅳ类药物：维拉帕米、地尔硫卓

5）其他：腺苷、洋地黄类。

（2）运动

根据自身的情况选择合适的体育锻炼，如散步、太极拳、气功等，预防感冒，注意劳逸结合。

1）运动处方

心脏康复专业人员应接受运动处方相关知识培训，熟练掌握运动生理学、运动风险评估、运动处方制订原则、运动效果评估、运动风险控制及心肺复苏技术等。制订运动处方的目的，是指导患者提高心肺耐力，改善心肌缺血和心功能，改善日常生活能力和生活质量，降低再发心血管事件和早期死亡风险。

①经导管心脏射频消融术后的治疗早期，穿刺部位局部制动或穿刺肢体制动，其他肢体进行热身活动或局部按摩。制动时间结束，局部没有出血倾向者，运动康复可以尽早开展。

②行心律转复除颤器（implantable cardioverter defibrilator，ICD）、心脏再同步治疗（cardiac resynchronization therapy，CRT）、CRT-D等起搏器植入术后，为避免电极的移位，要求患者在4周后才能进行任何形式的训练，特别是上肢的运动，因为装置常植入在左侧胸部（3个月后，植入侧上肢可恢复正常活动）。在对ICD植入患者进行运动试验或训练时，应该避免能够诱发心室颤动或抗心动过速起搏干预强度的活动，一定要先进行极量或症状限制性运动试验，运动的获益与运动量密切相关。

2）运动量

运动量，通常定义为每周运动训练能量消耗的总量。对于有氧运动训练，运动量是频率（每周几次）、强度、类型（运动形式）和时间（总持续时间）的组合。在有氧运动训练中通常以每周消耗的能量（kcal）作为定义运动量的一种手段。对于一般人群，指南建议每周至少1000 kcal运动量维持机体健康。对于心脏康复患者来说，心脏康复的目标是提高心肺运动耐量和阻止动脉粥样硬化的进展，每周至少消耗1500 kcal能量。另一种计算运动量的方法是计算运动过程中每分钟的代谢当量（MET-min）。例如，患者在3METs的运动强度下运动10min，总运动量为30MET-min。研究显示，每周的运动量在500～1000 MET-min，可对人体产生明显好处，如降低冠心病的发病率和早期死亡率。

根据美国运动医学院和Kaminsky的推荐方法，对某一特定患者如何计算运动量举例如下：体重85kg的患者在跑步机上以每4km/h的速度，3%的坡度（3.9METs根据速度和坡度计算约为5级）进行每天30分钟，每周5天的运动，则代谢当量为3.9METs×30分钟/次＝117代谢当量一分钟/次×5次/周=585代谢当量一分钟/周。1MET≈1kcal/kg×体重/运动时间（h），则3.9METs相当于3.9METs×85kg×0.5h=166千卡/次×5次/周＝829千卡/周。

根据患者的健康、体力、心血管功能状态和危险分层，结合学习、工作、生活环境和运动喜好等个体化特点制订运动处方，每一运动处方内容遵循运动频率（frequeney）、强度（intensity）、形式（type）、时间（time）和运动量（volum）、渐进性原则（progression）（即FITT-VP）。对于心血管疾病患者，无论有氧运动还是阻抗运动，运动处方制订的原则已获得共识，然而在运动处方中往往被低估和最不完善的组成部分是在运动治疗过程中如何增加运动量。对于从事心脏康复的专业人员，这是临床操作实践中最困难也最容易被忽视的组成部分，也是体现心脏康复运动处方个性化和个体化的关键。目前，已有医院实施了运动康复七步法，见表14-1。

美国心血管和肺康复协会提出关于运动量渐进性方案的具体建议有6个方面。

①为每个患者制订个性化渐进性运动方案。

②每周对运动方案进行1次调整。

③一般来说，每次只对运动处方的1项内容（如时间、频率、强度）进行调整。

④每次增加有氧运动的持续时间1～5 min，直到达到目标值。

⑤每次增加5%～10%的强度和持续时间，一般耐受性良好。

⑥建议首先增加有氧运动的持续时间至预期目标，然后增加强度和（或）频率。

表14-1　运动康复七步法

步骤	练习	病房活动
1	呼吸卧床做主动及被动四肢运动	自己进餐、自行在床上抹脸、洗手及用便盆、升高床头坐起、可在医护人员协助下尝试坐出（时间）15～30分钟，每日2～3次
2	与第一步相同但在床上坐起	在床边抹身（上身及私处）、自行梳洗（梳头，剃须）、短时间阅读（少于15分钟）坐起（时间）15～30分钟，每日2～3次
3	热身运动、用缓慢步伐行走30米、松弛运动	自行坐起、可尝试自行到洗手间（冲身除外）
4	热身运动、原地踏步运动10～15次、松弛运动	自行到洗手间、可尝试用温水冲身（宜先向医务人员咨询及量力而为）

步骤	练习	病房活动
5	（每日两次）热身运动、步行150米、尝试行几步楼梯、松弛运动	可自行到洗手间及进行各种清洗活动
6	（每日两次）热身运动、步行150米、上落1段楼梯（1/2层）、松弛运动	继续以上活动
7	（每日两次）热身运动、步行150米、上落2段楼梯（1层）、松弛运动	继续以上活动，制定院外运动计划

（3）营养

心脏康复专业人员应掌握营养素与心血管疾病健康的关系、营养评估和处方制订方案。所有患者应接受饮食习惯评估，评估工具可采用饮食日记、食物频率问卷、脂肪餐问卷及饮食习惯调查问卷，评估患者对心血管保护性饮食的依从性，评估患者对营养知识的了解程度，纠正错误的营养认知。对于患者的营养处方建议，应根据患者的文化、喜好及心血管保护性饮食的原则制订。定期测量体重、BMI和腰围。建议超重和肥胖者在6~12个月内减轻体重5%~10%，使BMI维持18.5~23.9kg/m；男性腰围控制在90cm以下，女性腰围控制在85cm以下。

（4）戒烟限酒

临床医生在门诊或病房诊疗中，应常规询问患者吸烟史和被动吸烟情况，或使用呼出气一氧化碳（CO）检测仪，判断患者是否吸烟。对吸烟患者，应询问吸烟年限、吸烟量和戒烟的意愿，评估烟草依赖程度，记录在病历上或者录入信息系统。在病历中标明吸烟者戒烟思考所处的阶段，并明确诊断是否存在"尼古丁依赖综合征"，为吸烟患者提供戒烟咨询和戒烟计划。戒烟是能够挽救生命的有效治疗手段。面对吸烟患者，需用明确清晰的态度建议患者戒烟。药物结合行为干预疗法会提高戒烟成功率。基于戒断症状对心血管系统的影响，建议有心血管病史且吸烟的患者使用戒烟药物辅助戒烟（一线戒烟药物：盐酸伐尼克兰、盐酸安非他酮、尼古丁替代治疗）、以减弱神经内分泌紊乱对心血管系统的损害。建议所有患者在工作、家庭和公共场所时避免暴露于烟草/烟雾的环境中。

（5）心理

生活规律，保证充足的睡眠。精神情志的正常与否，与心律失常的发生关系密切应设法消除紧张、恐惧、忧虑、烦恼、愤怒等不良情绪刺激，保持平稳心态。

1）心理筛查

心脏科的临床诊疗节奏快，对患者的情绪体验难以逐一澄清。心理问题筛查尤为重要。可在诊疗同时，采用简短的三问法，初步筛出可能有问题的患者。3个问题分别是：①是否有睡眠不好，已经明显影响白天的精神状态或需要用药？②是否有心烦不安，对以前感兴趣的事情失去兴趣？③是否有明显身体不适，但多次检查都没有发现能够解释的原因。3个问题中，如果有2个答案为"是"，符合精神障碍的可能性为80%左右。也可在患者等待就诊时，采用评价情绪状态的量表筛查。推荐"躯体化症状自评量表""患者健康问卷焦虑自评量表-9项（PHQ-9）""广泛焦虑问卷7项（GAD-7）""综合医院焦虑抑郁量表（HAD）"等。对评估结果为重度焦虑抑郁（PHQ-9或GAD-7评分≥15分）的患者，请精神专科会诊或转诊精神专科治疗；评估结果为轻度焦虑抑郁的患者（PHQ-9或GAD-7评分5～9分）或尤其伴有躯体化症状的患者（PHQ-9或GAD-7评分10～15分），心脏康复专业人员可先给予其对症治疗，包括正确的疾病认知教育、运动治疗和抗抑郁药物对症治疗，推荐首选5-羟色胺再摄取抑制剂、氟噻吨美利曲辛片和苯二氮卓类药物。一些中成药或中药汤剂，对伴有躯体化症状的轻中度焦虑抑郁有一定效果，包括丹参、玉竹、人参、麝香、降香、葛根、酸枣仁等药物。

2）生活质量评估

推荐使用健康调查简表（SF-36、SF-12）、"达特茅斯生活质量问卷""明尼苏达心力衰竭生活质量问卷"等。通过对接受心脏康复治疗前、后的生活质量进行评价，有助于了解心脏康复获益。通过量表评价患者对疾病的认知和自我管理效能，判断患者改变健康行为的能力。对疾病认知错误或自我管理效能低的患者，心脏康复专业人员有责任通过以问题为导向的教学模式（problem-based learning），改善患者对疾病的错误认知和自我管理效能。

3）睡眠管理

通过问诊了解患者对自身睡眠质量的评价；采用匹兹堡睡眠质量评定量表客观评价患者的睡眠质量，该量表是目前被广泛采纳用于评价患者睡眠质量的自评量表。处理失眠症时，应注意确定失眠原因，同一患者可能有多种原因，包括心血管疾病各种症状所致失眠、冠状动脉缺血所致失眠、心血管药物所致失眠、心血管手术后不适症状所致失眠、因疾病发生焦虑抑郁导致失眠、睡眠呼吸暂停及原发性失眠。了解患者睡眠行为，纠正患者不正确的失眠认知和不正确的睡眠习惯。患者在发生失眠的急性期要尽早使用镇静安眠药物，原则为短程、足量、足疗程，用药顺序如下：苯二氮卓类（安定、阿普唑仑、艾司唑仑、劳拉西洋等）、非苯二氮䓬类（吡唑坦、佐匹克隆、扎来普隆等）及具有镇静作用的抗抑郁药。苯二氮卓类药物连续使用不超过4周。一种镇静安眠药疗效不佳时，可并用2种镇静安眠药物。每种药物都尽量用最低有效剂量。对高度怀疑有阻塞性睡眠呼吸暂停低通气综合征（obstructive sleep apnea-hypopnea syndrome，OSAHS）的患者（特征：根据匹兹堡睡眠质量评定量表提示为肥胖、血压控制差、白天嗜睡、短下颌等），采用多导睡眠监测仪或便携式睡眠呼吸暂停测定仪，了解患者夜间缺氧程度、睡眠呼吸暂停时间及次数。对于睡眠呼吸暂停低通气指数（apnea hypopnea inoEX AHI）≥15次/小时或 AHI＜15次/小时，且白天嗜睡等症状明显的患者，建议接受持续气道或双水平正压通气治疗。口腔矫治器适用于单纯鼾症及轻中度 OSAHS 患者，特别下颌后缩者。

（6）病情监测

心律失常患者要学会自我病情监测，在心律失常不易被发现时，患者自己最能发现问题。有些心律失常，常有先兆症状，若能及时发现，及时采取措施，可减少甚至避免再发心律失常。心房纤颤的患者往往有先兆征象或称前驱症状，如心悸感、摸脉有"缺脉"增多的现象，此时若及时休息并口服安定片可防患于未然。有些患者对自己的心律失常治疗摸索出一套自行控制的方法，当发生时用此方法能控制心律失常。例如，"阵发性室上性心动过速"患者，发作后立即刺激咽喉致恶心呕吐，或做深呼吸动作，或压迫眼球，可达到刺激迷走神经、减慢心率的目的，也能马上转复。

日常护理：注意季节、时令、气候的变化，因为寒冷、闷热的天气，以及对疾病影响较大的节气，如立春、夏至、立冬、冬至等，容易诱发或加重心律失常，应提前做好防护，分别采取保暖、通风、降温等措施。

2. 延续性护理

（1）康复随访

随访时间每个月1次，随访模式为门诊随访和互联网随访相结合，随访内容包括用药情况、症状和体征、运动与生活方式改善情况、血生化检测及有无不良心血管事件。建立随访档案，根据随访结果对患者进行再评估，适时调整康复处方，能提高患者家庭自我管理能力。

（2）医疗急救措施

1）基础设备

基础设备包括心脏电除颤仪、血压计、急救药品（肾上腺素、硝酸甘油、多巴胺和阿托品）、供氧设施、心电图机和心率表。

2）高标准设备

高标准设备包括运动心电监护仪和（或）便携式监测设备。

（3）患者教育

1）指导患者了解自己在运动康复过程中身体的预警信号，包括胸部不适、头痛或头晕、心律不齐、体重增加和气喘等。

2）对于患者出现的身体不适，及时给予评估和治疗。患者在运动中若出现症状，如胸痛、头昏目眩、过度劳累、气短、出汗过多、恶心呕吐及脉搏不规则等，马上停止运动，停止运动后上述症状仍持续，特别是停止运动5～6 min 后，心率仍加，应继续观察和处理。如果感觉到有任何关节或肌肉异常疼痛，可能存在骨骼、肌肉的损伤，也应立即停止运动。

3）强调遵循运动处方运动的重要性，即运动强度不超过目标心率或 Borg 量表评分自感用力程度，并应注意运动时间和运动设备的选择。

4）强调运动时热身运动和整理运动的重要性，这与运动安全性有关。

5）提醒患者根据环境的变化调整运动水平，比如，冷热、湿度和海拔变化。

二、 高血压的康复护理

1. 康复护理

（1）血压测量

血压测量是评估血压水平、诊断高血压及观察降压疗效的根本手段和方法。测量要求包括8个方面。

1）使用经过质检的上臂式医用电子血压计或水银柱血压计，使用标准规格的袖带（气囊长22～26cm、宽12cm），肥胖者或臂围大（大于32cm）者应使用大规格气囊袖带。

2）患者安静休息至少5min后开始测量坐位或平卧位上臂血压，上臂应置于心脏水平。因两上臂血压值一般不相等，首诊时应测量两上臂血压，以血压读数较高的一侧作为测量的上臂。在测量血压的同时，应测定脉率。

3）测量血压时，应相隔1～2min重复测量，取2次测量的平均值。如果SBP或DBP的2次读数相差5mmHg以上，应再次测量，取3次测量的平均值。

4）诊室外血压测量可用于鉴别诊断白大衣高血压及隐蔽性高血压，评估降压治疗的疗效，辅助难治性高血压的诊治。

①动态血压监测可评估24h血压昼夜节律、直立性低血压、餐后低血压等。通常白天每15～20min测量1次，晚上睡眠期间每30min测量1次，确保整个24h期间血压的有效监测，每1h至少有1个血压读数。

②家庭血压监测可用于评估数日、数周、数月，甚至数年的降压治疗效果和长时血压变异，有助于增强患者的健康参与意识，改善患者的治疗依从性，辅助调整治疗方案。推荐使用上臂式家用自动电子血压计，不推荐腕式血压计、手指血压计或水银柱血压计，并且应至少每年进行1次校准。对于初诊高血压病患者或血压不稳定患者，建议每天早晨和晚上测量血压，每次测2～3遍，取平均值；连续测量7d，取后6d血压平均值。对于血压平稳且控制达标者，可每周自测1～2d血压，早晚各1次。早晨血压指早上起床排尿后，服降压药和早餐前的血压

值。血压测量应做到"四定"，即定时间、定部位、定体位、定血压计。血压记录要求详细，包括每次测量的日期、时间及所有血压读数。

5）对于老年人、糖尿病患者及出现直立性低血压情况者，应该加测站立位血压。站立位血压是指由卧位改为站立位后1min和3min时测量所得的血压值。

6）精神高度焦虑的患者，不建议频繁自测血压。

7）由于节律不整，房颤患者血压测量易出现误差，建议采用3次测量的平均位有条件的情况下，可以使用能够检测房颤的电子血压计。

8）当左、右上臂血压收缩压差值>20mmHg时，建议进行四肢血压测量。

（2）用药管理

1）静脉用降压药使用要求

①正确配置，一般要求现配现用，注意配伍禁忌，硝普钠、硝酸甘油需避光使用。②为保证用药速度稳定，可使用静脉注射泵、输液泵或调速器等。

③使用静脉降压药物时，必须进行持续血压监测，一般30min内每5～10min测量血压1次，2h内每30min测量血压1次，血压稳定后2h后每1h测量血压1次。根据血压变化及时调整用药剂量和速度，避免用药过量或无效降压。

④注意观察药物副作用，对症处理。

⑤为避免药物外渗，推荐使用中心静脉置管（CVC、PICC、输液港等），不可使用一次性钢针注射。若发生硝普钠外渗，采用浸有1%利多卡因的湿纱布外敷；若发生硝酸甘油外渗，采用50%硫酸镁湿敷，或紫金锭外涂。

⑥更换药物时，注意反折延长管后再连接注射泵，进行无缝更换。

⑦结束用药时，应更换头皮针，或回抽肝素锁内剩余药物并丢弃后，再进行冲管和封管。

2）口服降压药使用要求

①根据患者并发症的不同和药物疗效耐受性，以及患者个人意愿或长期承受能力，选择适合患者个体的降压药物。②高血压是终身治疗，应向患者强调长期药物治疗的重要性，当用药使血压降至理想水平后，应继续服用维持量，以保持血压相对稳定，不可擅自停药或减药。

③患者应定时监测血压，按时复诊，专科医生和临床药师根据患者血压波动情况适时调整用药方案。

④加强健康教育，进行摆药训练，教会患者识别药物，掌握正确服药方法和药物副作用，提高患者治疗主动性和服药依从性。

⑤降压药应根据药物类型和剂型选择服药时间。短效降压药每日3次，第一次服药时间应在清晨醒后即服，不等到早餐后或更晚，最后一次应在18：00之

前，在血压高峰出现前0.5～1h给药效果最好。长效控释、缓释制剂，每日只服用1次，应清晨醒后即服用。

（3）饮食管理

1）合理膳食

合理膳食模式可降低人群高血压、心血管疾病的发病风险。建议高血压病患者和有进展为高血压风险的正常血压者，饮食以水果、蔬菜、低脂奶制品、富含食用纤维的全谷物、植物来源的蛋白质为主，减少饱和脂肪和胆固醇摄入。DASH 膳食模式常常作为预防和控制高血压的饮食模式，包含丰富的蔬菜、水果、低脂（或脱脂）乳制品、肉、鱼、大豆和坚果等，其饱和脂肪和胆固醇水平低，且能保证足够的钾、镁、钙等位元素与优质蛋白质及纤维素的摄取。

2）减少钠盐的摄入量，并增加钾的摄入量

钠盐摄入过多和（或）钾摄入不足，以及钾钠摄入比值较低是我国高血压发病比重要危险因素。适度减少钠盐摄入和增加钾摄入可有效降低血压。每人每日食盐摄入量应逐步降至＜g5，并增加钾摄入。除了烹饪用盐，加工食品中的钠盐也是重要的钠盐摄入途径。主要措施包括：①减少烹调用盐及含钠高的调味品（如味精、酱油）；2避或减少含钠盐含量较高的加工食品（如咸菜、火腿、各类炒货和腌制品）；③建议在烹饪时尽可能使用定量盐勺，以起到控量的作用；④增加富钾食物（如新鲜蔬菜、水果）的摄入量；⑤肾功能良好者可选择低钠富钾替代盐。

（3）饮水疗法

对于自主神经系功能障碍者，易出现餐后低血压，导致餐后心脑缺血症状，可采取少食多餐、减少碳水化合物摄入及饮水疗法，即餐前饮水350～480mL。最佳的水摄入量应根据患者具体情况个体化制定，对于需要限水的严重心力衰竭及终末期肾病患者需慎重。

（4）控制体重

高血压病患者的体重应维持在健康范围内（ BMI 为18.5～23.9 kg / m "，男性腰围＜90 cm ，女性腰围＜85 cm ）。控制体重的措施包括控制能量摄入、增加体力活动和行为干预。在膳食平衡的基础上，减少每日总热量摄入，控制高热量食物（如高脂肪食物、含糖饮料和酒类等）的摄入，适当控制碳水化合物的摄入；提倡进行规律的中等强度的有氧运动，减少久坐时间；此外，行为疗法，如建立节食意识、制订用餐计划、记录摄入食物种类和重量、计算热量等，对减轻体重也有一定的帮助。对于综合生活方式干预减重效果不理想者，可联合使用药物治疗或手术治疗。对特殊人群，如哺乳期妇女和老年人，应注意避免过快、过度减重，视具体情况采用个体化减重措施。减重计划应长期坚持，速度因人而异，不可急于求成。建议将目标定为1年内体重减少初始体重的5%~10%。

（5）戒烟

吸烟是心血管病和癌症的主要危险因素之一，被动吸烟会显著增加心血管疾病风险。戒烟虽然不能降低血压，但可以降低心血管疾病的风险。首先，应询问患者每日吸烟数量及吸烟习惯等；然后应用清晰、强烈、个性化的方式建议其戒烟；在评估患者的戒烟意愿后，帮助患者在1~2周的准备期后采用"突然停止法"开始戒烟；必要时，指导患者应用戒烟药物（如尼古丁贴片、尼古丁咀嚼胶、盐酸安非他酮缓释片和伐尼克兰等）对抗戒断症状；对戒烟成功者进行随访和监督，避免复吸。

（6）限制饮酒

过量饮酒可显著增加高血压的发病风险，并且其风险随着饮酒量的增加而增加。建议高血压病患者不饮酒；如饮酒，则应少量饮用且选择低度酒，避免饮用高度烈性酒。男性每日酒精摄入量≤25 g，女性≤15 g；男性每周酒精摄入量≤140g，女性≤80 g。白酒、葡萄酒、啤酒摄入量应分别少于50 mL、100 mL、300 mL。

（7）增加运动

运动可以改善血压水平，高血压病患者定期锻炼可降低心血管死亡风险。因此、建议非高血压人群（为降低高血压发生风险）或高血压病患者（为了降低血压），除日常生活的活动外，进行每周4~7d、每天累计30~60 min 的中等强度运动（如步行、慢跑、骑自行车、游泳等）。运动形式可采取有氧、阻抗和伸展等，以有氧运动为主，无氧运动作为补充。典型的体力活动计划包括3个阶段：①5~10 min 的热身活动：

②20~30 min 的有氧运动；③放松阶段，逐渐减少用力，约5 min。运动强度须因人而异，常用运动时最大心率来评估运动强度，中等强度运动为能达到最大心率［最大心率（次/分钟）=220 - 年龄］的60%~70%的运动。老年患者、急性心肌梗死、脑出血等高危患者运动前需经过专科医生和康复科联合评估，制订个性化运动处方。

（8）减轻精神压力，保持心理平衡

精神紧张可激活交感神经，从而使血压升高。精神压力增加的主要原因包括过度的工作和生活压力，以及病态心理（包括抑郁症、焦虑症、A 型性格、社会孤立和缺乏社会支持等）。医生应该对高血压病患者进行压力评估，指导患者进行个体化认知行为干预，必要时，采取心理治疗联合药物治疗缓解焦虑和精神压力，也可建议患者到专业医疗机构就诊，避免由于精神压力导致的血压波动。

（9）病情观察

定期监测血压。一旦发现血压急剧升高、剧烈头痛、呕吐、大汗、视力模糊、面色及神志改变、肢体运动障碍等症状，立即通知医生。

2．延续性护理

（1）自我管理

高血压一旦发生，就需要终生管理。有效的管理是预防严重的心脑血管疾病等并发症的关键。所有高血压病患者都应该不同程度地参与自我管理。

1）成立自我管理小组，医院与社区或居委会结合，开展高血压病患者的健康教育。

2）采用多样化的形式，如资料发放、视频播放、公众号文章推送、义诊、知识讲座等，加强健康教育，帮助患者了解高血压病的相关知识，消除既往人们对服药依赖的误解，从而增强患者防治高血压的主动性及降压药物治疗的依从性。

3）指导患者开展家庭自我测量血压，建议有条件的患者使用经过国际标准认证合格的上臂式自动血压计自测血压。自测血压应保证早晚各1次，最好可以将每天自测的时间固定下来，并且能在感觉不舒服时做到紧急测量。指导患者掌握测量技术和规范操作，如实记录血压测量结果，随访时提供给医务人员作为治疗参考。

4）对于高龄、危重、生活自理能力差的患者，其照护者应参与管理。

（2）随访

高血压病患者需要系统、长期的随访和管理，除了社会支持，医院延续性护理服务部门可联合社区或居委会对患者进行随访。

1）患者的随访时间依据心血管风险分层，低危或中危者，每1~3个月随诊1次；高危者，至少每个月随诊1次。2）随访可采用多种方式，如电话随访、入户随访、家庭监测和远程服务等。

3）根据患者血压是否达标分为一、二级管理。分级管理可有效地利用现有资源，重点管理未达标的高血压病患者，提高血压控制率。

4）随访的主要内容是观察血压、用药情况、不良反应，同时，关注心率、血脂、血糖等其他危险因素、靶器官损害和临床疾患，以进行针对性的个体化健康教育和指导。

三、冠心病的康复护理

1．康复护理

心脏康复/二级预防对无并发症的冠心病患者很有价值，常规的心脏康复方案包括药物、营养、个体化运动方案、危险因素控制、健康教育和心理社会支持。给患者提供适当的康复锻炼计划、教育和咨询服务，帮助患者改变不良的生活惯，培养和保持健康的行为，抑制和逆转冠心病的进展，可提高患者的生活质量和独立性，并促进他们早日融入社会。同时，使得再发心脏事件风险和心血管死亡风险减少，延长患者寿命。

需要康复护理的冠心病患者包括已被送往医院的急性冠脉综合征患者、急性心肌梗死后的患者、慢性缺血性心脏病患者、曾接受冠状动脉搭桥术和经皮腔内冠状动脉成形术的患者。

【心绞痛】

（1）药物

1）硝酸甘油（nitroglycerin）。心绞痛发作时，给予硝酸甘油0.5 mg 舌下含服，1-2 min 起效，约0.5h后作用消失、用药后，注意观察患者胸痛变化情况，若延迟见效，则提示患者并非患冠心病；或完全无效，则提示为严重的冠心病，须及时报告医生处理。对于心绞痛发作频繁者，可静脉滴注，或泵入硝酸甘油。注意观察副作用，若出现头痛、面色潮红、心率反射性加快和低血压等症状，应告知患者是由于药物所产生的血管扩张作用所导致，以便其消除顾虑。患者第一次含服硝酸甘油时、应注意可能发生直立性低血压，服药后嘱患者卧床休息，谨防跌倒。

2）硝酸异山梨酯（isosorbide dinitrate）。心绞痛发作时，可予硝酸异山梨酯片5～10 mg 舌下含服，2～5 min 见效，作用维持2～3h；还可用供喷雾吸入用的制剂。

3）他汀类药物（statins）。所有冠心病患者，无论其血脂水平如何，均应给予他汀类药物，并根据目标 LDL － C 水平（1.8 mmol／L）调整剂量。采用强化降脂治疗时，应严密监测转氨酶和肌酸激酶等生化指标、及时发现药物可能引起的肝脏损害和肌病。

4）β－受体阻滞剂。用药后，要求静息心率降至55～60次／分钟。对于严重心绞痛患者，若为无心动过缓症状，可降至50次／分钟，有严重心动过缓和高度房室传导阻滞、窦房结功能紊乱、低血压、有明显的支气管痉挛或支气管哮喘的患者，禁用β－受体阻滞剂。该药能引起低血压，宜以小剂量开始，停用时应逐步减量，突然停用有诱发心肌梗死的可能。

5）钙通道阻滞剂。钙通道阻滞剂能抑制钙离子进入细胞内，故能抑制心肌收缩，减少心肌耗氧；能扩张冠脉，解除冠脉痉挛，改善心内膜下心肌的供血；能扩张血管，降低动脉压，减轻心脏负荷；能降低血黏度，抗血小板聚集，改善心肌的微循环。该药更适用于同时有高血压的患者，副作用有头痛、头晕、失眠、外周水肿、便秘、心悸等。地尔硫卓和维拉帕米能减慢房室传导，常用于伴有房颤或房扑的心绞痛患者，不能应用于已有严重心动过缓、高度房室传导阻滞和病态窦房结综合征的患者。

6）阿司匹林。阿司匹林可抗血小板聚集，所有患者只要没有用药禁忌证都应该服用。最主要的不良反应为胃肠道出血或对阿司匹林过敏。服药期间，要注意患者是否有出血的表现。

7）氢吡格雷（clopidogrel）。氯吡格雷能有效地减少血小板激活和聚集，主要用于支架植入以后及有阿司匹林禁忌证的患者。同样注意观察用药后是否有出血等不良反应。

8）ACEI 或 ARB。在稳定型心绞痛患者中，合并高血压、糖尿病、心力衰竭或左心室收缩功能不全的高危患者建议使用 ACEI，不能耐受者可使用 ARB类药物。

2．运动

心绞痛发作时，应立即停止正在进行的活动，就地休息。不稳定型心绞痛者，应卧床休息，并密切观察。

合理的运动锻炼有利于促进侧支循环的建立，提高体力活动的耐受量而改善症状。进入运动训练前的风险评估是至关重要的。根据患者的活动能力制订合理的活动计划，鼓励患者参加适当的体力劳动和体育锻炼，最大活动量以不发生心绞痛症状为度，避免竞赛活动和屏气用力动作，避免精神过度紧张的工作和长时间工作。运动方式应以有氧运动为主，适当的运动有利于侧支循环的建立，提高患者的活动耐力。

心脏康复评估包括生物学病史评估、危险因素评估、心血管功能和运动风险评估。通过评估，了解患者的整体状态、危险分层及影响治疗效果和预后的各种因素，从而为患者制订急性期和慢性期最优化的治疗策略，实现全面、全程的医学管理。此时，临床常常采用6 min 步行试验、平板运动来进行运动负荷试验。在运动负荷试验的心脏运动康复计划开始和结束时进行临床评估最重要的部分，可为临床提供包括心肺功能状态、运动时血流动力学变化、有无心肌缺血、运动是否诱发或加重心律失常，以及有氧运动时目标心率的计算等数据。由于不是所有患者都适合运动负荷试验，还需注意运动负荷试验的禁忌证和试验终止指征。

心脏康复评估贯穿整个康复运动阶段，评估时间包括5个时间点，分别是：初始基线评估、每次运动治疗前评估、针对新发或异常体征（症状）的紧急评估、心脏康复治疗周期中的每30 d 再评估和结局评估。

3．营养

合理膳食，宜摄入低热量、低脂、低胆固醇、低盐饮食，多食蔬菜、水果和粗纤维食物（如芹菜、糙米等），保持大便的通畅。避免暴饮暴食，注意少量多餐。

具体而言，低盐饮食要求每天食盐总量控制在5g以内，低脂饮食提倡清淡，脂肪摄入量每天限制在30～50 g，胆固醇的摄入量应低于200 mg。红肉、动物脑髓、禽类的皮、蛋黄、蟹黄、鱼子、鸡肝、黄油等高脂肪高胆固醇类饮食应少食。糖类食品也要限制，每天不超过50g，最好控制在25g以下，控制体重。

4．心理

调整心态，减轻精神压力，逐渐改变急躁易怒的性格，保持心理平衡，避免大喜大悲。保证充足的睡眠，必要时，可服用助眠药物，提高睡眠质量。

5．戒烟限酒

告知患者吸烟对冠脉血管的危害。吸烟可造成动脉壁氧含量不足，内膜下层脂肪酸合成增多，血小板易在动脉壁黏附聚集，形成动脉粥样硬化。另外，烟草中的尼古丁可直接作用于冠状动脉和心肌，引起动脉痉挛和心肌受损。

6．病情监测

（1）观察心绞痛疼痛部位、性质、程度、持续时间。

（2）心绞痛发作时，应严密监测血压、心率、心律、脉搏及心电图变化，观察患者有无面色苍白、大汗、恶心、呕吐等。

（3）观察用药的效果和副作用。

（4）与患者一起分析引起心绞痛发作的诱因，减少或避免诱因。

【急性心肌梗死】

1．药物

（1）吗啡（morphine）或哌替啶（pethidine）。给予吗啡2～4 mg（静脉注射）或哌替啶50～100 mg（肌肉注射），可减轻患者交感神经过度兴奋和濒死感。注意低血压和呼吸功能抑制的副作用，推注时观察生命体征，缓慢推注。

（2）硝酸酯类药物。此类药物可扩张冠脉血管，增加冠脉血流，大多数急性心肌梗死的患者均有使用指征，但下壁心梗、右室心梗和明显低血压的患者不适合使用。使用此类药物时，注意监测患者生命体征，根据血压调节剂量。

（3）β-受体阻滞剂。能减少心肌耗氧量和改善缺血区的氧供需失衡，缩小心梗死面积，减少再梗死、室颤及其他恶性心律失常。若无心衰、低心排、心源性休克风险增加、心率慢等应尽早常规口服。口服从小剂量开始，逐渐递增，保持静息心率55～60次/分钟。若有剧烈的缺血性胸痛伴血压显著升高，也可静脉应用美托洛尔。

（4）抗血小板药物。各种类型的ACS均需联合应用阿司匹林、氯吡格雷等抗血小板药物，达到负荷剂量后给予维持剂量。

（5）抗凝药物。抗凝治疗常规用于中危和高危的不稳定心绞痛和非 ST 段抬高型心肌梗死患者，常用的抗凝药物包括普通肝素、低分子肝素、磺达肝癸钠和比伐卢定。使用时注意监测 APTT，观察患者有无黏膜出血、消化道出血、皮下出血，若患者有出血表现则停用，必要时对症处理。

（6）ACEI／ARB 类药物。ACEI 有助于改善恢复心肌的重构，减少急性心肌梗死的病死率和充血性心力衰竭的发生。在完成溶栓治疗后且血压稳定时开始使用更理想，从小剂量开始口服，防止首次应用时发生低血压，24～48h逐渐增加到目标剂量。不能耐受 ACEI 可予 ARB 替代，一般不推荐联合应用 ACEI 和 ARB。存在肾衰竭、双侧肾动脉狭窄和已知的过敏则禁用此类药物。

（7）调脂药物。使用他汀类调脂药物，注意监测肝功能。

（8）抗心律失常药物。心律失常必须及时消除，以免演变为严重心律失常，甚至猝死。室早或室速可用利多卡因50～100 mg 静脉注射，即以1～3 mg／min 的速度静滴维持，室性心律失常反复可用胺碘酮治疗。室上性心律失常需用维拉帕米、地尔硫卓、美托洛尔、洋地黄制剂或胺碘酮。

（9）抗休克抗心衰药物。患者发生急性心肌梗死休克，需补充血容量、应用升压药、应用血管扩张剂、应用纠正酸中毒药物等。但是，在梗死发生后24 h内尽量避免使用洋地黄制剂。有右心室梗死的患者慎用利尿剂。

（10）极化液治疗。将氯化钾1.5g、胰岛素10 IU 加入500 mL 10％葡萄糖溶液进行静脉滴注，每天1次，7～14 d 为1个疗程，此法对恢复心肌细胞膜极化状态、善心肌收缩功能、减少心律失常有益。

2．运动

（1）评估进行康复训练的适应证。评估患者的年龄、病情进展、心肌梗死的面积反有无并发症等。若患者的生命体征平稳，无明显疼痛，安静时心率低于100次/分钟，无严重心律失常、心力衰竭，以及心源性休克时，可进行康复训练。经有效的再灌注治疗后，闭塞的血管及时再通者，可根据病情及早活动，尤其是早发冠心病（55岁以下）者。

（2）解释合理运动的重要性。目前主张早期运动，实现早日康复。向患者说明，活动耐力恢复是个循序渐进的进程，既不能操之过急、过早、过度，也不能因担心病情不敢活动。急性期卧床休息可减轻心脏负担，减少心肌耗氧量，缩小梗死范围，有利于心功能的恢复。病情稳定后，应逐渐增加活动量，可促进侧支循环的形成，增加活动耐力和减少血小板聚集，减缓动脉硬化和血栓形成，避免再发心梗；也能调节患者情绪，改善睡眠和饮食，增强康复信心，提高生活质量，延长生存时间。

（3）制订个体化运动处方。开始心脏康复运动前的评估内容同心绞痛部分。急性期宜卧床休息、保持环境安静，减少探视，避免不良刺激。一般主张急性期卧床休息12～24 h，对有并发症者，可适当延长卧床休息时间。在早期的心脏康复中，主要采用的活动类型为日常生活活动、床边坐位及站位上肢活动、下肢体操活动、步行和爬楼梯。24 h内鼓励患者在床上进行肢体活动，包括呼吸运动，简单的上、下肢关节活动及部分自我照顾活动。第3天可逐渐离床在病房内短距离走动，第4～6天可逐渐增加活动，直至每天步行3次，每次100～150 m，以不感到疲劳为宜。可参照急性心肌梗死住院期间患者运动处方和心脏康复程。

运动原则为有序、有度、有恒。运动项目可选择有氧步行、慢跑、家庭磁控固定自行车锻炼、简化太极拳等。运动强度应根据个体心肺功能，循序渐进地控制在最大心率的40%～80%。持续时间初始是6～10分钟/次，含各1 min左右的热身活动和整理活动，随着患者对运动的适应和心功能的改善，可逐渐延长每次运动时间至30～60 min。每周5～7d，每天1～2次。经2～4个月的体力活动锻炼后，酌情恢复部分或轻工作，以后部分患者可恢复全天工作，但应避免过度体力劳动或精神过度紧张。

（4）活动时的监测。开始进行康复训练时，必须在护士的监测下进行，以不引起任何不适为度，心率增加10～20次/分钟为正常反应。

出现以下任何情况时，应减缓运动进程或停止运动：①胸痛、心悸、气喘、头晕、恶心、呕吐等；②心梗3周内活动时，心率变化超过20次/分钟或血压变化超过20 mmHg；③心梗6周内活动时，心率变化超过30次/分钟或血压变化超过30 mmHg。

3．营养

起病后4～12h给予流质饮食，以减轻胃扩张。随后2～3d逐渐过渡到低脂、低胆固醇清淡饮食，提倡少量多餐。伴心功能不全者适当限制钠盐摄入，补充膳食纤维，保持大便通畅。

4．心理

发病12h内应绝对卧床休息，低流量给氧，保持环境安静，限制探视，并告知患者和家属休息可以降低心肌耗氧量与交感神经兴奋性，有利于缓解疼痛，争取配合。对于有睡眠障碍的患者，可酌情给予助睡眠的药物以保证充足的睡眠。建议有效的午休1h，晚间保持良好睡眠6～7 h。

心肌梗死后的患者心理多有焦虑和恐惧，应予充分理解并指导患者保持乐观式平和的心情，正确对待自己的病情。告诉家属对患者要积极配合和支持，营造一个良好的身心休养的环境，生活中避免对其施加压力。当患者出现紧张、焦虑、烦躁不安等不良情绪时，要及时疏导，必要时，给予抗焦虑的药物。

5. 戒烟限酒

心脏康复需要控制危险因素，由于住院时间的缩短，没有充足的时间将所有的危险因素对患者进行健康教育，早期的控制重点在于帮助患者戒烟。应评估每一位心梗患者的吸烟状况。告知患者戒烟限酒的必要性，通过教育和行为治疗方法帮助患者度过停止吸烟的住院期。在出院时，评估患者继续戒烟的意愿，如果患者愿意维持戒烟状况，给患者提供帮助，取得配合，提高依从性。

6. 病情监测

（1）对急性期患者持续心电监护，密切进行心电图、心率、心律、血压、呼吸体温、神志、末梢循环的监测，尤其注意观察患者心电图 ST 段的改变及心律失常的情况，及时发现心律失常、休克、心力衰竭等并发症的早期症状。

（2）观察患者疼痛的部位、性质、持续时间及用药效果。

（3）观察患者有无电解质紊乱及24 h 出入量情况，评估心排功能。

（4）观察患者有无咳嗽、咳痰及呼吸困难的表现。

（5）观察患者有无血压下降、表情淡漠、心率增快、四肢湿冷等休克症状。

（6）观察患者有无肢体活动障碍或动脉搏动消失的情况。

（7）密切观察患者血清心肌酶的变化。

经过溶栓治疗或经皮冠状动脉介入治疗的患者，应注意观察有无术后并发症的出现，尤其是急性支架内血栓和出血的观察，发现问题及时报告医生处理。

7. 延续性护理

延续性护理是通过一系列行动设计，以确保患者在不同的健康照顾场所（如从医院到家庭）及同一健康照护场所（如医院的不同科室）受到不同水平的协作性与连续性的照护；通常是指从医院到家庭的延续，包括经由医院制订的出院计划、转诊、患者回归家庭或社区后的持续性随访和指导。其内涵是不强调为出院后的患者直接提供长期护理，而是帮助患者和照护者提高自我护理能力，通常包括药物指导、饮食指导、症状管理与识别、康复训练、社区资源的利用等。

【自我管理】

1. 用药

（1）药物治疗应遵医嘱使用，氯吡格雷及阿司匹林有具体使用告知，不可擅自停药、减药、换药，定期复查血常规。

（2）口服药应放置于干燥、通风、阴凉、固定的位置，准确按时服用。

（3）服药期间注意用药后反应，若有不适立即就诊：服用抗凝药物应注意避免抠鼻诱发鼻衄，避免碰撞；刷牙时，尽量使用软毛刷，若出现结膜充血、牙龈出血、皮胀瘀斑、黑便、血尿等提示有出血倾向，应及时就诊；服用降脂类药物期间需定期去以检查肝功能、激酶；服用降压药物期间注意监测血压，晨起服用，避免高空作业。

（4）若无明显诱因（如剧烈运动、肌肉拉伤）出现肌肉疼痛，应及时就诊。

（5）注意药物有效期，特别是急救药物（如硝酸甘油片等）。

2. 饮食

（1）不宜过饱，建议六至八成饱。

（2）禁食油炸、辛辣、刺激性食物，少食高胆固醇、高热量、高脂肪食物（如动物内脏、蟹黄、肥肉、蛋黄等），适量食用含钾高的食物（如木耳、香菜、茴香、香蕉、橙子等），多食高纤维、易消化、清淡的食物。

（3）适量饮水，不饮浓茶、咖啡等刺激性饮料。

（4）控制体重。

3. 活动

保持良好的生活规律，坚持适量的有氧运动，如打太极、慢走、游泳（有同伴陪同）等。活动程度以自感体力适宜为主，避免劳累。活动时，随身携带硝酸甘油；不适时，应立即原地休息用药，待症状缓解后方可活动；若症状发作频繁或用药后无缓解，应立即就诊。注意增减衣物、保暖。

4. 休息

保证充足的睡眠，慎用镇静类药物。建议午休1h，晚间保持良好睡眠6～7h。

5. 排便

保持大便通畅，避免用力大便。排便困难者可酌情使用缓泻剂，如乳果糖、开塞露等。有条件者尽量使用坐便器，避免蹲厕改变体位时脑部供血不足，产生直立性低血压，导致晕厥跌倒。

6. 心理

保持良好的情绪，避免激动，适当地听轻音乐，减轻心理压力。

7. 戒烟限酒

主动戒烟和避免被动吸烟（包括吸二手烟）、戒酒。

8. 病情自我监测

患者和照护者学会在患者心绞痛发作时的缓解方法。胸痛发作时，应立即停止活动或舌下含服硝酸甘油。如果服用硝酸甘油后不缓解，或心绞痛发作比以往频繁、程度加重、疼痛时间延长，应立即到医院就诊，警惕心肌梗死的发生。不典型心绞痛发作时，可能表现为牙痛、上腹痛，为避免误诊，可先按心绞痛发作处理，并及时就医。照护者和家属应该学会心肺复苏技术以备急用。

9. 随访

遵医嘱复查冠脉造影（coronary angiography）。3个月后复查其他有关指标，包括血常规、肝肾功、电解质、大小便、出凝血、心梗组合等。出院后，伤口敷料可自行取下，桡动脉穿刺术后1个月之内避免提重物，下肢股动脉穿刺术后3个月内避免做深蹲动作，可以洗澡，尽量淋浴，不要泡澡。

【社区心脏康复管理】

心脏康复是一项长期乃至终身的项目，需要患者及其照护者积极主动参与和配合，仅靠短期的住院时间来改变患者的生活方式与控制疾病危险因素几乎不大可能，心脏康复只有在社区中才能得到有效的实施。因此，社区康复在冠心病康复中占据着非常重要的地位。

1. 评估

（1）询问病史。了解冠心病的诊断和手术治疗病史、其他并发症，包括外周动脉疾病、脑血管疾病、肺部疾病、肾脏疾病、糖尿病等；了解冠心病的症状及服药情况包括所服药物的种类、剂量、次数和依从性；了解心血管危险因素、生活方式和教育程度等。

（2）体格检查。体格检查包括心肺系统、骨骼和神经肌肉状态、认知能力等。

（3）实验室检查和辅助检查结果。实验室检查和辅助检查结果包括血糖、血脂情况、心肌酶、脑钠肽、心电图、超声心动图、运动实验、冠脉造影等结果。

（4）使用问卷和量表评估。可以选择营养和饮食问卷、体力活动量表、尼古丁依赖量表、标准化的心理评测、生存质量量表等。

2. 康复管理具体措施

（1）健康教育。根据患者需要和偏好，可采用个别或小组教育，选用小册子、视频等进行教育，以家庭教育为主，结合定期就诊和电话回访来管理。教育的内容包括对疾病和药物的认识，心血管危险因素的认知，心血管急症的识别，生活方式的调整和保持，戒烟，有效运动的认知，等等。

（2）药物治疗。正确服药可降低心血管事件发生率，其中，提高患者药物治疗依从性是重点。

（3）营养咨询和个体化饮食方案的制订。

（4）心理社会管理。

（5）日常生活活动和运动训练。

基于评估、危险性分层、并发症及患者的目标制订个性化的有氧运动和抗阻运动方案，把握日常生活活动与运动时的安全原则。

四、心力衰竭的康复护理

1. 康复护理

（1）药物

心力衰竭常用的药物有：利尿剂、ACEI、ARB、β受体阻滞剂、伊伐布雷定、地高辛等，指导患者遵医嘱服药，避免自行增减药量或停药。观察药物疗效、不良反应。

（2）运动

失代偿期需卧床休息，多做被动运动以预防深部静脉血栓形成。临床情况改善后，应鼓励在不引起症状的情况下进行体力活动，以防止肌肉的"去适应状态"，避免用力的等长运动。较重患者可在床边围椅小坐。其他患者可步行，每日多次，每次5～10 min，并酌情逐步延长步行时间。

NYHA 心功能Ⅰ～Ⅲ级患者，可在专职人员指导下进行运动训练，能改善症状、提高生活质量。运动康复是慢性心力衰竭患者有效的二级预防措施，运动锻炼应作为心脏康复的一部分应用于稳定性心力衰竭患者。运动分耐力运动、抗阻运动、弹性运动。耐力运动可最大限度地增加 VO2max，有氧运动为其中一种运动方式，建议慢性心力衰竭患者选择可以改善心肺功能的有氧运动，辅助抗阻运动和弹性运动。

根据慢性心力衰竭患者的实际情况，制订个体化的运动处方。运动处方的要素包括运动种类、运动强度、运动时间和频率，具中，运动强度是制订运动处方的重要内容，直接关系到运动的安全性和效果。慢性心刀枝竭患者运动具有一定危险性，掌握合适运动强度是制订及执行慢性心力衰竭患者运动处方的关键。

有氧运动是慢性心力衰竭患者运动康复的主要形式。有氧运动种类包括走路、踏车、游泳、骑自行车、爬楼梯、太极拳等。运动时间为30～60min，包括热身运动、真正运动时间及整理运动时间，针对体力衰弱的慢性心力衰竭患者，建议延长热身运动时间，通常为10～15min，真正运动时间为20～30min。运动频率为每周3～5次。运动强度可参照心率、vO峰值、AT、Borg量表评分等确定。

（3）营养

1）限钠

心衰患者的潴钠能力明显增强，限制钠盐摄入对恢复钠平衡很重要。要避免成品食物，因为这种食物含钠量较高。钠盐摄入量：轻度心衰患者应控制在2～3g/d，中至重度心衰患者应＜2g/d。盐代用品因常富含钾盐应慎用，与ACEI合用时可致高钾血症。

2）限水

严重低钠血症（血钠＜130mmol/L）者，液体摄入量应＜2L/d。

3）饮食

患者宜进食低脂饮食，应富含维生素、易消化，避免摄入刺激性食物，肥胖患者应减轻体重。对严重心衰伴明显消瘦（心脏恶病质）者，应给予营养支持，包括给予人血白蛋白。使用利尿药时适当补钾，多食用含钾高的食物，如香蕉、橘子等。

（4）心理

压抑、焦虑和孤独在心衰恶化中发挥重要作用，也是心衰患者死亡的主要预后因素。

综合性情感干预（包括心理疏导）可改善心功能状态，包括：①进行健康教育，讲解心衰相关知识，消除患者的紧张情绪，树立战胜疾病的信心；②定期询问患者对治疗效果的评价，提高其主动性，促进康复；③对患者家属进行心衰知识的宣教，帮助患者调整心态，巩固治疗效果；④促进患者家属积极与患者进行沟通和交流，增强治疗的信心。必要时，可考虑酌情应用抗抑郁药物。

心力衰竭急性发作时，患者常会产生濒死感，一些患者会因此失去信心，拒绝与医护人员合作。护理人员应态度和蔼、技术娴熟、从容镇定，积极给予患者安慰、鼓励，增强信任感。允许并倾听患者表达对死亡的恐惧，劝说家属保持冷静，以免给患者造成不良刺激，减轻焦虑与恐惧。对于过度紧张、焦虑的患者，可遵医嘱给予镇静药。

（5）戒烟限酒

戒烟和限酒有助于预防或延缓心衰的发生。

2．延续性护理

（1）病情自我管理

1）以乐观的态度面对生活，保持情绪稳定，不要大起大落、过于激动。

2）控制活动强度，可做日常家务及轻体力劳动，活动要以不出现心悸、气急为原则。

3）夜间睡眠充足，白天养成午睡的习惯。合理饮食，戒烟限酒。

4）注意避免心力衰竭的诱发因素，如随气候变化要及时加减衣物，预防感冒，保持大便通畅。

5）指导患者注意观察有无体重变化，有无足踝部水肿，有无（急加重，是否尿增多，有无厌食、上腹部饱胀感，如有心力衰竭复发，应及时纠正。

6）服用洋地黄药物时，应学会自测脉搏。若脉率增快、节律改变，并出现厌食，应警惕洋地黄中毒反应，及时就医。

7）按时服药，定期复诊。

8）出现气短加重、呼吸困难、心悸、头晕、咳大量白色或粉红色泡沫痰等情况时，应立即就诊。

（3）随访

心力衰竭患者出院后出现的问题不能及时得到有效帮助，只有病情发展到一定程度才到医院就诊，会导致患者反复住院。心力衰竭患者出院后常由于各种原因不能遵循住院期间护士交代的疾病相关注意事项，回家后由于环境的改变，患者不知道如何运用在医院所学到的知识，而且遇到有关问题时又不知道找谁解决，自我护理意识和能力不够，严重影响患者的身心康复和生活质量。因此，心力衰竭患者存在较高的延续性护理需求，尤其是出院后1周内的延续护理至关重要。

入院后制订个性化的出院计划，包括出院后就近社区医疗资源的利用，并让患者（家属）参与；出院时发放"自我护理日记册"，在护士的指导下学会填写。出院后电话随访，对照出院后指导方案，了解患者出院后的适应情况并进行指导。

1）管理的延续

对患者不断变化的需求做出反应，对患者的健康状况实施连续、一致的管理方法。从出院时的指导，出院3d后电话随访，以后每周1次电话随访，直至6周结束，确保管理的连续。

2）关系的延续

保证患者与责任护士之间有持续的治疗性关系。家访和电话随访的具体内容包括患者及其家属在以下几个方面的依从情况：用药管理、饮食管理、症状管理与识别、居家环境管理、活动（运动）管理、社区资源的利用、心理情绪管理及"自我护理日记册"的记录情况。综合评估患者在家中执行自我护理的情况，制订计划，监测患者的健康状况和需求变化，通过监测时的接触对患者进行指导，对患者实施每周自我管理教育指导、照顾者教育和指导，给予转移过程中的协调，以及帮助患者获得社区服务等。

第十五章　护理研究

第一节　护理学和护理研究的概念

一、护理学概念

护理学是一门在自然科学与社会科学理论指导下的综合性应用学科，是研究有关健康促进和疾病防治过程中的护理理论与方法的科学。国际护士会2005年修订的"护士准则"中指出：护士的职责是促进健康、预防疾病、维护健康和减轻痛苦；护士为个人、家庭和社区提供健康服务，并与有关人员进行协作。护理学的功能是明确并处理个人、家庭、社区和群体对各种健康问题的反应，提供健康照护。护理研究的目的是通过形成、提炼、扩展护理知识，提高照护的质量。

二、护理研究的定义

护理研究（nursing research）是通过系统的科学探究（systematic inquiry），解释护理现象的本质，探索护理活动的规律，产生新的护理思想和护理知识，解决护理实践、护理教育、护理管理中的问题，为护理决策提供可靠的、有价值的证据，以提升护理学科水平的系统过程。护理研究的最终目的是形成、提炼、或扩展护理领域的知识，从而提高护理实践的科学性、系统性和有效性。护理学是具有很强科学性和实践性的专业，需要在充分的理论知识的指导下开展工作，应用评估、诊断、计划、实施、评价这一护理程序开展护理工作的过程质上就是科学解决问题的过程。护士进行各类注射需要有消毒的知识，指导病人服药需要有药理学知识。因此通过不断学习和开展科学研究来提高护理学科水平是每一位护士的职责。

三、护理研究的范畴

护理的功能决定了护理研究的范畴。中华护理学会指出"护理综合应用人文、社会和自然科学知识，以个人、家庭及社会群体为服务对象，了解和评估其健康状况和需求，对人的整个生命过程提供照顾，以实现减轻痛苦、提高生存质量、恢复和促进健康的目的"，因此护理研究的重点是评估健康需求，针对生命各阶段的照顾提供，减轻痛苦，提高生存质量，健康促进。

美国国家护理研究院（NINR）2010年明确提出的护理研究重点是：健康促进、疾病预防，症状管理，自我管理，照护提供，生命晚期照护。国际 Sigma Theta Tau 2010年也提出的护理研究重点是：通过健康促进、疾病预防进行社区健康管理、明确影响护理实践的社会、经济、政策因素，实施循证护理实践，关注弱势群体的需求，例如慢性病病人、贫困者，以及护理人员研究能力的发展。而随着美国磁性医院（Magnet Hospital）认证的推广，护理研究的重点进一步具体化为包括：临床结局（包括不良事件）、实践环境因素研究（例如抢救失败）、满意度（例如病人对疼痛控制的满意度），以及护理人力资源研究（例如各类病房的护士配置）。

四、护理研究的特点

护理研究的对象是人，因此护理研究具有其特殊性，主要表现在：①研究对象的复杂性：护理对象具有较大的个体差异，包括功能、形态等生物属性的个体差异性，以及心理特征、语言方式、文化背景、社会活动等方面的差异，这些因素都会增加护理研究的复杂性，因此不能仅仅凭借几次观察的结果就轻易做出判断和结论，特别是涉及人的心理行为、文化习俗等问题时。在研究过程中，应充分考虑研究对象的生理、心理、社会、发育、文化、精神等因素的影响，保证数据的真实准确，减少偏倚。②测量指标的不稳定性：由于研究对象在生理、心理、社会、发育、文化、精神等领域的差异性，导致测量指标的结果变异性较大，离散度大，尤其是某些心理社会指标不能精确测量，也不能直接获取，需要采用间接的方法获得，这样则更增加了研究的误差。例如社会支持是护理研究常常涉及的变量，但该变量却难以采用仪器设备测量。又如人类的疼痛反应，随个性特征、情绪状态、文化背景的不同而差异较大。同时应该注意的是，人类的生命和生活环境是无法完全重复或全部人为控制，这些都会影响或降低研究结果的准确程度。所以需要先通过严谨的设计，并注意进行精细的观察和测量、正确处理资料，进行科学的、有逻辑性的、多元的综合分析，才能得到较准确科学的结果。③护理研究的伦理要求：由于护理研究对象大多是人，因此需要特别避免研究过程对病人健康带来不良影响。不能因为研究增加病人的任何痛苦，也不能因为研究延误病人的治疗、导致疾病进展，同时也不能因为研究增加病人的医疗开支，这些都是研究必须遵循的伦理规范要求。

第二节 护理研究的发展历史

护理作为一门新发展起来的学科，开展研究的历史并不长。无论国内还是国外，护理研究的发展均经历了一个循序渐进的过程。

一、国外护理研究的发展概况

第一位从事护理研究的学者是南丁格尔女士（1820～1910）。约在1854年英、法、俄三国爆发克里米亚战争时，南丁格尔女士到军中服务，她从病人的身体舒适和心理安慰等方面着手，改善病人的居住条件，使病房通风、清洁明亮，并增加对病人的巡视，解决病人的困难而使伤病员得到较好的护理，死亡率大大减少，获得病人的感激和赞赏。当时南丁格尔女士主要通过观察和记录所看到的现象作为改善护理工作的依据，这就是护理研究的开始。

1860年在伦敦圣汤姆院（ST.Thomas Hopital）建立了第一所南丁格尔护士学校，开始有系统地进行护理教育，对护理事业的发展起了重要作用。

护理研究的发展主要是以20世纪初美国护理教育战线的领导者开始。1906年M.A.Nutting发表了一份护理教育调查报告，这是最早的一份护理研究资料。以后相继有许多医学专家和护理学者进行护理方面研究工作，取得了很大成绩。以美国为例，大致可分以下几个阶段：

1. 20～30年代（1920～1939年）：早期的护理研究大都是关于护理教育方面，侧重如何加强护理教育。研究成果促成1923年耶鲁大学成立护理系，这是世界护理教育设立学士学位的开始。在临床护理研究方面重点在改进护理工作的程序和护理间的分配。如1922年纽带约医学院对其附属医院的护理工作研究题目"时间的研究"（Time study），结果发现医生开处方过多，必须增加护理人员才能有效执行。

1932年Ryan and miller发表有关体温计的研究（A Thermometer study）1938年Wheeler发表有关结核病护理研究（A study of Tuberculosis Nursingcare）等。

2. 40年代（1940～1949年）：此期研究重点仍在护理教育方面，研究内容和水平都有了很大发展，探讨对护理人员的合理安排，医院环境的问题，护理功能、护士的角色、在职教育、护患关系等方面问题，如1948年E.L.Brown发表"护理的未来"（Nursing for the Future）和"护理职业的程序"（A Program for the Nursing profession）。

3．50年代（1950～1959年）自1950年后是护理研究快速发展时期，如1952年6月美国"护理研究"（Nursing Research）杂志创刊，促进了护理科研成果的发表。同时大学护理系和护理研究硕士班开设护理研究方法的课程，1953年美国哥伦比亚大学师范学院首先开办"护理教育研究所"，1955年美国护士协会成立了美国护士基金会，刺激了护理研究工作的蓬勃发展。在此时期内，研究重点是探讨护士是什么？护理是什么？理想的护士特性是什么等一些概念性问题。

4．60～80年代（1960～1980年）：由于各工知学院校护理系陆续开办了研究所，使护理研究论文大增，并发表了不少护理硕士、博士论文，提高了研究水平，尤其是各大学高等护理教育增设了护理研究方法或护理研究概论的过程，使更多的护理工作者具备护理研究的概念和能力，为从事研究工作打下了基础。1960年后护理教育研究已进一步比较不同学制的护理教育。护理研究与护理概念、模式和护理理论结合起来，重点是临床护理问题和改进护理方法等，并认识到要想提高护理研究水平，必须加强护理教育工作，70年代成果最多，同时出现了更多的护理杂志，如"护理科学进展"（Advance in Nursing Science），"西部护理研究杂志"（Western Journal of Nursing Research）等。到1980年美国已有100多所护理学院培养护理硕士生，20多所学院培养护理博士生。

二、我国护理研究的发展概况

我国的护理研究工作相对起步较晚。自1954年《中华护理杂志》创刊以来，1985年后《护理学杂志》《中国实用护理杂志》《护士进修杂志》《护理研究》等期刊陆续创刊。目前我国已有近三十本护理专业期刊，对促进护理研究论文的发表和交流起到积极的促进作用。

在护理研究人才的培养上，自1983年后我国陆续在全国各高等医科院校开展护理本科教育，目前"护理研究"课程已经纳入护理本科生的教学计划，成为专业必修课。1992年以来我国开始护理硕士教育，培养了高层次的护理研究人才，护理科研水平有了较大提高。尤其是2004年我国开始护理博士教育以来，研究论文的数量和质量有了迅速的提高，护理研究的发展得到了稳定提升。在研究关注点上，八十年代我国护理研究主要关注责任制护理的建立、护理制度和质量规范的构建；九十年代的研究重点探索整体护理观念的内涵和整体护理的实施，护理教育体制改革和课程建设也成为该时期研究的重点，2000年以后研究重点放在专科护理和护理人力资源配置等方面，而2010年以后优质护理、循证护理实践、高级护理实践、延续护理、护理敏感指标体系等成为我国护理研究的热点。

在研究的方法上，八九十年代我国的护理研究绝大多数还是延续生物医学领域传统的量性研究设计，较为局限。2000年后，随着护理教育的发展、与国外护理学术交流的增加，我国目前的护理研究方法也开始出现多元化的趋势，除了传统的量性研究外，开始借鉴了社会科学的研究方法，质性研究开始更多地被采纳，另外质性量性结合的混合研究方法开始迅速出现。

目前我国护理研究领域最大的挑战是在政府层面获得科研立项的机会甚少，这是影响目前护理学科发展的主要障碍。尽管2011年后护理学科在我国新调整的学科目录中已经成为一级学科，但护理学尚未纳入国家自然科学基金和国家社会科学基金目录，亦未建立国家层面的护理科研基金立项渠道。因此应大力倡导护理学科建设，学习发达国家护理学科发展的先进经验，创建促进护理研究和学科发展的平台。

三、护理研究对护理实践的意义

作为一门科学，护理学科必须通过开展研究寻找科学有效的护理措施、并促使护理质量依据科学证据进行持续改进，同时还需要通过研究丰富学科理论，提升其学术性、丰富其知识体系，构建结构清晰，逻辑严密的专业理论体系。尤其在循证实践（evidence-based practice，EBP）迅速发展的当今社会，护士迫切需要运用科研研究的结果促进病人的恢复、提升照护质量、保证护理措施是有临床意义的、节约成本的、让病人获益的，因此丰富的研究资源是开展循证实践的前提。

四、护理研究的发展趋势

1. 注重循证实践 鼓励护理人员通过循证实践提高护理质量。系统评价作为循证实践的重要元素，将在全球医疗卫生各学科的各类文献中占据重要地位。另外，临床实践指南或最佳证据是在系统评价基础上构建的循证资源，也将在护理决策中具有重要的价值。转化性研究（translational research）将逐渐受到护理人员的关注，转化性研究探索如何将研究结果以最佳的方式转化到实践中。

2. 通过多中心的、证实性的方式形成牢固的研究基础 护理人员将不会单纯性依据一项设计欠完善的、孤立的研究开展临床变革，变革的决策将以设计严谨的研究为基础，同时在不同的场所、针对不同的环境条件、在不同的时间重复同一研究，以保证证据的稳固性。

3. 强调多学科合作研究 临床护理人员、护理研究者与相关学科的专业人士、研究者的合作将成为未来的护理研究趋势，这种合作可共同解决生物行为领域、心理社会领域的基础问题，从而让卫生保健领域认识到护士在制定国际、国内卫生政策中的重要作用。

4. 扩展研究结果的传播范畴 充分利用手机等智能移动平台、因特网、电子期刊、电子数据库等信息技术，可加快并扩展护理研究结果的传播，从而更加促进了学科的发展。

5. 关注文化因素和健康缺陷（health disparities）的状况 目前健康缺陷已成为护理和卫生保健其他领域的核心关注点，因此专业人员将对医疗/护理干预的生态有效性（ecological validity）和文化敏感性（cultural sensitivity）尤其注重。生态有效性是指研究设计和结果与真实情景密切相关。另外，护理人员越来越多地认识到研究必须对人们的健康信念、行为、文化价值观、方言、语言差异尤其关注。

6. 病人参与医疗照护决策中共同决策（shared decision making）是当今卫生保健发展的另一个趋势，尤其鼓励病人参与到自身医疗照护的决策中，并在其中承担核心角色。循证实践强调将研究证据和病人的偏好和需求作为决策的要素，并设计研究探索这一过程和结局。

五、护理科研现状及原因分析

目前，我国护理科研现状存在众多问题与不足，主要体现在以下几个方面：

1. 高学历护理科研人才缺失

国际发达国家注册护士一般均为专科及以上学历，而我国护理人员学历大多为中专水平，国家教委在1987年提出护理本科毕业生应具备科研的初步能力。

由于工作性质的原因，一部分本科护理毕业生不愿意在临床长期从事护理工作，不断转行，造成具有一定科研能力的高学历护理人员流失。

2. 缺少科研信息来源

调查发现，大多数护士的护理实践不以科研成果为基础。基层护理人员由于临床工作繁重，压力过大，缺乏护理科研方面的专业培训，在临床实践工作中缺乏科研敏感度，往往错失了发现问题进行科研创新的机会。

3. 科研能力储备不足

由于护理人员学历相对较低，没有系统学习科研、统计学方法的机会，在临床实践中总结发现问题能力弱、科研素材累积较难，外出学习交流机会少。

4. 各级主管本门对护理人员科研工作长期忽视

不少主管领导对护理科研工作存在认知上的偏见，认为护理无非是打针、发药等重复性体力劳动，不需要科研，一定程度上打击了护理人员从事科研的热情。

六、影响护理科研的原因分析

1．护理群体的科研素质不高

目前护理教育以培养应用型人才的中专教育为主，高等护理教育起步较晚，护士毕业后继续教育尚未引起普遍重视。护理群体知识结构中突出表现是缺乏科研设计和统计学知识，外语水平低，撰写论文能力较差，综合分析能力低，在临床中得到的感性认识，难以总结分析而上升为最有指导意义的理论。

2．没有足够的科研意识

对护理科研的重要性认识肤浅，认为搞科研与己无关，缺乏搞科研的兴趣及勇气，由于历史因素的影响，护理人员在晋职时，护理科研没有作为一项过硬的指标，加之目前护理人员大都是不论职务水平的高低，都从事一样的技术工作，相当一部分护理工作是按医嘱行事，临床中获得第一手资料不加分析，直观地反馈于医生，长期护理从属于医疗的局面，既影响了护理人员智慧的发挥，又滋长了其惰性，以致无时代紧迫感、压力感。护理队伍思想不稳定，也是重要因素之一，由于社会偏见造成的自卑心理，环境不和谐导致的失衡心理，待遇偏低引起的吃亏心理等，以致不安心工作，不求进取，至于潜心搞科研就更不必谈了。

3．学科带头人的缺乏

目前高等护理教育虽已有所发展，但在护理人员整体中高层次护理人员所占比例是有限的，在知识更新与积累上，存在"吃老本"现象，一方面高层次护理人员自身安于现状，缺乏进取。另一方面对高护人员缺乏有计划有目的再培养，使用上论资排辈，或不能人尽其才，才尽其用，既影响了高层次护理人员作用的发挥，又造成有限的人才资源的浪费。护理管理队伍中，高层次护理人员的比例虽然有所改善，但因护士长既管行政，又管业务，并且相当部分时间忙于日常事务性工作，对搞护理科研显得力不从心，在高级职称编制上，存在重医轻护现象，作为占医院医技人员1/2的护理队伍，高级职称编制却寥寥无几。这种反差势必造成一部分高级护理人才改行，或离队或提前退休，造成人才的流失。

4．情报意识素养不高

一是情报意识淡漠，甚至本专业刊物都很少订阅，因此就不可能掌握本专业的情报信息和发展动态，也不可能提出新的观点。二是获取信息手段落后，缺乏文献检索，查新知识。据调查，护理人员获取信息的方式以查阅专著教科书、期刊、会议资料、文后参考文献为多，而利用检索刊物获取文献少，说明获取信息能力低。三是缺乏文献利用的主动性，论著无引文的以《中华护理杂志》最多，平均引文量最少的仍为《中华护理杂志》。这说明护理人员信息利用量少。四是吸取国外文献能力低，除中华医史杂志外，只有《中华护理杂志》引用期刊以中文为主，从一个侧面说明我国扩理人员因外语水平的限制，影响了吸收国外先进科技成果的能力。

5．重视与投入不够

许多医院在资金投入上存在厚医薄护的现象，护理科研没有实验室，没有必要的科研设备和经费，难以完成技术水平较高的课题，以致只能进行工作中的小改小革。图书馆书籍缺乏，护理中外文期刊少，影响了护理人员的知识更新与信息的获取。目前期刊发展极不平衡，在医学卫生期刊中临床医学类就有409种之多，护理期刊总共11种，护理人员发表文章难，以《中华护理杂志》为例，采用率不到来稿的10%，这样也挫伤了护理人员搞科研的积极性。在人才培养上重心偏向于医疗，对护理人员只要完成临床工作任务、不出问题即可。护理人员外出参加学术活动难，继续深造就更难。另因护理人员数量不足，加之有的还要做部分辅助科室的工作，如划价、领药、记帐、算帐等，有的医院卫生员编制不够，清洁卫生也兼由护士来完成，有的医院还以加床作为"增资"的途径，越显护理人员奇缺。上班因人少事多，下班因大多是职业妇女，这种班上、班下的"超负荷运转"护理人员难以有充沛精力及宽裕时间来从事科研活动。在护理科研管理上组织不健全或不完善，无从事科研管理的专门机构，相当一部分医院不配备护理科研管理人员，把护理科研视为可管、可不管的"软指标"。

五、护理为什么要做科研

1．科研要跟上时代的节奏，每个人都不是旁观者

作为护士群体，在工作中可能存在病人数量多、沟通障碍，工作强度大等问题。我们还需要时时"充电"，准备考试。如今，我们还要做科研，那么应该如何在工作当中理顺我们的时间，处理好工作和学习的关系？护士的确工作繁忙，一忙起来哪有工夫做科研？科研还很神秘，提起科研就会想到实验室、专门的研究人员、高学历人员等等，似乎离我们有些遥远。说起科研"望而生畏"，它和护理工作有何关联？

实际上，个人的发展也好，一个单位、一个学科的进步也好，都跟创新有关。有创造才会有进步。创新、科研是融汇在日常点滴工作当中的，实际上我们开展的各项工作都是在做科研。我们需要根据面对的病人、工作的特点以及学科的特征来不断思考、不断探索，促进学科的发展。

创新是时代发展的灵魂，人人都要创新、引领，何况我们还处在专业技术岗位。如今我们的护理人员在学历结构、知识结构上都发生了很大的变化，硕士、博士等人才齐备，所以我们不仅可以做好各项工作，也需要有科研意识了。

科研要跟上时代的节奏，每个人都要参与其中，不能仅仅作为旁观者。所以要去探索我们的护理科研发展之路，让我们的科研氛围更好。

2. 护士科研素养的养成——科研要有兴趣、勤动手、惯用脑。

爱因斯坦说：提出一个问题往往比解决一个问题更重要。所以，提出一个好的题目是成功的关键。好选题从何而来？从实践当中来。如何做好一名好的实践者？如何不对实践当中的问题视而不见？首先需要具备理论基础。苹果掉到牛顿的头上，他想出了万有引力，要是打在我们头上呢，可能只会说"好痛"。理论从哪里来？从经验当中来、从文献当中来。所以我们要学习，学习别人的经验、学习新知识。科研要有兴趣，兴趣从哪里来？从学习当中，大家经常用手机来浏览快速信息、参加各种线上线下学习，带着思考、细嚼慢咽，拿着笔一边记录一边看，一篇文章，要看到起蕴含的思想、内在的核心在哪里。

有专家提过一个这样的观点：我们应当去听一些与你专业无关的学术报告，甚至非专业报告。每家医院有那么多专业，开展那么多学术活动，我们应当具备这种意识，去听一听相关的、甚至看起来无关的报告，可能会产生很多意想不到的效果。要善于动手，读书记笔记、学习写心得，从科普到专业，从院报到大的学术活动。先总结小个案，再写大文章，从写科研标书到申报科研成果，我们循序渐进，就会逐渐进步。很多人在工作日常事务较多的情况下，对科研的意识就淡化了，有些人的态度是大事做不了，小事不想做，所以总是没起步。

3. 怎么做科研？——把工作和科研紧密结合，会发现临床科研大有可为。

讲到科研，大家可能会有很多困惑。首先是如何选题，好不容易选一个题，不知道怎样设计、怎样实现；想到一个方向，但是没有目标、目标不明确。这是因为我们缺乏高度和广度。好不容易文章写出来了，思路不够清晰。这是因为缺乏关联，没有把事务彼此间的内在联系搞清楚。立下一个目标，就要有如何实现的明确计划。做科研也如此，需要分阶段进行。跟着做、学着做、自己做、带着做，这些都需要我们在科研的过程中，一步一步前行，一点一滴积累。小课题积累过程中就会形成大项目、大的研究方向。每个人都把科研当做我们工作的一部分，把它当做一种责任。每天一上班，就要在工作中同步有思考，要有形成问题的意识，而不是把今天的工作做完就行了。我们为什么不能接收信息后能提出疑问呢？因为我们习惯于不思考的接收。假如每堂课都能够积极思考，能问出很多的问题，这堂课的学习效果就很好。

做好护理工作本身就是需要以科研为目的。临床上的产品如何改良或者通过某一项科研既能让患者解决问题又能少花钱，护士是接触最多的人，最有发言权也最有说服力，当我们把工作和科研紧密结合时，会发现临床科研大有可为。发现一个问题时，以点带面，去精心设计、去总结、去提炼，就可以做得很好。

将这个点做好，就会成为一个亮点，每个点在做的时候，大家都可以按照科研的思维去做，积累资料、总结经验，提炼出每一个亮点在什么地方。如此，我们的服务上去了，我们的护理能力、水平、科研能力就会提高。所以，当我们将科研的意识融入到日常工作当中，在完成临床工作的同时，这些科研工作也水到渠成似地完成了，这不就是事半功倍吗？其实说到底，护理科研的目标就是改变我们的习惯，就是在工作中要更加用心用脑。主动把每一件事情做精，就会更加高效地利用好时间。在实践中去积累，逐步地使我们的工作有所改变。在此过程中，我们肯定会遇到很多困难，但是一定要坚持下去。

第三节　护理研究的基本过程

护理研究的基本过程遵循普遍性的研究规律，强调在现有知识指导下，对尚未研究或尚未深入研究的护理现象和护理问题进行系统探究。护理研究的基本过程包括：①提出研究问题，形成研究目标，构建研究假设；②检索文献，分析现况和趋势，明确理论或概念框架；③确定研究对象，明确研究场所；④选择研究设计，构建研究的技术路线、明确研究工具；⑤收集资料；⑥分析资料；⑦撰写论文；⑧研究结果的推广和应用。

一、提出研究问题

提出研究问题，并形成具体的研究目标，构建研究假设是研究的第一步，也是至关重要的环节。研究问题往往来源于护理实践，例如从对住院病人安全问题考虑，跌倒预防是护理的重点，因此跌倒风险评估工具的研制和应用、跌倒预防措施的设计和应用可称为重要的研究课题。如何发现护理研究问题，如何提炼研究目的，如何构建研究假设是开展护理研究中值得重视的问题，需要进行系统的培训。

研究目标要求具体化，简洁明了，在研究目标的阐述中应包含研究对象、研究变量（自变量、因变量），并注意区别研究目标和研究意义。例如：如果某课题针对乳腺病病人完成改良根治术后肢体功能康复问题，设计了渐进式康复训练操和整体康复训练项目，期望通过该项目改善病人的肢体功能，并提高乳腺癌病人术后的生活质量，则研究目标可界定为"验证渐进式肢体功能训练对改善乳腺癌改良根治术后病人肢体功能和生活质量的作用"。

研究假设是研究前对所要研究的问题提出的预设结果，根据假设确定研究对象、方法和观察指标等。研究假设通过研究加以验证。研究假设能提供探究方向、指导研究设计。但要注意。不是所有的研究都需要提出明确的研究假设，是否需要提出研究假设还要看研究的设计，干预性研究（interventional study）、预测性研究（predictive study）往往需要提出研究假设，而描述性研究（descriptive study）可不一定有研究假设。质性研究（qualitative study）则在研究开始时并无研究假设。

二、开展文献检索

查阅文献和立题过程是相互结合的过程，在一项研究开始之前，必须通过系统、全面、深入的文献查询，明确相关概念的内涵和操作性定义，分析相关的理论框架和概念框架，了解国内外的研究现况、动态和水平，分析已有研究的优势和不足，为确定研究的立题依据和研究意义，构建明确的研究目标，开展进一步的研究方案设计打下扎实的基础。因此从事研究工作必须要大量查看文献，并带着问题查阅和分析文献。另外，对文献的分析和查阅也是一个动态、持续的过程，只有这样，才能充分把握研究的先进性和研究价值。

对文献的阅读需要系统培训，文献应新、全、精、准。应充分利用各种文献检索工具，确定正确的关键词和检索式，在各级各类数据库和检索平台上系统、全面地开展国内、国外文献的检索。文献应以参考最近几年发表的资料为主，与课题有密切关系的国内、国外论文要精读，并做好读书笔记和文献分析汇总。

文献检索中还应对研究相关的概念进行系统检索，以进一步界定概念，同时寻找相关的理论框架（theoretical framework）或概念框架（conceptual framework），以指导研究的进行。在研究中理论的应用非常重要，理论框架或概念框架可指导研究假设的形成、研究技术路线的构建、研究变量的选择、研究工具的设计、研究结果的分析。理论是解释事物现象和发生发展规律的依据，可根据相关理论的研究确定研究的方向，例如在设计以病人为中心的类风湿关节炎病人健康教育策略时，可以King的达标理论（King Theory of Goal Attainment）为理论框架，建立护患共同的目标，通过目标分解、有效互动促进病人充分理解健康教育内容，提高治疗和护理的依从性。因此King的达标理论可成为该设计课题、确定研究变量、设计护患沟通效果评价工具、分析研究结果的依据。可见，研究前的理论研究至关重要。

三、选择研究设计

1. 量性研究

量性研究（quantitative study），又称定量研究，是生物医学领域传统的研究设计，是在实证主义哲学观下的研究流派，主要特征是强调客观、精确，认为事物是可以寻求规律的，真理具有唯一性，常常用统计的方法对数据进行分析，将研究结果量化。

量性研究有明确的技术路线、研究对象入选和分组程序、研究指标和测量工具、资料收集流程和资料分析程序，并需要采用统计方法对数据进行处理。要求对研究进行精确的控制，避免研究中的误差和偏倚，验证研究变量之间的因果关系等。

量性研究的具体设计可包括实验性研究（experimental study）、类实验性研究（quasi-experimental study）、非实验性研究（non-experimental study）。量性研究按照流行病学的分类方法，又包括随机对照试验（randomized controlled trial）、非随机对照试验（controlled trial）、观察性研究（observational study）[其中观察性研究又包括队列研究（cohort study）、病例对照研究（case-control study）]、描述性研究（descriptive study）等。

选择研究设计后，应进行研究指标和研究工具的确立。研究指标（indicator）是反映研究目的的标志，例如体重和皮下脂肪厚度的测量是反映小儿营养状况的指标，焦虑是反映手术前病人情绪状况的指标。测量研究指标的工具称为研究工具（instrument）.研究工具应具有信度（reliability）和效度（validity），即能够真实、敏感、准确地测量出研究指标的变化。

2. 质性研究

质性研究（qualitative study），是社会学领域研究常用的研究方法，是在诠释主义、社会批判主义、后现代主义哲学观下的研究流派，主要特征强调主观体验和真理的多元化，反对将人类的主观体验、心理特征、社会过程用数据简单处理，主张用语言深描反映丰富的人类心理过程和社会互动过程，强调研究者深入研究现场进行长期、多次的观察、访谈，结合档案记录查询等方式收集和整理资料，并用归纳、分类、推理、提炼主题等方式进行资料分析，用文字呈现研究结果。

质性研究包括现象学研究（phenomenology）、描述性质性研究（descriptive qualitative study）、扎根理论研究（grounded theory）、人种学研究（ethnography）、历史研究（historical study）、个案研究（case study）、行动研究（action research）等。

应注意的是，以往在生物医学领找质性研究受到的重视程度不够，随着我国对护理学科本质的深入认识，质性研究受到了重视。质性研究和量性研究可从不同角度对护理现象和护理问题进行分析研究，两者的研究资料具有同样的重要价值，其结果常常是相互补充的。所以在护理研究中，质性研究和量性研究都应该给予同等的重视。

四、确定研究对象

该阶段是研究技术上的关键阶段。需要明确研究对象的属性，包括：研究总体是什么？可及的研究总体是什么？研究样本的特征如何？样本的入选标准和排除标准如何？样本量需要多大？计算样本量的依据是什么？如何抽样？如何分组？如果采用随机抽样和随机分组，需要具体化随机的过程如何实施的。一般研究需要明确研究对象的特征和抽样方法。

同时还需要明确研究的场所，并详细描述研究场所的特点。例如对三级医院跌倒预防风险评估现况的研究，就需要详细描述所研究医院的床位数、住院病人大致的疾病类型、卧床病人、协助行走病人、自主行走病人的基本数量、护士配置、陪护状况、跌倒预防的管理措施、已开展的人员培训情况等。

五、明确研究变量和测量工具

该阶段是研究技术上相对有挑战性的阶段，需要明确研究的变量（variable），即拟研究的变化中的事物是什么，变量包括自变量（independent variable）、因变量（dependent variable），前者往往是一种原因或影响因素，后者是该因素所影响的事物，例如在"评价个体化音乐疗法对缓解住院病人术前焦虑效果"的研究中，"个体化音乐疗法"是自变量，"术前焦虑水平"是因变量。

在量性研究中，需要明确研究变量的可测量的指标（indicator）是什么，即研究的结局指标（outcome indicator），并根据研究目标及变量间的逻辑关系，明确哪一项是主要结局指标（primary outcome），哪些是次要结局指标（secondary outcome）。研究变量和研究指标的设定直接影响研究的科学性和逻辑性，往往研究指标应包括客观指标和主观指标，例如"评价个体化音乐疗法对缓解住院病人术前焦虑效果"的研究中，因变量"术前焦虑水平"采用了五个指标进行测量，分别是客观指标——心率、血压、皮质醇激素水平、皮肤电反应测定，以及主观指标——焦虑状况的自评。其中焦虑状况自评和皮质醇激素水平是主要结局指标，而心率、血压、皮肤电反应是次要结局指标。

该阶段还需要找到合适的测量工具，准确测量变量的现况和变化。研究工具应具有信度、效度、敏感度，能够准确测量研究指标。研究工具质量的高低，将直接影响所收集到资料的准确程度和可靠性，从而影响研究结果的可信性以及根据结果所引发的结论等。在前述的"评价个体化音乐疗法对缓解住院病人术前焦虑效果"研究中，术前焦虑状况自评采用了20个条目的Spersberg状态焦虑量表进行评价，该量表具有较好的信度、效度，且在中国广泛应用，而血压采用了台式水银血压计进行测量，具有较好的敏感性。

六、收集研究资料

研究往往通过各种测量、问卷、访谈、观察等方式从研究对象处直接收集原始资料。资料收集时需要对由谁进行资料收集、收集哪些对象的资料、收集什么内容的资料、按什么顺序进行、何时进行资料收集、在何处进行资料收集、是否当场收发问卷等进行周密的规划和设计。如果多人进行资料收集，则需要资料收集者统一进行培训，使资料收集的流程和对病人解释说明的内容标准化。

一般在大规模或大样本的研究之前需要进行小规模的预实验（pilot study），以熟悉和摸清研究条件，检查研究设计是否切实可行，有无需要改进的地方，并估计样本量、预测研究成功的可能性。凡是在正式研究中需要应用的各种问卷、量表、仪器、设施等，均应通过预实验进行初步的使用、检测和操作，同时也可通过预实验了解研究对象对研究方法和干预措施的反应，以便及时修正研究方案。

原始资料必须可靠，真实、可信，应完整保存，在原始资料整理后可进行进一步的资料分析。

七、分析研究资料

通常研究用到的资料可分为计量资料（例如体重数、抑郁评分）和计数资料（例如压疮的发生率、口腔溃疡的发生人数），介于两者之间的资料为等级资料（例如病人疼痛的分级、疲乏的严重程度分级）。统计学分析时对计量资料和计数资料的统计方法均不同。资料的描述性分析通常采用百分比、均数、标准差、中位数等指标表示，而推论性统计分析则根据资料的类型、正态性、方差齐性选择参数法或非参数法进行统计分析。通常采用统计图、或表格归纳和呈现研究结果。

八、撰写研究报告

研究报告是研究工作的书面总结，也是科学研究工作的论证性文章。研究报告的撰写是科研工作中一个重要的组成部分。研究包括的写作要有一定的格式要求，研究报告要求立题新颖、目的明确、技术路线清晰、资料翔实、研究过程描述清晰详细。

一般研究报告的内容包括前言（研究的背景和立题依据、文献回顾、研究目的）、研究对象和研究方法、结果、讨论和结论等部分。应用文字表达出研究者对课题的思维过程，通过对研究结果的充分讨论，得出研究结论。

研究报告的撰写是科研工作的重要环节，没有写出论文，任何研究工作都不能称之为完成。

九、研究结果的推广和应用

研究结果往往需要在公开发表的期刊上发表，以推广研究成果。

研究结果的应用是研究的最后一个环节。循证实践的核心就是利用已有的研究结果，指导护理实践，优化护理流程，做出科学的护理决策。

而研究结果的推广和应用就是循证实践的开端。

第四节 临床护士能做什么研究

具体来看，我们的护理科研之路如何启航？针对一个较新的研究领域，我们可以尝试先从个案和病例报告入手，详细描述患者病情发展，施护策略，患者结局等方面的内容。进而进行描述性研究（现况调查）了解疾病的三间分布（时间、地点、人群），通过分析性研究（病例对照研究和队列研究）来检验科学假设，紧接着使用临床对照试验来验证或证实科学假设。

例如，关于导尿管相关尿路感染的护理问题，目前关于它的研究已经很多，大家也比较熟悉。如果我们按照上述的科研思路，首先应该是临床护士在临床护理工作中发现，有些插尿管的患者总会出现尿路感染的问题，不清楚具体的原因，这个时候我们就可以撰写个案和病例报告，详细描述这些患者的病情和我们给予的护理措施等；然后我们就可以通过横断面研究的方法来看某段时间内科室插尿管出现感染的患者的三间分布特征（哪些患者发生了感染？什么时候发生的感染？哪些部位发生了感染？），结果我们发现导尿管留置时间长的病人好像更容易感染；那么接下来我们就可以开展病例对照研究（队列要求自然暴露，难以开展），把发生尿路感染的患者作为病例组，未发生尿路感染的作为对照组，把插尿管的时间5天以内作为非暴露组，5天以上作为暴露组，看各组多少人，计算OR值，我们发现暴露时间是尿路感染的影响因素。最后我们来设计对照试验（RCT由于伦理问题可能无法进行，我们可以根据患者偏好进行分组）验证暴露时间是否会导致尿路感染，从而验证因果关系。后面可以逐步扩大样本人群，完善干预措施等进行多中心的研究。

这就是一个科研工作者纵向深入的科研过程。在这种纵向研究中，我们同样可以有很多相关的研究，如我们在横断面研究中，还发现感染可能与护士有关，有些护士负责的患者容易发生感染，而有些护士负责的患者从来没有发生过感染，这是什么原因？和护士的操作有关吗？那我们就可以在自然状态下观察护士插尿管的操作来发现问题，从而制定标准化的操作规范，要求护士严格按照操作规范进行实践，进行前后对照研究。另外，这种不断发现问题，解决问题的思路本身就可以作为行动研究的一种类型。所以，临床研究需要我们有一双发现的眼睛，不断思考，不断设计，不断实践。

第五节 护理研究中的伦理原则及学术诚信

研究情景：某研究者为探讨慢性阻塞性肺疾病（COPD）病人吸氧时温化瓶内酒精的最佳浓度，在研究设计时选择一定数量的病人并随机分为3组，分别给予不同浓度的酒精湿化给氧，进行相互对照，选择出最佳浓度。当研究者向医院提交研究方案时，未能通过伦理审查，审查意见为：该研究对病人存在潜在危险，建议先进行动物实验。那么，在进行护理研究时，需要遵循哪些伦理原则？护理研究中的伦理审查又包括哪些呢？

一、医学研究中遵循伦理原则的重要性

现代医学的发展离不开人体实验，不论是直接使受试者获益还是促进医学的进步，在伦理道德上均属正当的，但应事先征得受试者的同意。1964年，世界医学大会通过的《赫尔辛基宣言》（Dalaration of Hdink）强调"在为研究对象实行检查、治疗或人体实验时，应向研究对象充分解释。研究对象完全了解且自愿同意后方可执行"。由于护理研究在很多情况下是以人为研究对象，如病人或健康人、成年人或未成年人、精神障碍者或心智健全的人等，护理人员在研究中经

常会遇到有关人类权利的伦理问题或困境。因此，如何在研究中尊重人的生命、权利和尊严，尤其当科学和伦理产生冲突时，以伦理原则指引护理研究显得非常重要。

背景资料：20世纪60～70年代，发生在美国的违反伦理道德的2个典型研究案例：①犹大人慢性病医院癌症研究（Jewish Chronic Disease Hospital）：研究者对21名终末期的病人注射外源肝癌细胞悬液，以观察癌症能否以这种方式传播。②Tuskegee 梅毒实验研究（Tuskegee Syphilis Study）：从1930-1970年，研究者对阿拉巴马的约400名里人男性研究无治疗条件下的梅毒自然病权，即使在发现青客素能够有效治疗梅毒后，该研究仍未停止。

二、护理研究中应遵循的伦理原则

护理研究同样需要遵循生物医学研究的伦理原则。生物医学研究中需要遵守的3个基本伦理学原则是：尊重人的尊严（respect for human dignity）的原则、有益（beneficence）的原则和公正（justice）的原则。

1. 尊重人的尊严的原则

主要内容：在研究中，研究对象有自主决定权（right to self-determination）.隐私权（right to privacy），匠名权和保密权（right to anonymity and confidentialay）。

（1）自主决定权：指在研究过程中，研究对象应被看作是自主个体，研究者应告知研究对象护理研究关于研究的所有事宜，研究对象有权决定是否参与研究，并有权决定在任何时候终止参与，且不会受到治疗和护理上的任何惩罚和歧视。在研究过程中，研究人员不应利用强制、隐蔽性收集资料或欺骗等手段而使研究对象的自主决定权遭到侵犯。

（2）隐私权：一个人的隐私包括他的态度、信仰、行为、意见以及各种档案，记录等。当未经本人允许或违背本人意愿而将其私人信息告知他人时，即造成对研究对象隐私权的侵犯，其危害极大，如使研究对象失去尊严、友谊、工作，或者使其产生焦虑、犯罪感、窘迫、耻辱感等。护理研究中对研究对象隐私权的侵犯常发生在资料收集过程中。例如，在会谈中提出一些侵入性问题，"你的月收入有多少？""你是否是同性恋？"等，或是在研究对象不知道的情况下，隐蔽地收集其资料。随着技术手段的进步，资料传播速度的加快，美国于1974年出台了隐私保护法规，规定收集资料的方法需被有关部门审查后方可执行，没有研究对象同意，不可收集资料。同时，未经研究对象同意，任何人无权获得其记录资料。

（3）匿名权和保密权：在隐私权的基础上，研究对象有权享有匿名权和要求所收集资料被保密的权利。在大多数研究中，研究者通过向研究对象保证不对任何人公开其身份或许诺所得信息不向任何人公开的方式来达到对研究对象匿名权的保护。保密权指没有研究对象同意，不得向他人公开研究对象的任何个人信息。通常情况下，保密的原则包括以下几个方面：

1）个人信息的公开及公开程度必须经研究对象授权。

2）个人有权选择可与其分享其私人信息的对象。

3）接受信息者有保守秘密的责任和义务。

护理研究中，由于研究者的疏忽，在以下情况下常发生侵犯受试者匿名权和保密权的情况：

1）研究者有意或无意地使用未被授权公开使用的原始资料。保密权的侵犯，除了影响受试者与研究者之间的信任关系外，最主要的是会造成对受试者心理和社会的损害。因此，在护理研究中应明确下列要求：没有受试者同意，任何人，包括医护人员、家庭成员、亲密朋友等都无权得到受试者的原始资料。

2）研究者汇报或公开发表研究报告时，由于偶然的原因使受试者身份被公开等。这是研究者在组织报告时必须严格注意的。

保密的方法很多，常用的有以下几种：

1）研究者赋予受试者以代码，受试者完成的问卷或表格均以代码表示，将数据输入电脑时，也应以代码形式输入。

2）研究者将受试者的名字和代码分开放在安全的地方，收集资料的原始测评工具也应放在安全的地方。

3）知情同意书应与受试者的名字和代码保存在一起，不可与问卷或其他测评工具放在一起，以防他人轻易确定受试者的身份和调查结果。

4）用假名字代替真实姓名。

5）在录音过程中，避免提及受试者姓名。

2. 知情同意（informed consent）尊重人的尊严的原则要求研究者在实施研究前必须征得研究对象的知情同意。知情同意是指参与者已被充分告知有关研究的信息，并且也能充分理解被告知信息的内容，具有自由选择参与或退出研究的权利。

知情同意是保障贯彻实施伦理学原则的重要措施之一，它包含3个要素：信息、理解和自愿。知情同意不仅包括研究者将所有研究相关内容告诉研究对象，同时也包括研究对象必须真正理解所有内容并作出自愿选择，这就要求研究对象在行使知情同意权时具备一定的理解力和判断力，以及法律上的行为能力和责任能力。特殊情况下，精神障碍者、神志不清者、临终病人、儿童等无行为能力或限制行为能力者，如租人，其知情同意权须由法定监护人或代理人行使。

在进行知情同意过程中,研究者需要根据研究对象的文化背报和不同的研究内容向研究对象详细介绍和举例说明。语言应通俗易懂,避免使用专业术语,含规其辞。当介绍完研究的具体内容后,应给予研究对象足够的机会提间,研究者须诚实、及时地回答问题,也要给研究对象充分的时间去考虑是否参与研究。

按照国际惯例和要求,提供给研究对象知情同意书的内容需要包括以下几个方面的资料和信息:

(1)研究目的:研究者应向研究对象陈述研究的近期和长期目的。如果研究对象对研究目的有疑义,可以拒绝参与。研究对象参与的时间和期限也应加以介绍。

(2)研究的内容与方法:研究的变量、研究过程、对变量的观察和测量方法,甚至研究实施的时间、场所、频次等,都需要向研究对象详细描述。

(3)研究的风险及可能带来的不适:研究者应使研究对象明确研究可能带来的任何风险和不舒适,并应指出研究者正在采取或将要采取哪些相应措施来最大程度降低风险。如果研究的风险大于"最小风险",应告诉研究对象:当损伤发生时是否可得到补偿或适当治疗以及补偿和治疗的方式、方法。

(4)研究的益处:即介绍研究将给研究对象本人或其他人带来的任何好处。

(5)可能得到的补偿:由于参与研究给研究对象带来了不便,花费了他们的时间,获得了他们的资料和信息,因此研究可以适当地给予一定的酬劳或免费医疗服务。但是,研究者支付的金钱数额不能过大,提供的医疗服务范围不应太广泛,否则会有诱导研究对象参与研究之嫌。

(6)匿名和保密的保证:研究者应向研究对象说明他们的回答和记录被保密的程度,并且向研究对象保证在研究报告中或公开出版物中,他们的身份不会被公开。

(7)联络信息:研究者在同意书中还应向研究对象提供下列信息,即谁负责对研究对象关于研究和自身权利问题的解释;对于研究对象提出的任何问题,谁负责解答;以及如何取得与回答者的联系等。

(8)自愿同意:研究者应向研究对象说明,是否参与该项研究属于自愿行为,拒绝参与不会造成任何的惩罚或损失。

(9)退出研究的权利:即向研究对象说明研究对象有权在任何时候退出研究而不会受到任何惩罚和损失。

如果研究有相关单位或基金资助,研究者应在知情同意书中明确表示资助的机构的名称,如果研究是课程或学位论文的性质,也应一并说明。此外,研究者须在双方都签署完知情同意书后,向每个研究对象提供一份知情同意书的复本。

【有益的原则】

该原则指研究者应使研究对象免于遭受不适或伤害。研究者开展研究前应谨慎评估研究的益处和风险，并尽最大可能将风险减小到最低水平。

1. 评估益处 护理研究的最大益处在于获得知识的发展和技术、措施的改进，最终带来社会的进步、护理专业的发展和对个体健康的积极影响。在治疗性的研究中，研究对象可能从实验手段，如护理干预中获得益处。除此之外，研究中产生的新知识，可能扩大研究对象以及家庭成员对健康的理解。非治疗性研究（non-therapeutic research）尽管对研究对象并不带来直接益处，但它对护理知识的贡献同样重要。另外，研究对象在参与中还能加深对自身的了解、增强自尊心、并能从对别人的帮助中获得满足感等。

2. 评估风险 研究者必须评估研究对象由于参加实验所经受或可能经受的风险类型、程度和数量。风险取决于研究的目的和手段。它可能是生理的、心理的，也可能是社会的和经济的；可能是实际存在的，也可能是潜在的；可能很小，甚至没有，也可能很大，造成永久损害；可能只针对研究对象个人，也可能对研究对象的家庭和社会都带来影响。所以，研究者必须努力评估风险的情况，在研究的实施过程中保护研究对象权利。

根据风险的性质和程度可将其分为以下5类。

（1）无预测的影响（no anticipated effects）：如一些研究只是翻阅病程记录、学生档案、病理报告等，研究者不直接接触研究对象，也不对其造成任何影响。

（2）暂时性不适（temporary discomfort）：对研究对象造成暂时性不适的研究经常被称为最小风险研究（minimal risk studies），即研究带来的不适与研究对象日常生活所经受的相似，而且，会随着实验的终止而结束。如在研究中要求研究对象完成问卷或参与会谈，从而使其生理上感觉疲劳、头痛或紧张，情绪方面可能由于回答特定的问题带来焦虑、窘迫感，或者时间和金钱的花费等。这些都属于最小风险研究。

（3）较严重的暂时性不适（unusual levels of temporary discomfort）：指研究终止后研究对象仍有不舒适感。如在"卧床对人的健康的影响"的研究中，要求研究对象卧床5天，从而造成其较长时间的肌肉无力、关节疼痛、嗜睡等，即属于此类。另外，在一些质性研究中，要求研究对象回答一些对其心灵伤害很深、甚至想要忘记的问题，使其再次经历焦虑、恐惧、不安等感受，也属此范畴。

（4）永久性伤害的风险（risk of permanent damage）：此类风险在生物医学研究中更常见。如一种新药或新的外科手术方式有可能对病人造成永久的身体上的损害。护理研究有时候也会对研究对象造成永久的心理或社会的伤害。例如，当研究一些如性行为、虐待儿童、吸毒等敏感问题时，可能造成研究对象人格或名誉上的永久伤害，甚至更严重的后果，不可实施。

（5）确定的永久性伤害（certainty of permanent damage）：以纳粹医学实验为例，研究者将乙肝病毒注入研究对象体内以研究肝炎的发生、发展，从而造成其永久的、不可弥补的损害就是典型案例。在护理研究中，不管结果会带来多么大的效益，如果会对研究对象造成永久性伤害，该研究绝对不可实施。

3. 衡量益处-风险比例（the benefit-risk ratio）研究者应努力通过改变研究的目标和（或）过程来最大限度地增大利益和降低风险。如果风险最终不能被消除或降低，研究者应能够解释其存在的合理性。但是，如果风险大于利益的话，研究应被修改。如果利益与风险持平或利益大于风险，研究者应证明实施该研究的合理性。例如，在一项"锻炼和饮食对病人血脂水平的影响"的研究中，研究者首先应评估该研究的利益-风险比。该项研究对研究对象的主要益处在于研究对象可以得到锻炼和饮食的指导，并对自己的血脂情况有一定了解。潜在的益处在于可使研究对象增进良好的锻炼和饮食习惯、改善血脂和降低发病危险等。而该研究对研究对象带来的风险包括抽血所带来的身体上的不舒适和时间的花费等，这些都属于最小风险。并且时间的花费可以通过有效的组织来尽可能减少。所以，经过衡量，可见利益大于风险，至此，可以确定能否实施该项研究。

【公正的原则】

指研究对象有得到公平治疗的权利，其内容主要包括两方面，即公平选择研究对象和公平对待研究对象。

1. 公平选择研究对象 过去由于社会、文化、种族和性别的歧视，导致研究对象选择上的不公平。当时研究对象多是穷人、监狱犯人、濒死者，研究对象的权利往往被研究者所忽视。伦理原则认为研究对象的选择应基于公平的原则，利益和风险公平分配。研究对象的选择应决定于研究问题本身，而不应该根据研究对象的地位、是否容易得到或易受操纵等。一些研究者因为喜欢研究对象，希望研究对象从研究中获益，或迫于权利、金钱等因素而选择研究对象都是有悖伦理原则的做法。在护理研究中，如果条件允许，可以使用随机抽样和随机分组的方法对研究对象进行公平选择。如某研究欲探讨穴位按压是否能缓解肿瘤化疗病人的恶心呕吐反应。该研究设立试验组和对照组，试验组在常规的护理措施的基础上增加穴位按压，对照组则只是继续接受常规护理。研究者制作了两个签，分别代表试验组和对照组，每个研究对象都通过抽签的方式来确认归入哪一组别。这个随机分组的过程即体现了公正的伦理原则。

2. 公平对待研究对象 公平对待研究对象主要包括以下几项内容：①研究者

和研究对象在研究中的角色事先应达成协议，研究过程中应严格按照协议内容进行，未经研究对象允许，不得擅自更改。②如果和研究对象约好会面时间，研究者应准时到达，并应在彼此认为合适时间终止资料的收集。③研究者许诺给研究对象的事情应努力做到。如研究者许诺研究对象在研究结束时，如果研究对象有兴趣，他们可以有权知道相应的研究结果，研究者就要给研究对象留下有效的联系方式。有时，某些研究的时间跨度较长，如持续2～3年的研究。研究者要确保自己所留给研究对象的联络方式在研究开始后的2～3年依然有效，以确保研究对象能找到自己。

④对研究对象应不论年龄、性别、种族、经济水平等一视同仁，对某些特殊疾病病人也应同等对待。如进行有关艾滋病或者吸毒者的有关研究时，研究者一定不能以带有偏见或轻视的态度对待病人。⑤对决定不参加研究或中途退出的研究对象，不能歧视或产生偏见，甚至打击报复。

三、护理研究的伦理审查

为了使研究对象的权利得到更好的保护，进一步规范学术行为，世界各国都越来越重视对研究的伦理审查。2007年我国卫生部颁布了《涉及人的生物医学研究伦理审查办法（试行）》，有力地推动了我国对医学研究的伦理监督。

1. 伦理审查委员会的由来和组成

1966年，美国公共保健服务机构（the United States Public Health Service，USPHS）首次发布声明：以人为研究对象的研究，必须经伦理委员会审查，判断研究对象的利益是否得到保障，研究对象的知情同意权是否得到保护，以及调查研究的风险和潜在益处比例是否合理等。

1974年，美国保健、教育和福利部（Department of Health，Education，and Welfare，DHEW）通过了国家研究法案（the National Research Act），法案中要求所有以人类为受试对象的研究都必须进行审查。美国保健和人类服务部（the Department of Health and Human Services，DHHS）分别在1981年、1983年和1991年对这些方针进行了审查和修订。在各项规章制度中描述了伦理审查委员会（Institutional Review Board，IRB）的成员资格、职能和运作等情况。

2007年，我国卫生部颁布了《涉及人的生物医学研究伦理审查办法（试行）》，规定卫生部设立医学伦理专家委员会；省级卫生行政部门设立本行政区域的伦理审查指导咨询组织。开展涉及人的生物医学研究和相关技术应用活动的机构，包括医疗卫生机构、科研院所、疾病预防控制和妇幼保健机构等，设立机构伦理委员会。

IRB是用来保证研究者在实施研究过程中遵守伦理准则的委员会，是由不同学科专家和人士组成的，对涉及人的研究进行科学审查和伦理审查的组织，可在大学、医院以及医疗保健中心设立。按照国际惯例，每个IRB都包括至少5名具有不同文化、经济、教育、性别和种族等背景的成员，有的成员需要具有特殊领域的专长，有的成员来自伦理、法律等非科学领域，要求至少一人不是研究机构的成员。我国《涉及人的生物医学研究伦理审查办法（试行）》规定，IRB的成员要求从生物医学领域和管理学、伦理学、法学、社会学等社会科学领域的专家中推举产生，并且应当有不同性别的委员，少数民族地区应考虑少数民族委员。

2. 伦理委员会的职能

IRB的职能包括对研究项目进行审查。我国规定IRB的具体职责是：①审查研究方案以维护和保护受试者的尊严及权益；②确保研究不会将受试者暴露于不合理的危险之中；③对已批准的研究进行监督和检查，及时处理受试者的投诉和不良事件。

伦理审查的内容同时涉及科学性和伦理学两个方面。研究项目的科学性评价和伦理学审查是不能分割开的，因为非科学性的研究往往会把研究对象置于危险当中，在伦理学上也是不允许的。科学性方面主要审查研究者是否从研究设计到实施过程都严格遵循普遍认可的科学原理、实验方法和分析方法，以保证研究的安全可靠。伦理学方面主要审查研究设计中是否有关于伦理方面的考虑和陈述，如研究对象的选择有无偏向，预期收益和风险比例是否合适，知情同意书所表达信息是否充分，所收集的资料是否采取了保密措施等。

通过审查，伦理委员会可以对研究项目做出批准、不批准或者修改后再审查的决定。通过伦理审查的研究项目，在研究进行期间，研究方案的任何修改均应在得到伦理审查委员会的批准后才能执行。研究中发生的任何严重不良事件，也必须及时向伦理审查委员会报告。申请项目未获得伦理委员会审查批准的，不得开展项目研究工作。

四、科学研究中的学术诚信

科学研究的目的就是通过诚实的实施研究，报告和出版研究结果

来产生科学知识。然而，二十世纪八十年代以来，随着学术界一些"丑闻"的不断披露，在一些权威杂志中带有欺诈性质的研究数量不断增加，许多国家开始对科学研究中的不端行为（scientific misconduct，research misconduct）进行系统的反思和研究，并相继采取措施对科研不端行为进行监督和管理。

1. 科研不端行为的概念

对于科研不端行为，不同国家、部门和研究机构都有自己的界定。英国等欧洲国家将"科研不端行为"分为3类：①侵权、盗用他人成果（piracy）；②抄表和测窃（plagiarism）；③伪造数据（fabrication）和算改数据（falsification），或弄虚作假（fraud）。1999年，美国国家科学技术委员会将科研不端行为定义为：在计划、实施、评议研究或报道研究成果中伪造、算改或删窃的行为，不包括诚实的错误或者观点的分歧。其中，伪造是指伪造资料或结果并予以记录或报告。篡改是指在研究材料、设备或过程中作假或者篡改或遗漏资料或结果，以至于研究记录并没有精确地反映研究工作。别窃是指它取他人的想法、过程、结果或文字而未给予他人贡献以足够的承认。

从国外对科研不端行为定义的情况来看，世界主要国家的学术界都比较倾向于严格界定3类科研不端行为，即伪造、题改、删窃，这一内涵在我国科技界也取得较为一致的共识。我国科学技术部科研诚信建设办公室组织编写，2009年出版的《科研活动诚信指南》中指出。在科研活动中的以下行为属于科研不端行为：

1）在科研经费申请、科研课题验收、涉及人类受试者或实验动物的研究申请等材料中提供虚假信息、假冒他人署名或伪造证明材料。

2）在研究记录、研究报告、论文、专著、专利等材料中不真实地描述实际使用的材料、仪器设备、实验过程等，或不恰当地改动、删除数据、记录、图像或结果，使研究过程结果不能得到准确的反映。

3）在未注明出处或未经许可的情况下，使用他人的研究计划、假说、观点、方法、结果或文字表述（抄袭剥窃）。

4）对研究对象的不道德处理，包括在涉及人体受试者或实验动物的研究中，违反知情同意、保护隐私和实验动物保护等方面的伦理规范。

5）论文一稿多投，或故意重复发表。

6）侵害他人的署名权、优先权等正当权益，或有意妨碍他人研究成果的正常发表和获得其他形式的承认。

7）在同行评议中，故意对他人的项目申请、科研成果等作出有失客观、公正的评价。

8）为顺利发表论文而在署名时冒用导师或其他学者的名义。

9）对已知他人的科研不端行为故意隐瞒或给予配合。

10）对自己或他人科研不端行为的举报者进行打击报复。

11）恶意或不负责任地举报他人存在科研不端行为。

12）其他严重偏离科学共同体公认的科研诚信和学术道德规范的行为。

2．科研不端行为的监督和管理

科学研究的不端行为在学术界乃至社会中会产生极大的负面影响。它不但损害受试者的利益，阻碍科学的发展，而且严重损害研究者的诚信和声誉，影响公众对科学研究和科学家的信任。因此加强对科学不端行为的监督和管理是十分必要的。

（1）制定相应的政策法规　对科研不端行为的调查和处理，必须在科学、规范、公正等原则指导下遵循严格的程序进行，这就要求有较完善的政策法规作为依据。美国2000年由总统科技政策办公室颁布了《关于科研不诚信行为的联邦政策》。我国科学技术部颁布实施的《国家科技计划实施中科研不端行为处理办法（试行）》，规定项目承担单位，项目主持机关和科技部应当根据各自的权限和科研不端行为的情节轻重，对科研不端行为人进行处罚。此外，2007年12月修订通过的《科学技术进步法》作为国家法律，以及2007年颁布实施的《国家自然科学基金条例》作为国务院行政法规，都包含了对科研不端行为的处理条款，对科研不端行为的处罚规定均以"法律责任"的形式进行了规范。

（2）设立学术监督机构　为加大对科研不端行为的管理力度，各国根据各自的国情相继设立了专门的学术监督机构。1992年，为调查和报告科学研究中的不端行为，美国政府成立了研究诚信办公室（Office of Research Integrit，ORI）。2007年，我国科技部成立"科研诚信建设办公室"，具体职责包括：①接受、转送对科研不端行为的举报；②协调项目主持机关和项目承担单位的调查处理工作；③向被处理人或实名举报人送达科学技术部的查处决定；④推动项目主持机关、项目承担单位的科研诚信建设；⑤研究提出加强科研诚信建设的建议等。

（3）利用先进技术手段鉴定科研不端行为　近年来，国内外一些机构和科研人员开发出利用计算机和网络技术检测一稿多投、抄袭、剥窃等问题的软件和服务。美国高校联合网络公司开发了一系列专门用于鉴别剥窃的软件，可将学生的作业与网络上出售的论文或者电子版的书籍、学术期刊、参考书进行比较，对学生论文中剥窃或疑似剥窃的部分加以标注。著名的Turnitin（tumitin.com）网站专门提供论文剥窃行为检测服务，被广泛应用，购买Tumitin的学校要求学生在上交论文前先自行到网上作鉴定，然后将鉴定结果连同论文一起上交。在我国，CNKI科研诚信管理系统研究中心研发的"学术不端文献检测系统"能够预判抄袭、剥窃、一稿两投、不当署名、一个成果多次发表等多种形式的科研不端行为，该软件被越来越多的期刊编辑部和高校使用。

为了减少学术不端行为的发生，每个护理研究者都应对研究设计、结果和文章的发表负有监督责任。此外，护理研究者需要遵循良好的研究行为的准则，重视论文的质量而不是数量。

第六节　护理科研计划书（开题报告）的基本格式和撰写要点

一、概念

研究计划书：是一个用于确定研究方案中的主要要素的书面计划，例如：研究的选题、目的、研究框架，研究设计、研究方法和步骤、技术路线图，以及研究的进度、经费预算和预期成果。研究计划书就是研究者将选题和研究设计方案以恰当的语言和方式传达给评审专家的一个文本。研究计划书的形式包括以开展学位课题研究为目的的开题报告和以获得研究立项和经费支持为目的的研究基金申请书两大类。针对学位课题研究而言，研究计划书通常称为"开题报告"。

二、研究计划书的目的和作用

研究计划书的目的是体现研究的严谨性和计划性。其作用包括以下三个方面：作为一种沟通研究信息的方法，作为一个计划，作为一项合约。

三、研究计划书的撰写思路

在撰写研究计划书之前，需要对即将撰写的研究计划书有一个大概的写作思路。包括

1．形成符合逻辑的研究设想：是指提出一个好的研究问题，并提出建议的解决问题的方法。

（1）选题是什么为什么要研究这个问题。

（2）研究方案是什么并提出恰当的研究方法。

2．确定研究计划书的深度　不同级别的研究计划书，所需提供的信息量及其深度不同。

（1）以获取研究基金立项和经费资助为目的，应遵循研究基金申报指南。

（2）决定描述每个研究步骤所需的信息量。

（3）内容要详细，但又要简明、重点突出和引人入胜。

3．确定关键点

（1）研究问题的背景和重要性

（2）研究目的

（3）研究设计

（4）实施步骤：包括资料收集和分析计划、人员、时间安排、预算等。

4. 研究计划书的撰写格式

研究计划书的撰写格式既具有普遍性，又具有特定性，但定要严格遵循其特定指南中的要求。

在撰写研究计划书时，研究者要以严格、审慎和挑剔的态度对待自己的写作，以确保研究计划书能够以最简明清晰的方式呈现给读者。

（1）要紧扣论题：不要呈现那些与主题无关的信息，以免造成篇幅冗长和分散读者的注意力。

（2）学术引用要服务于具体的研究任务：引用量要适可而止，要有效甄别核心直接向读者表述出来，然后清楚地注明出处。

（3）语言要规范：研究计划书要使用规范语言，用词要严谨、规范，尤其是研文献和无关文献、权威文献和一般文献、重要观点和次要观点，并将引用的内容究术语，概念要清楚，要禁得起推敲。

（4）文本格式和外观要规范：要遵循指南要求的文本格式和项目内容进行撰写。

（5）要精益求精地反复修改：对计划书中的每一部分内容都要认真审视其准确性，做到语句通顺、含义明确、语言简练、表达清楚。

撰写要求

基本要求是书写一份美观和有吸引力的标书，力争达到"标志"的程度。越是高水平的竞争激烈的基金申请书，对标书质量的要求越高。只有高质量的标书才能在竞争中胜出。

（1）没有拼写、标点符号和语法错误，要精益求精、认真校对、杜绝书写错误。

（2）遵循指南。

（3）不漏项。

（4）在每个项目下书写正确的内容。

撰写内容通常由以下因素来决定

（1）送审的机构和目的：研究计划书的送审目的主要包括申请学位研究课题、接受伦理审查或申请基金资助，相应的送审机构分别是学校研究生院或学院的学术委员会、学校或医院的伦理审查委员会、科研管理机构或基金资助委员会等。

（2）评阅人：根据评阅人是学院导师、学校或医院伦理审查委员会成员

（3）研究的类型：根据量性研究或质性研究计划书的规范撰写。

（4）指南的要求：严格遵循指南要求的格式、项目、内容、字数和篇幅

撰写。

四、方法/步骤

1. 选题依据及意义。

先总说论文题目该研究主题的重要性，这是选题依据之一；分析目前此研究主题存在的主要问题，说明创新或改革的必要性，这是选题依据之二，由此提出选题的方向及意义。

2. 文献综述（或称研究现状）　文献综述的内容应当与"参考文献"部分的内容相对应，离开参考文献所做的综述就显得没有依据，也容易导致抄袭现象的发生。文献综述必须是对参考文献资料所做的综述。参考文献必须是认真阅读过的，所列文献要有权威性，要与上面的文献综述相匹配。开题时指导教师有可能会专门针对所列参考文献提出相关问题。

3. 研究目标与研究内容。

研究目标主要是通过对该主题内容的研究，对该研究主体通过哪些方法或手段，解决该主题出现的问题，从而达到一定的目的。研究目标要与下面的"研究内容"有关联。研究内容是对目标的具体化，可提纲挈领地写，但要与研究目标提到的研究内容相呼应。

4. 研究方法。

文献资料法：通过搜集文献整理相关研究资料，为研究做准备；

问卷调查法：通过访谈、问卷、统计分析等研究方式，进一步认识该研究主题存在的现状、存在的问题和解决办法。

比较分析法：比较国内外不同地区之间的差别，从中找出改进的对策。在课题研究过程还将广泛征集其它高师院校的做法，努力使该研究主题更加完善，更有现实意义。研究方法。

5. 研究手段。

以现有文献资料检索手段为主，辅以网络、数据库等手段，开展文献资料收集、专家访谈、问卷调查、数据统计等工作。

6. 工作进度安排。

开题报告中的时间进度安排要结合毕业论文的实际情况安排，并及时做出调整。主要包括各个时间节点、每个节点需要做的事情。

7. 研究基础。

研究基础包括已参加过的有关研究工作和已取得的研究工作成绩，已具备的实验条件，尚缺少的实验条件和拟解决的途径。

现实的科研进程中，很多领域都已经有学者涉猎，我们不必要从头开始进行研究。这个时候首先应该做的就是通过大量的文献阅读来了解研究现状，然后针对未知的范畴确定自己的研究切入点。临床实践指南为我们了解一个领域提供了较为全面的资源。基于循证理念制定的临床实践指南从各个方面给我们提供了该领域的科研信息，如疾病的流行病学特征，指南的推荐意见，纳入的该领域的高质量的系统评价和原始研究，目前的研究缺陷和空白等。尤其是其中的研究缺陷和空白往往是我们进行研究的突破口。在没有临床实践指南的情况下文献综述也可以作为我们认识一个领域的敲门砖。

科研之路漫漫，充满荆棘，没有捷径。选定一个方向，扎根一个领域，描绘一个蓝图，一步一个脚印，我们定会在这个领域有所建树。

第十六章 人文护理

第一节 护理人文关怀概论

一、人文关怀的理论基础与科学内涵

1. 人文关怀的理论基础

人文关怀的思想渊源虽然历史悠远，但真正的理论建构仅仅是近几十年形成的。人文关怀这一概念是在20世纪70—80年代提出来的。受当时存在主义哲学和现象学思想的影响，美国精神病学和内科学教授恩格尔（Engel）于1977年首次提出了生物—心理—社会医学模式。在此影响下，护理学者开始反思自身的专业价值、地位及研究领域等内容。

1983年，格里芬（Griffin）提出关怀照护是人类天性和人际关系的基础概念，是"护理"的一个同义词，也有"滋养他人"的含义。在有关怀的会里，每个人用心及仁爱的精神来满足他人的需求，而护理人员也本着关怀照护的理念服务患者。

1984年加拿大学者西蒙娜.里奇（Simone Roach）从人的自然情感角度提出了人文关怀的概念，她认为"人文关怀是一种特定情境下的人的直觉，意识到人际间存在着一种无形的力量使彼此联结在一起形成关怀关系，是一种关怀他人超过关心自己的情感体验，而发自内心的产生关怀行动。"这一概念类似于我国古代思想家孟子提出的"孺子将入于井，皆有怵惕恻隐之心"的人性良知论。Roach 人文关怀的核心理念是讲人天生就有的自然同情心，且这种关怀情感是人类的存在模式，因为人类本来就不能独立存在 。我国学者通过实践体验也认为护理人文 关怀是护士获得知识内化后，自觉给予患者的情感付出。另外也有患者认为，护理人文关怀的本质是一种充满爱心的人际间的互动行为。由此护理人员也就相应的具有Roach用5C来表达的专业性特征。

1988年，Leininger 提出"关怀即是护理，护理即是关怀"说明了关怀照护与护理专业的关系，对于一个正在遭受痛苦的患者或家属而言，关怀是一项重要的情感支持，由此互动过程可提供一个对人整体的照护，除了可以引导患者发挥潜能，解决问题及促进患者自我成长外，更可进而帮助他们获得高层次之身、

心、灵的和谐状态。Leininger 是最先提出关怀理论的，她认为关怀是一种人的天性、是人类社会文明形成，生存和发展的基础；护理的实质就是关怀，关怀是护理的核心思想。

美国学者沃森（Watson）在她的著作《护理：关怀的哲学和科学》（Nursing：The Philosophy and Science of Caring）中首次应用了人文关怀（human caring）的概念，提出护理是关怀照护的科学，通过专业知识与人文知识的整合，使护理人员对人类行为有更深层的理解，给予个案关怀照护，以体现护理学专业的内涵与精神。她将哲学中以"人自身的生命价值"为本的人文关怀理念引入到护理学"关怀弱势人群的生命健康"的内涵之中，揭示了护理学人文关怀的精神内核，即以"关怀整体人的生命价值"为本的人文关怀理念，包含着对自身生命价值的关怀。

关怀的心理社会领域的概念包括；无条件的接纳、同理心、真诚、尊重及视病如亲等态度与情感的表现；关怀的行为领域的概念包括；提供专业行为、感官接触（满足需求、运用眼神接触、倾听、语调、表情及触摸）、提供支持及提供合宜的环境等关怀照护活动。Watson 还将护理关怀行为分为表达性活动和操作性活动。表达性活动是指提供一种真诚、信任且具有希望、同情心，以使人感到温暖的情绪上的支持性活动。操作性活动指的是提供实际的服务，满足患者基本生活、舒适的需求，减轻患者痛苦，包括熟练的技能、动作轻柔的护理等专业性关怀活动。

1991年，莫尔斯（Morse）等人主张关怀照护是人性的本质，是护理人员必备的伦理规范，是一种情感的自然表达，是一种人际间的互动，也是一种治疗行为。Morse 综合有关人文关怀的理论，将关怀照护的内涵归纳为：①关怀照护是人性的本质。将关怀照护视为一种原发性的文化概念及表达方式，因文化背景的差异而有所不同。②关怀照护是必然的道德规范。人文关怀的目的是保护、促进及保持人类的尊严。③关怀照护是一种情感的自然表达方式，是一种对他人奉献的感受。④关怀照护是一种人际间的互动，可提供人性化护理并能深化整体护理。⑤关怀照护是一种治疗行为，应用倾听、触摸、安慰等技巧达到治疗的目的。

1993年，马林逊（Malison）指出，"关怀照护是一种能量，个体能从中感受到被爱，而有助于健康的促进、病情的复原或安详地死亡。"

除此之外，与"人文关怀"理念相似或相近的理念则是"关怀"及其所需的同理心。从过去到现在一直都有学者提出关怀的理念。海德格（Heidegger）提出"观念"理念，提出我们是"观念世界的人"。关怀是人类存在的基础，即关怀是人类生活的基础。人的独立存在及与他人共存构成了人类的存在，形成了人际沟通与交流，而关怀可以维持人际往来友谊和大范围地提升生活质量。

护理人员需以关怀的态度和理念与病患互动，而对患者所表达的关怀需含有同理心。美国心理学家卡尔.罗杰斯（Carl Ranson Rogers）将同理心定义为"去感觉个案的私人世界仿若是自己的，但从未失去这仿若（as if）的本质，去感觉个体的恐惧、愤怒与困惑，仿佛它是自己的，但不将自己的恐惧、愤怒与困惑与之联结"。在这个定义中，治疗者必须意识到将来自本身的个人经验与来自个体的经验区隔开来，在晤谈过程中应该出现的仅是来自个体的经验。

当代许多护理学理论家以各种不同的理论架构来诠释护理的内涵，可谓是百花齐放。其中"人性化护理理论"（humanistic nursing theory）最能淋漓尽致地表达护理人文关怀的特质。"人性化护理理论"是佩特森（Paterson）及兹德拉德（Zderad）在1976年时所提倡的，其理论是架构于"存在现象学"（existential phenomenology），它对有关什么是人、健康、环境及护理的四项核心要素的学说，可阐明护理人文关怀。

"人性化护理"对"人"的看法是：人是存在于时间与空间之中，总是与别的人与事情相关联的存在。人能作自我反省，作抉择，以及在变化中"活得更丰富（becoming more being）。这就是"人"与别的"动物"最大的不同点，人的反省与抉择常与"意义"相关，人选择的是他认为更有意义的。"人性化护理"视"健康"不是"没有病"，而是"活得更丰富"（more- being）。"人性化护理"理论中将"护理"定义为："两个主体的互动、这两个主体一方是具有特殊需要的人，另一方是提供需要的护士。护理的目标是使对方不但活得好（well- being），而且活得更丰富（more-being），使他在健康一疾病一临终的人类情境中，保持高品质的存在。"

2. 人文关怀的科学内涵

加拿大学者 Roach 认为人文关怀是人的基本需要，是人类的一种存在模式（caring is the human mode ol being）、是一种自然情感的表达方式。学者马芳也曾阐述"护理人文关怀的实质是一种充满爱心的人际互动"。

护理人文关怀首先具有人文关怀这一概念的普遍内涵，然后才是专业性特征。人文关怀是一种哲学范畴用词，与西方人文主义（humanism）思潮有着密不可分的历史渊源，主要是倡导人权，否定神权：讴歌人性，扬弃神性；呼唤人情，反对禁欲。其本质是关心人自身的利益与需要，尊重人自我的价值与自主的尊严，解放人自由的思想和坚定人自觉的信念，也就是"以人为本，人文关怀（humanistic concern）"理念的基本内涵。也正如目前被广泛认可的马克思义哲学人文关怀的内涵，是"对符合人性的生活条件的肯定；对人的生存状况的关注；对人的尊严、自由、权利的维护；对人的解放和全面发展的问往与追永。

不同历史时期和文化背景的人对关怀的概念有不同的理解和解释。Leininger 是最先提出文化关怀理论的，她认为关怀是一种人的天性，是人类社会文明形成、存在和发展的基础。护理的实质就是关怀，关怀是护理的核心思想。Watson 提出，护理学是一门人性科学，对患者的护理关怀是一种人性和情感的体现，是专业性关怀，护理的核心是人文关怀。Watson 还认为关怀是一种道德观念，只有在人与人之间的互动活动和关系中才能有效地实践和体现。本纳（Benner）认为，关怀是一种人际关系，是需患者和护士共同努力才能实现的人际协调。中国学者李小妹提出，护理关怀是护理人员应用自己的专业知识、技能及态度帮助患者恢复或保持健康的一个过程。从研究现状可以看出，护理学界对关怀概念及内涵的认识尚没有统一，但普遍认为关怀是护理的核心。

（1）关怀照护的概念

人文关怀，又称人性关怀、关怀照护、关爱。从字面上来解释，"关怀"是静态的，是内心所想的，"照护"是动态的，确实去执行所想。整体而言，关怀照护是一种思想与行为的具体表现。

所谓关怀照护，美国学者 Cohen 和 Leininger 认为是为了改善及促进人类的健康而直接去协助、支持及促进个人或团体的一种护理行为，而且会因文化差异而有不同的表现方式。关怀照护包括心理、文化及社会等层面。将人文关怀融入临床护理实践中，可深化整体护理。

Watson 则认为关怀照护是护理的一种道德观念，经护理人员所提供的关怀照护可达到保护及促进人类健康，维护人类尊严的目的，因此，关怀照护是一种人际间的治疗过程，通过护理关怀行为指南，人际间互动才能展现。1988年，美国学者 Leininger 在其理论中重申"关怀即是护理，护理即是关怀"的看法，以说明人文关怀与护理工作之间的关系。护理人员和患者相处时间最多，是医护团体中提供关怀最主要的来源。有的学者将关怀照护看作是一种自然形成的本质。对一个正在遭受痛苦的患者和家属而言，关怀照护是不可缺少的社会支持，就像母亲对孩子，或是朋友之间的友谊，在护患关系中引导他们缓解心理不适。

Watson 认为关怀是一种道德观念且必须通过人际互动的治疗过程。斯旺森（Swanson）则将关怀定义为对于一个有意义的他人所提供的一种养育或教育的方式，而此有意义的他人指的是被服务的个体（client），而非仅限定为病患本身，故而关怀可存在于个体与护理人员、护理人员与护理人员及护理人员与自身之间。

许多学者从不同角度对关怀加以描述及探讨，综合各学者的描述，将关怀的定义特征归纳为：①是人性的本质；②是一种道德规范，不会有先人为主的观点；③是一种信任、尊重的态度；④是一种感情自然表达的方式，通过倾听、陪伴、关心、同理心促进个体的自我成长及自我实现；⑤是人际间的互动，经由互动深入了解个体的需求；⑥是一种治疗行为，借此提供人性化与整体性的护理。

（2）护理的关怀概念

关怀，从字面上可理解为关心、帮助、爱护、关爱、照顾等。关怀一词在护理行业中最早可追溯到南丁格尔时代。虽然关怀与护理之间有紧密的联系，但当时很少有人研究两者之间的关系。目前，国内外护理学界均认同关怀在护理学中有三层含义：第一层为帮助和照顾，即护理行为，护士采取适当的护理措施来帮助和照顾患者；第二层为关爱和关心，即对患者的情感表达，第三层为小心谨慎，即对自己执业过程中的言行需承担责任。

从南丁格尔时代至今一个半世纪的发展进程中，护理文化的核心与真谛又根植于何方呢？护理学资深专家赵可式女士曾经谈到："专家将护理定义为两个主体的互动，这两个主体的一方是具有特殊需要的患者，另一方是能提供需要的护士。护理的目标是使对方不但活得好（well - being），而且活得更丰富（more - being），使他在健康—疾病及生存—临终的人类情境中，保持高质量的存有"。赵女士将上述定义总结为是科学加艺术层面之上的"护理灵性"（nursing spirit）。这种"灵性"，即为当今国内护理学界同仁倡导的护理人文关怀，这是一种护理文化，一种充满人性关爱和艺术特质的护理人文实践。

人文关怀是护理学科的核心和精髓，它要求对人的生、老、病、死全过程予以关怀和尊重。融人文关怀于临床护理之中，是现代护理学发展的方向，是患者健康之所需。通过分析关怀照护的本质及内涵，区分护理关怀行为和非关怀行为，可以帮助护理人员培养良好的人文精神，懂得关爱和尊重人的必要性和怎样去实现这种关爱和尊重。应该说，在临床护理实践中把人文精神表现出来，把关爱和尊重人的理念和意识付诸行动，这是护理学科人文精神最直接、最生动的体现。没有关爱和尊重的理念和意识，就不会想到去满足不同个体病患的需求。

人文关怀是人文精神的集中体现，是指一种主张以人为本，重视人的价值，尊重人的尊严和权利，关怀人的现实生活，追求人的自由、平等和解放的思想行为。护理人文关怀是指护理人员在执业活动中所体现的对生命高度珍惜，关注和尊重人性观，对护理对象的关爱态度以及与之相应的价值观和行为过程。

（3）关怀照护行为的内涵

美国学者 Watson 将护理关怀行为分为表达性活动和操作性活动。表达性活动是指提供一种真诚、信任且具有希望、同情心，以使人感到温暖的一种情绪上的支持性活动，如陪伴在患者或家属的身旁，倾听他们的抱怨或感受，并且给予鼓励性的话语，以安抚他们的焦虑、恐惧、害怕的情绪，让患者和家属感受到护理人员是真正要帮助他们的人。操作性活动指的是提供实际的服务，满足患者基本生活、舒适的需求，减轻患者痛苦，包括熟练的技能、动作轻柔的护理，主动与患者和家属沟通、交流，为患者提供对疾病的认知及帮助解决问题等专业性关怀的活动。

护理人员在临床护理工作中，要考虑到患者的心理、对社会支持的需求外，当然最基本的身体照顾是不能忽视的。其中，最重要的是在护理过裡中随时评估患者的需求与期望，在达成共识后提供给患者所需的关怀照护。良好的关怀照护，可融洽护患关系，促进患者早日康复，增加患者对护理服务的满意度。近些年来，国外对关怀照护概念的探讨、理论的形成及相关内容的研究众多，但国内则较少。研究关怀照护行为的内涵，可以发现其有关怀性与非关怀性护理行为之分。

关怀性护理行为主要体现在以下几个方面：①奉献自我，护理人员在护理服务中全神贯注，以满足患者的需求，应实施微笑服务，态度亲切，有耐心，须热情关怀。②充分运用沟通技巧，善用幽默言语、触摸、倾听、引导、陪伴、安慰、解说、同情、鼓励等方式，缓解或解除患者的心理不适（哀伤、害怕、忧郁），引导患者说出忧郁、痛苦和烦恼，要有针对性地详细解说，澄清患者的疑虑，以减轻其内心的孤独感，增添患者的信心与希望。③敬畏生命：适时满足患者身体舒适与安全、心理、社会、精神方面的需求并随时进行健康教育。

非关怀性护理行为主要体现在：①有伤害患者身体或危及其生命、使患者心理蒙受与忽略患者的行为，表现在为患者提供护理服务时心不在焉，有漠视与非人性化举措，不把患者看为一个独立的个体。②忽略、漠视患者，对患者的需求未用心做评估，即所谓视而不见，听而不闻，对患者的问话不予理睬。3对患者有时会说出忌语，如"不知道，你去问医生"你怎么这样烦，怎么又打铃了"，"像你这样，我们忙也要忙死了"，"打针总是痛的，叫什么叫？你的静脉生的不好，很难打"等。

综上所述，能达成共识的是，护理人文关怀思想的核心是"以人为本"，是科学加艺术层面之上的"护理灵性"。这种"灵性"是一种护理文化，一种充满人性关爱和艺术特质的护理人文思想和理念。我们认为，护理人文关怀的科学内涵决不是通过下定义能形成定论的，我们赞同有些专家定义护理的方式，认为其本质是"两个主体的互动，一方是具有特殊需要的患者，另一方是能提供需要的护士。护理的目标是使患者不但'活得好'，而且'活得更丰富'，使患者在健康-疾病及生存 - 临终的人类情境中，保持高品质的存在"。

二、护理人文关怀及其重要性

护理专业既然是面对人的，护理人员就必须有人文素养，才可能从"护匠"转成"护理师"。护理人员在工作中若没有关爱，就若盐无味，只是在操作技术而已。1998年国际人类关怀照护协会理事长 Kathleen Valentine 在年会演讲中指出，在1978-1995年国际人类关怀照护协会出版的关怀照护研究报告中，仅有3.8％的文献与关怀照护的效益有关；她强调关怀照护成效的展现不应只局限于医疗成本花费、患病率或死亡率的调查，应更广泛地探讨其对人类健康状况及生活品质的影响，以避免关怀照护仅是给大众"好人做好事"的刻板印象。

俪特森（Paterson）及克劳福德（Crawford）强调护理学教师对学生的关怀照护是其道德使命。引导学生学习关怀照护行为是护理学教师的职责。由于关怀照护既是过程，也是行为，所以它是可被教导的。若教师能在其工作环境中感受到关怀，且教育机构重视并支持教师的关怀照护行为，关怀照护行为的教导才较易施行。

1. 人文关怀是护理的本质要求（核心和精髓）

护理（nursing）一词源于拉丁文" nutricius "，意为抚育、照顾、保护，自从人类诞生以来，护理也随之应运而生。护理是助人的专业，服务的对象是人，以人为中心的考量是护理学专业最基本的核心价值，护理是为有需要的人提供照顾与保护。这个过程有情感的参与，带着人性的温度。我国自古就有"仁爱为怀""视病吾亲"等思想，强调了对患者的关怀与抚慰，体现了医学护理人性的关怀照护。20世纪70年代，西方护理学家提出护理的本质是关怀。人文关怀是护理学科的核心和精髓。护理学本身的学科性质决定了其与人密不可分，它不仅涉及对"生物学的人"的生命健康的维护，而且兼顾"社会性的人"在心理、文化、信仰等属性方面的需求。护理的过程贯穿了人文关怀，人文关怀是护理的核心价值，也是护理的本质要求。

英国科学史学家斯蒂芬，梅森在《自然科学史》中提到："医学是人道主义思想诞生的地方"。

关怀和照顾是护理的核心和内涵，而这两者本身就富有人文关怀的含义。现代护理学的奠基人南丁格尔曾说："护理是一门艺术，也是照顾人生命的艺术，由熟练技术的手、冷静的头脑与温暖的心组成"。"护理的工作对象不是冷冰冰的石块、木头或纸片，而是有热血和生命的人，护理工作是精细艺术中最精细者，因为，护士具有一颗同情的心和一双愿意工作的手。面对所有对象，用心去感化，用手去呵护，是护理这一职业赋予的神圣职责。"

现代医学模式强调心理和社会支持，肯定精神关怀实质。当前各种先进仪器的监测，使护理工作和处置水平更加准确、快捷，但是仪器再先进也不能代替护患之间的交流和情感的传递。患者是人，需要被尊重与理解，在接受高新技术护理的同时，还要求接受人文关怀。Watson 认为护理学专业是人文与科学的结合，人文关怀是护理的核心，人文关怀就是要寻求与患者情感上的共鸣，尽可能人道地满足患者生理、心理、社会和精神方面的需求。

良好的关怀照护，可以融洽护患关系，促进患者早日康复，提高护理工作满意度。

2. 人文关怀是护理学专业发展的必然要求

1977年，恩格尔首次提出了生物—心理—社会医学模式，强调关注人的整体性。在此模式思想指导下，相当于从仅仅诊治人自然生命的疾病到致力于完整意义的人的健康，即在面对患者时不再只看"病"而无视"人"的存在。在医学模式转变的推动下，护理学进入以人的健康为中心的发展阶段。从这一阶段护理学的基本概念可以看出，护理人文关怀贯穿护理工作的全过程，涉及护理工作的各个方面。护理发生了根本性的变革，由片面关注人的生理因素转变为全面关注人的生理、心理与社会因素，由提供单纯的专业技术照顾转向提供具有人文关怀的专业性的照顾。1994年，吴袁剑云博士从国外引入了整体护理的改革方案，随后整体护理在全国各大医院推广实行。整体护理作为现代护理模式强调"以患者为中心"，为患者提供生理、心理、社会三方面的护理。这种现代护理模式蕴含了护理人文关怀的本质，人文关怀是现代护理模式的核心理念。2010年，为加强医院临床护理工作，为人民群众提供优质的护理服务，原卫生部印发了《2010年"优质护理服务示范工程"活动方案》。活动方案特别提出了将"以患者为中心"的护理理念与人文关怀融入到护理工作中。

另一方面，从医疗效益而言，在医疗过程中执行人文天怀可以使护患双方得到更好的发展。有学者曾针对住院患者、护士、护理学教师及学生的关怀照护概念进行质性研究，建立关怀照护动力模式。在模式中发现：

（1）一个具有关怀动机的人，会愿意付出关怀照护行为，动力越强，越可能提供关怀照护行为；

（2）在关怀互动的过程中，接受关怀照护者得到的关怀反应不仅可回馈给提供者本身、还可强化提供者再付出关怀的动机，而接受者也可以成为潜在的提供者：

（3）接受者获得关怀照护后，感受到温暖、被爱、被照顾、被关心及受重视，也会回馈给提供者，如表达谢意、收获友谊等。提供者除了感到无比的快乐，满足感及成就感外，还感到"付出比得到更美好"，因而更加强了关怀照护的动机。这也是 Griffin 所提出的执行关怀照护行为可提高护理人员的自我价值感。

护理对象需要人文关怀。人类不同于其他生物通过身体的进化来适应环境而生存，而是以新的适应模式——文化在恶劣的环境中生存，并与之相适应。护理对象是完整意义的人，所以不仅需要对自然生命的护理，也需要对文化生命的照顾及人文关怀。

关怀照护对人类生存有着重要的作用，可协助满足人们的需求，可以缓解患者的紧张、焦虑、绝望等负性情绪。通过和患者讨论情绪和疾病的关系，使之情绪稳定、精神好，治疗效果就好，恢复也快。对具有绝望情绪的患者，通过对人生问题的讨论，使其理解人性尊严、人格力量、人的潜能和代偿功能，可以帮助患者恢复自尊和自强，使其体会到勇敢使人优秀，优秀使人健康，从而促进疾病的痊愈，提高生活质量，也提高患者对护理工作的满意度。护理学专业如果只停留在仅仅完成治疗任务上，就显得太无力了，护理人员应托起患者的生命。关怀照护对疾病的康复起到不可低估的作用，体现了护理工作的价值，对护理学科的发展具有十分重要的意义。

由此可知，人文关怀是护理学发展的必然要求。

3. 人文关怀教育是护理学教育发展的内在要求

党的十六届六中全会明确提出构建社会主义和谐社会的指导思想。构建和谐社会关键要素是人，人的培养依靠教育。《国家中长期教育改革和发展规划纲要（2010—2020年）》中提出了坚持以人为本、推进素质教育是教育改革发展的战略主题。不难看出，"以人为本"的理念已经深植于社会发展、教育改革发展之中。护理学教育作为教育系统的子系统，以"以人为本"的理念指导护理学教育的发展，而人文关怀教育是以人本主义教育学思想为指导，贯彻"以人为本"的理念。由此可见，人文关怀教育是护理学教育发展的内在要求，是贯彻落实党的教育方针的具体体现。2008年，中华护理学会组织专家制定了《护士守则》。

党的十六届三中全会适时提出"坚持以人为本"。党十六届六中全会审议通过的《中共中央关于构建社会主义和谐社会若干重大问题的决定》明确指出："注重促进人的心理和谐，加强人文关怀和心理疏导"。这样的社会大环境对于护理人文关怀发展来说，既是机遇也是挑战。护理工作者可在大环境的支持下迅速提高人文修养，也可能在社会不平衡的发展中无法保持积极、健康的心态，导致自身或群体护理人文关怀能力的降低。

原卫生部马晓伟副部长在2007年庆祝5.12国际护士节活动中提出"要将人文关怀融入护理工作中，服务于细微之处，营造关心患者、爱护患者、尊重患者、帮助患者的氛围"。

人文关怀不仅是护理学教育的题中应有之义，更是现代大学博雅教育与通识教育的必然选择。世界各地不同大学院校所追求的通识教育具体目标和教育理念的确存在个性化，但所共同追求的，都是落实在生活与工作中的人文关怀。人文的关怀是除专业技术外，决定服务的品质，效果以及价值的最重要因素。大学内的护理学院，是探讨学问的地方，也是陶冶情操的地方，故而护理学院理应在培养学生具备专业的素养、关怀的情操、宏观的见识和优雅的气质等方面引领全校通识教育与博雅文化。

三、护理人文关怀的现状与改革方向

有学者指出，关怀是一种重要概念，需在护理教育中被培养。 Watson 与 Foster 在2003年强调应通过护理学教育，提升护理实务中的关怀。因此，落实人文关怀教育是护理学专业领域的当务之急，培养学生学习人文关怀行为是护理学教师应尽职责。若要培养学生具备人文关怀的能力，就必须让学生在求学过程中感受关怀，并学习关怀他人。也有学者认为护理教育中须强调生命教育的教学，而照护（care）、关怀（concern）与悲悯（compassion）3C理念可以作为触动护理教育中生命涵养学习的策略。

1. 人文关怀的现状分析

目前护理人文关怀的最大问题在于教师在课程中传授的内容多为人文知识，而较少讨论人文关怀或人文素养。其实，大学人文课程或通识课程若要发挥教育的成效，就必须从对人的关怀着眼。龙应台曾说："知识是外在于你的东西，是材料、是工具、是可以量化的通晓；必须让知识进入人的认知本体，渗透他的生活与行为，才能称之为素养。人文素养，是在涉猎了文学、史学、哲学之后，认识到：人最后都有一个终极的关怀，对人的关怀。脱离了对人的关怀，你只能有人文知识，不能有人文素养。"因此，必须将人文素养与生命关怀融入课程之中，才能培养具有人文关怀素养的专业人员。

（1）人文关怀教育流于形式

人文关怀教育在护理教育中的重要性与必要性不言而喻，但目前人文关怀教育大多流于形式，没有深入开展护理人文关怀教育。在护理教育中关于人文关怀教育提得多，具体实践少，大部分人文关怀教育停留在表层，未向纵深发展。人文关怀教育的教学模式较滞后，目前仍然多采用教师讲，学生听，以单向传递人文知识的方式实施护理人文教育，教学方法多以传统的课堂讲授为主。护理人文关怀仍是一个宏大的理想图像，而非微观的个案实践。

（2）人文关怀教育课程设置不足

目前尽管大部分学校都设有相应的人文课程，如《护理礼仪》《护理心理学》《人际沟通》等，但总的来说课程设置不足。有关统计表明，我国护理院

校除"两课"（即马克思主义理论课和思想政治教育课）教学时数外，人文课程学时数只占总学时数的1.8%～8.4%，平均为4.2%。课程设置明显偏重于专业课程，人文课程设置相对较少。20世纪90年代以来，各校在人文课程设置上虽加大了医学人文社科类课程的比重，但人文课程的设置很不平衡，在护士人文素质教育课程的设置方面有极强的自由选择性和随意性。

（3）人文关怀教育师资匮乏

人文关怀教育实施的关键是教师。护理学专业教师在通过护理学专业教育毕业后到校任教，或从医院临床积累了丰富经验后转入学校任教，虽具备扎实的专业知识，但由于长期接受医学护理的专业教育，缺乏人文方面的教育。据李惠玲等调查显示：91%的专业护士在校期间未接受过有关人文科学的课程或讲座；87%的专业护士无法说出人文科学知识所包括的主要内容。

（4）只注重"护病"，不注重"护人"

医学科学的发展使医院的分科越来越细，对护理人员专科知识和技能的要求越来越高，由此使得一些护理人员只关注于护理患者，而不注重整体"人"的护理。护士工作以日常任务为中心，每天都以完成医嘱和常规技术操作为主要工作内容，机械地忙碌。虽然近年来开展了整体护理，增加了健康教育，但护士仍缺乏对健康教育内涵的认识。健康教育流于形式，多数只是停留在卫生宣教的基础上，较少考虑患者的知识和心理需求，因而忽视了看不见、摸不着的患者的患病体验，忽视了对患者人格的尊重、人性的关注、人的尊严的维护以及应有的情感、隐私、权利等。例如，有些护士给患者进行导尿、灌肠、会阴擦洗等操作需要暴露患者时，不给予解释、不考虑为患者保暖和遮挡，这样患者会觉得没有被尊重、被保护。这些现象都可以称为"不关怀"，这些现象不断地冲击着我们，使我们的护理品质充满疑问。

（5）工作中没有体现人文精神

一些护理人员对人文关怀的理解模糊，缺乏人文素养，对人文精神缺乏足够的认识，在作中不会主动、自觉地进行人性化护理。例如，对患者服务态度生硬、冷淡，言行不顾及患者的心理感受，工作不够耐心、细致，主动服务意识不强，没有做到急患者之所急、想患者之所想的换位思考等，这些现象都是不同程度缺乏人文关怀的表现。

造成以上现状的原因，概而言之，一方面，与目前我国护理学教育课程设置以"疾病"为主要教学内容，不重视人文和社会知识教育，以及现行护理操作培训拘泥于基本专业操作训练及基本技能的训练有关；另一方面，护理学继续教育的在职培训也较少涉及人文关怀知识的学习，医院也没有对护理人员进行专门的人文知识和技能的培训，更没有深入探究过如何在护理工作中应用人文知识。

因此，护理人员对人文知识知之甚少，更谈不上应用人文关怀的技能。不了解人文关怀的内涵，也就不能很好地把握如何关怀患者，主动满足患者在就医过程中的各种需求。

2. 加强护理人文关怀教育策略

假如我们希望护理学专业学生毕业于临床工作时能展现人文关怀的行为，就应让学生在接受护理学教育的过程中感受关怀，进而学习关怀他人。负责美国护理学教育的国家护理联盟（National League for Nursing）曾于1987年强调关怀照护（caring）是护理教育的核心。

Leininger 强调没有关怀照护就没有真正的痊愈。在现今的国际社会，关怀的理念逐渐受到许多专业重视，国际人类关怀照护协会（The International Association for Human Caring）每年于世界各地召开研讨会，以推广关怀照护的理念。

Beck 研究发现，若要培养护理学专业学生关怀照护的能力，必须先让学生处在一个充满关怀的环境。学生认为关怀的环境是指在师生互动中，可以感受到个人的学习动机被激发，师生能平等对待、彼此分享、互相支持与认同，并能发展个人的兴趣与专业成长，进而提升自信、自尊与肯定自我价值。Hanson 和 Smith 研究发现，在师生互动过程中所感受的关怀和非关怀经验，良好的师生互动关系，会让学生感觉自己是有价值的人，也有助于护生日后发展良好的护患关系。综合多位学者研究可发现，学生认为具有关怀照护特质的教师常表现出下列们为：尊重学生为独特的个体、倾听学生的心声、了解学生的需求、愿意帮助学生、信任学生、有耐心、具有同理心、真诚待人、为人公平、具有正向人格、支持学生、愿意分享及保护学生的隐私、是一位有专业能力的教师及专业临床护士、具备专业使命感、能滋养学生的学为。

（1）创新人文关怀教育模式

1）创设契合人文关怀教育的环境

人文关怀教育环境包括校园环境和课堂教学环境。积极建设校园人文环境，用各种植物、花草美化校园环境，使学生感受自然之美；在校园中立南丁格尔、白求恩等名人雕像，使学生感受崇高之美；建校园文化墙，在校园文化墙上标出希波克拉底誓言和南丁格尔誓言，增添人文气息，彰显人文精神。在5.12国际护士节，通过丰富多彩的活动（如授帽仪式、护理技能竞赛等）在校园营造护理人文氛围，增强学生对护理的职业认同感。同时积极创设课堂教学的人文环境。在教室环境的布置上注重人性化，如光线充足、色彩协调、温度适宜、音响图像设备完好等。在课党教学中通过图片、音乐、影片围绕护理人文教育目标创设情境，营造课堂教学的人文环境。让学生在护理人文环境中受到熏陶，在人文环境与具体情境中去感知人文关怀。

2）融合灵活多样的教学方法

依据护理人文关怀教育的教学目标精选教学内容，灵活运用多种教学方法（如情境创设法、案例分析法，任务驱动法。角色扮演法等）呈现教学内容，通过纯理论地讲解人文知识无法实现人文关怀教育的培养目标，需要创设特定情境让学生在具体情境中去感知人文关怀，激发学生情感。让学生通过感知人文关怀，学习人文关怀知识。具备人文关怀能力，最终内化为人文关怀品质。开设人文类课外课堂，如博习讲堂，诗歌朗诵等富有人文气息的课余活动，并号召学生阅读"四书五经"，学习中国传统文化。

3）创设情境，感知人文关怀

依据教学内容创设情境。通过情境创设激发学生的兴趣内在情感。创设情境在时间分布上可以分为课前、课中和课后。课前创境：如在《内科护理学》肺结核患者的护理讲解部分，首先用图片展示《红楼梦》里林黛玉的形象，给学生呈现个赢弱女子的形象，激发学生的同情心；再引用《红楼梦》里对林黛玉的描述语句"两弯似蹙非蹙罥烟眉，一双似喜非喜含情目，态生两靥之愁，娇袭一身之病。泪光点点，娇喘微微。闲静时如娇花照水，行动如弱柳扶风"。以形象的图片加上生动的描述，激发学生的兴趣。课中创境：如在白血病患着的护理讲解部分，讲到白血病化疗后患者容易发生感染，需进行保护性隔离时，给学生呈现这样一幅画面：在隔离病房里透着玻璃望着在病房外守护她的父母，眼眶饱含泪水。随后问学生提问："如果你们是这个小女孩，你们有什么感受？"激发学生内在的情感，让学生移情去体会患者的感受。课后创境：如在《内科护理学》艾滋病患者的护理讲解部分，在课后播放一段公益短片《爱在阳光下》，呼吁学生对得艾滋患者多一份理解和关怀，少一份歧视和冷漠，使学生已经被激发出来的情感得以升华。

人文关怀教育可以促进护士人文素质的提高，并使之内化为人格、气 质、修养，成为人的相对稳定的内在品格。只有具备完善的人格，甘于奉献，做一个具有爱心、善良，周到的人，才能学会关怀人和理解人，并将该信念转化为自觉行为。本研究证明，通过上课、学习和运用护理关怀行为指南等培训方式，进一步 了解关怀照护的本质和内涵，可以帮助护士提高对人文科学的认识，建立人文关怀照护理念。并体现在护理行为和举止上，贯穿于临床护理工作之中。

（2）增加人文关怀教育课程比重

人文关怀教育的总目标由知识、能力与情感目标所构成。要达到知识目标，学生需要系统地学习人文关怀知识，而人文关怀知识的学习要求有足够的人文关怀教育课程作为支撑。《中国护理事业发展规划纲要（2011-2015年）》提出加快护理教育改革与发展，突出护理专业特点，在课程设置中加大心理学、人文和社会科学知识的比重，增强人文关怀意识。增加护理人文关怀教育课程比重。一方面在有限的课程中尽可能地增加人文课程，另一方面积极开发新课程，将人文关怀课程与护理专业课程进行整合。

护理学的课程设置不仅要在培养目标和教学计划中突显人文，而且教学内容必须占有一定比例的德育、人文及社会科学知识，并设有相当比例的实践课，使学生理论与实践相结合，尽可能提高学生的人际交往能力，这样使他们在学习知识的同时学会尊重人、关心人、理解人、帮助人。

由于以前大多数护理人员缺乏人文关怀相关理论和沟通技巧的系统学习，从而为开展人性化护理带来了困难。研究表明，经过关怀照护培训后的护士关怀行为有非常显著的进步，从而说明增设相关课程的重要性和迫切性。人文知识的培训是一个持续渐进过程，要培养护士的关怀照护能力，最好让护士在学校学习过程中就能接受相关知识的学习，并能学习关怀他人。因此学校在进行理论课程设置时最好能多增设一些人文学科课程，如沟通技巧、护理伦理学、关怀照护、美学、护理心理学等课程，特别要注意技巧的培训和在日常生活中的体现，这些是护理教育中不可忽视和缺少的内容。

（3）提高教师人文关怀素养

加强对护理学专业教师人文关怀素养的相关培训。护理学专业教师可利用周末或假期系统学习心理学、美学、伦理学、人际沟通等人文课程，掌握人文知识，同时加强护理理论的学习、把人文知识和护理理论相结合，从专业角度理解人文关怀的核心价值，生成人文关怀理念。将人文关怀理念渗透到专业教育中，在教育实践中增强人文关怀能力，以达到提高自身人文关怀素养的目的。具有人文关怀素养的专业教师通过自身的言行举止，把人文关怀传递给学生，使学生在潜移默化中接受到人文关怀教育。美国学者 Beck 进行 Meta 分析得出，学生受教育期间、对其关怀能力的培养影响最大的是教师的关怀榜样作用。人文关怀是一种专业妻养，不仅可以使学生在校学习期间得到最大限度的全面发展，还可以使他们走上工作岗位后，以人文关怀的素养回报他人，回报社会。加强护理学教育中的人文关怀教育，是护理职业发展与教育改革发展的双重要求。转变护理人文关怀教育观念，围绕护理学教育的人文关怀教育培养目标，积极探索护理人文关怀教育新模式，使学生掌握人文关怀知识，具备人文关怀能力，满足患者的人文关怀需求，提供优质的护理服务，才能促进护理学专业的发展。另一方面，对教师人文关怀的要求则更加细化，需要将抽象的人文关怀理念细化为具体的实践品质。Miller 等人指出教师需要具备对学生同理、敏感、公开、公正、热诚、尊重、支持、分享、接纳与真诚等特质，才能营造一个具有关怀气氛的教学互动环境。提高教师人文关怀素养，抓好护理学基础教育，使学生逐步养成人文关怀的习惯，有利于他们在今后的临床工作中主动体现人文精神。

（4）强化实习基地人文环境建设强化在职学习，提升护士人文素质和实践能力。在护理实践中，加强人文精神的宣传和教育，将人文知识、技能教育和培训纳人到在职教育的内容中，使广大护理人员认识到一个出色的护士不但要有学术和技术上的造诣，而且要有广阔的人文视野。因此，医院要转变在职教育的观念，对护理人员的培训除抓好"三基"训练外，还应科学、合理地增加人文科学知识的学习，如增设护理心理学、伦理学、美学、人际学、社会医学等相关内容的课程讲座，通过多形式、多角度、多层次地普及人文知识，丰富护理知识内涵，培养护理人员的职业道德素养、使其在护理工作中体现医学伦理准则，在技术中融入对患者更多的人文关怀，更好地服务于患者。在实践中帮助护理人员建立人文关怀理念，护理人员对患者之爱不同于亲情之爱和世俗之爱，是一种高尚的职业之爱。在护理实践中，唤起护理人员对患者的关爱是"以患者为中心的基础，除了要求护士掌握专业知识和技能外，还应有一种对患者的尊重、关心、同情的心理。让护士站在患者的角度对待患者，视患者如亲人，急患者之所急，帮患者之所需，给患者以安慰和亲切的感觉，以最佳的护理减少和消除患者的痛苦。加强沟通能力和技巧的训练。护患沟通是人文关怀在临床护理中的具体应用。护理对象是人，是有疾病痛苦、情感脆弱，甚至有生命危险的患者，这不仅要求护士有扎实良好的专业素质，而且期待护士有尊重人、关心人、同情人的良好心理品德。护患沟通在临床实践中起着不可低估的作用，既是护患双方互相理解、解决问题的重要手段，也是构建和谐社会的基础。

（5）构建关怀传递链关怀患者需要有良好素养的护士，护士本身也需要关怀。为充分发挥护士的参与意识，培养敏锐的观察力，营造团队氛围，应该营造一个人性化的护理文化氛围、积极的护理文化筑围。护士应善于发现周围心理失衡者，给予关怀、疏导和支持。在临床护理实践中，以医学心理学理论为指导，护患之间通过专业性交流，改变患者的不良认识、情绪、行为方式并使其重拾生活的信心。患者、同事中凡是有焦虑、抑郁、伤心的人或事，均有人主动给予关怀和安慰。在医院病房内营造一种充满爱心，以尊重、关心、满足患者的各种需要为中心的文化环境，能使护士懂得热爱生命，珍视生命，从而让患者、同事真正得到人本的关注。实践证明，经过培训的护士均比较重视和患者、家属，同事沟通，机互关怀，相互理解。这正是关怀照护文化氛围的体现。

人文关怀是护理的本质，是护理美的精髓。离开了人文关怀，护理的理论和技能就成了无源之水。南丁格尔曾说："护士其实就是没有翅膀的大使，是真、善、美的化身。"如果没有爱与温暖的心。就算操作技能再高超，理论基础再扎实，也不能满足现代护理的要求，不能直正满足患者在心理、社会方面的需求，也就不能成为一名合格的护士，一名真正的白衣天使。然而一旦有了对患者的关爱，即使她最初没有熟练技术的手和冷静的头脑，也会为了使患者得到更好的照顾而不遗余力地学习、锻炼、探索、进步，最终做到德技双馨，成为真、善、美的化身。"爱在左，同情在右，走在生命的两旁，随时播种，随时开花，将这一径长途，点缀得香花弥漫，使穿杖拂叶的行人，踏着荆棘，不觉得痛苦，有泪可落，却不悲凉"。冰心老人的这句话指的正是护士在照顾患者时所体现出来的大爱之心。要使护理人文关怀内化于心，外化于行，不仅需要护士自身的努力，而且更需要教育者、管理者的不懈努力和探索。

第二节　护理人文关怀的方法

一、护理人文关怀的主要理论

1. 马斯洛需求层次理论

马斯洛指出，人类动机是由多种不同性质的需求组成的，这些需求又有先后与高低之分即有一个需求层次，由低到高依次为：生理需求、安全的需求、归属与爱的需求、尊重的需求、自我实现的需求。

生理需求：这是人们最基本、最原始的需求，如居住、吃饭、穿衣、医疗等。生理需求是最底层的需求，是最强烈而不可缺少的需求，也是推动人们行动的强大动力。生理需求得不到满足就无从谈及其他。基本的生活需求一旦得到满足，生理需求就不再是推动人们工作的最强烈的动力，而将被安全的需求取代。

安全的需求：指保护自己免受身体和情感伤害的需求。安全的需求要求生活稳定、希望免于灾难、要求劳动安全、要求职业安全、希里未来有保障等。在现实生活中的每一个人，都会寻求安全感。

归属与爱的需求：归属与爱的需求也叫社交的需求，是对友情、爱情被信任的需求，指个人渴望得到家庭、朋友、同事的理解、爱护和关怀。马斯洛认为，人是一种社会动物，不是隔绝的。人们的生活和工作都不是独立进行的，经常会与他人接触，因此人们需要有社会交往、良好的人际关系、人与人之间的感情和爱，也需要得到他人的接纳与信任。

尊重的需求：尊重的需求包括自我尊重、自我评价以及尊重别人，可分为自尊、他尊和权力欲三类。尊重的需求很少能够得到完全的满足，但基本被满足就可产生推动力。这一需求可概括为自尊心、自信心、威望、地位等方面的需求。

自我实现的需求：是指个人成长与发展，发挥自身潜能、实现理想的需求。实现自我的需求，需要最充分地发挥自己的潜在能力。自我实现的需求是一种创造性的需求，是最高等级的需求。自我实现意味着充分地、活跃地、忘我地、全身心投入地地体验生活。

每个人都有这五种不同层次的需求，但不是五种需求同时存在，在不同的时期、不同条件与环境下对需求的迫切程度也是大不相同的。必须先满足较低层次的需求，才能满足较高层次的需求。一旦缺失性需求得到满足，成就这些需求的动机就会降低。成长需求则不同，它不会完全被满足。成长需求越多，人为寻求进一步成就的动机越强。需求层次理论不仅可以解释行为动机，也可以解释人格发展，提供了一种如何看待整体的人的发展方式。人的需求是从外部得到的满足逐渐向内在得到的满足转化的。用马斯洛的话说，"人是一种不断需求的动物，除短暂的时间外，极少达到完全满足的状态。一个欲望满足后，另一个欲望又迅速出现并取代它的位置。当这个满足了，又会有一个站到突出位置上来。人几乎总是在希望着什么，这是贯穿他整个一生的特点"。在这五种不同层次的需求中，生理需求是最优先的，当生理需求得到了满足，就会出现安全的需求。而当某一层次的基本需求得到满足后，又会出现更高层次的需求，依此类推，便构成了由人类生存的基本需求组成的一个有相对优势关系的等级体系。马斯洛认为，人正因为有某种需求的存在，才促使他去索取，需求是根本的推动力。因此，需求就是动机，是人的生存中最根本的内在驱动力。

2. 马斯洛需求层次理论与护理人文关怀

注重患者个体需求的差异性：马斯洛需求层次理论表明，需求是组成人们活动的内在动力。在护理患者的过程中，需要全面理解和正确把握每位想者的个体需求，有的放矢。依据马斯洛需求层次理论，不同时期不同对象有各种不同的需求。因此，护士要善于观察患者、了解患者，根据每位患者的不同需求来开展有针对性的工作，使患者的合理需求得到满足。

了解不同患者需求的层次性：马斯洛把人不同层次的需求看做是受他们兴趣爱好、价值追求等内在因素的激发和影响。将人的需求由低到高划分为五个层次，基本上概括了一般人不同层次的需求，也在一定程度上反映了人类行为和心理的共同规律。这就要求护士在具体工作中，应对患者的具体需求加以具体分析，善于对患者不同需求的层次和种类加以区别。人的需求虽然有低级和高级之分，但并非都是严格按照由低级由高级递进的规律发展的。有时甚至会在低级需求尚未被满足时，就会产生更高级的需求。也有可能同时追求低级和高级的需求，并且对这些需求没有主次之分。

3. 护理：关怀照护的职业

1979年美国学者琼.沃森（Jean Watson）提出"护理：关怀的哲学和科学的理论，第一次把人性关怀的理念引入护理学科。随着社会文明进程的加快，人们对健康需求的提高以及护理模式的转变，关怀在护理领域的重要性越来越得到人们的高度认同。

1. 关怀照护是护理的核心

护理关怀照护有关心、关爱、照顾、爱护、帮助、牵挂等涵义。护理的核心即是关怀照护。没有关怀就没有护理。从南丁格尔创立护理学专业之日起，护理工作就与人道主义精神和以关心患者、关爱生命为核心的职业道德密切联系在一起。南丁格尔提着油灯，穿梭在克里米业战争受伤的士兵床前，她所做的最主要的事情之一就是凭着一颗富有同情的心和一双愿意帮助的手，关怀并照顾每一位需要被关怀和照顾的伤病员。是以人文研究和服务对象的科学。一个人在罹患疾病、遭遇健康危机的时候，都真实而迫切地需要医护救治与照护。"白衣天使这一带有鲜明职业特色和神圣意义的称谓体现出社会对护士的期许：护士像"天使"一般以同情心、爱心、责任心和胜任力在患者无能、无助时唤起每一个个体有关生命健康的希望和期待，并给予现实的关怀照顾。

2. 关怀照护是法律的要求

关怀照护以"整体人的生命价值"为本，是尊重人的本质，维护人的利益，满足人的需要的一种行为，也是一种道德观念。国务院常务会议通过的《护士条例》是为了维护护士的合法权益，规范护理行为，促进护理事业发展，保障医疗安全和人体健康而制定的，由国务院签署国务院令，具有法律职能。《护士条例》第三章第十八条规定，护士应当尊重、关心、爱护患者，保护患者的隐私。而条例第一章第三条也明确规定，护士人格尊严、人身安全不受侵犯。护士依法履行职责，受法律保护。全社会应当尊重护士。《护士条例》的这两条规定清楚地诠释了护士从事护理工作中履行关怀照护的职责和权利，要求护士坚持以人为本，从尊重、理解、关心和帮助人的角度出发，在重客观规律的基础上，注重发挥人的主观能动性，实践护理人文关怀。它是对护士实践关怀照护的强有力的支持和保障。

3. 关怀照护是优质护理服务的要求

原卫生部于2010年初在全国范围内开展了主题为"夯实基础护理，提供满意服务"的优质护理服务示范工程活动。其在重点工作中明确提出，要求将"以患者为中心"的护理理念和人文关怀融入到对患者的护理服务中，在提供基础护理服务和专业技术服务的同时，加强与患者的沟通交流，为患者提供人性化护理服务。在《2011年优质护理服务推广方案》中又明确提出，临床护理服务充分体现专科特色，丰富服务内涵，保障患者安全，促进患者康复，增强人文关怀意识，倡导人性化服务。2015年3月国家卫生和计划生育委员会公布的"关于进一步深化优质护理、改善护理服务的通知"中要求医院增加临床护士，加强人文关怀。

二、护理人文关怀的一般原则

病字中间是个人，护理人文关怀的核心原则是"以人为本"。"以人为本"是人本主义基本的哲学思想。人本主义把人看成完整的个体，具有自然属性和社会属性。在护理领域，人本主义主要表现为"敬畏生命和尊重人性"。敬畏生命是医学领域永恒的行为准则，敬者敬生，畏者畏死。法国思想家阿尔贝.施韦策（Albert Schweitzer）最先提出敬畏生命的理论，他认为每个生命都是应当敬畏的，不仅应当敬畏生命的自然存在，还应当敬畏其社会存在和精神存在。护理是与人的生命密切相关的专业活动，护士只有具备强烈的敬畏生命的意识，才能常怀仁爱之心，认真对待每个生命的痛苦与忧虑，并竭力实践人文关怀。人本主义的另一个重要表现是对人性的尊重。人性，是在一定社会制度和历史条件下形成的人的本质，是指人的特点。尊重人性即尊重人的本质，满足人性的需求。护理人文关怀主要通过如下几个方面来体现"以人为本"的原则。

【包容：海纳百川】

土地包容了种子，故而拥有了收获；大海包容了江河，于是拥有了浩瀚，天空包容了云雾，所以拥有了神采；护士包容了患者，因此拥有了和谐，更促进了健康。句容一是种非凡气度，其核心内涵是无条件的积极关注。

1. 无条件积极关注及其内涵

无条件积极关注是人本主义心理学家卡尔.罗杰斯（Carl Rogers）提出的理论，它指以不评价的态度来对待人，不依据人的行为举止来判断一个人，无条件地接纳一个人。无条件积极关注立足人于的发展，尊重作为一个人的权利和独立性，珍视人的价值，展现出人本色彩。

无条件积极关注重视一个人自身的需要，有对人的能力信任的坚定信念，认为个体有能力有责任改变自己。罗杰斯认为无条件积极关注提供了一个人挖掘自我潜能去实现自我的环境和基本条件。无条件接纳对方，使其发生积极变化，不断成长。与此同时，人在接受对方的关注和温情的时候，也会产生对对方的关注和温情。

无条件积极关注是一种信念，即"善者，吾善之；不善者，吾亦善之；德善。信者，音情；不信者，吾亦信之；德信"。也就是说，善良的人，我善待他；不善良的人，我也善待他，所以他航会善良，于是一个时代的品德就归于善良了。诚实守信的人，我信任他；不诚实守信的人，我也信任他；因此他就会诚实守信，这样一个时代的品德就归于诚信了。

2．无条件积极关注与护理人文关怀

无条件积极关注，既接纳患者积极、光明、正确的一面，也接纳患者消极、灰暗、错误的一面；既接纳与自己相同的一面，也接纳与自己完全不同的一面；既接纳自己喜欢、赞同的一面，也接纳自已厌恶、反对的一面；既接纳患者的价值观、生活方式，也接纳患者的认知、行为、情绪、个性等。

护士向患者传递的无条件积极关注，不带有权威面具，没有"我帮助你"的居高临下的疏远态度，而是平等地关怀患者。在无条件积极关注的原则指导下，护士坦诚的态度和对患者的信任，都可能使患者感受到自身的价值。护士在患者的立场上思考并给予情感回馈，真正切入患者的内心，就能使患者体会到一种感人至深的真情。通过无条件积极关注，可使患者与护士的情感联系加强，护患关系不断改善。

无条件积极关注的态度是中性的，即护士知道了患者的某些情况但不做评价或者表现出喜恶。毋庸置疑，护士在工作中会遇到人生观、价值观、生活态度、生活方式等都可能存在极大差异的患者。此时，护士应该把自己的价值观抛开，尊重患者的价值观，不按照自己的生活态度、方式要求患者。没有喜欢、厌恶等情感内容，没有欣赏、仇恨等态度差别，这就是接纳。只有这样，患者才会感受到被理解和被尊重；只有这样，患者才会对护士产生信任感、积极配合护士的各项护理工作；也只有这样，才会调动患者自身的潜能，使患者恢复健康。

无条件积极关注不是怯懦也不是忍让，更不是漠视，它和积极关注、关爱患者是一致的，它强调的是尊重患者的所有感受和任何表达。

3．运用无条件积极关注实践人文关怀案例患者 A 遵纪守法，患者 B 是偷窃犯。他们二人虽然行为不同，但是护士对他们应该一视同仁，没有差别待遇，以同样的态度和诚意来帮助他们。这并不代表护士没有道德原则，事实上护士也规范自己的道德行为，也能接纳每个人的不一样。"无条件接纳"的是患者的"人"和"感受"，而不是肯定患者的行为。

【真诚：表里如一】

1．真诚及其内涵

真诚（genuineness）是人真实的、正直而城实的、没有保守的偏见的一种状态。人本主义心理学注重人的心理倾向和潜力的挖掘，激励人们去成为自我实现的人。人本主义心理学家罗杰斯认为如果三种状态条件（无条件积极关注、共情、真诚）存在的话，这种"已经存在的能力"就很有可能释放出来。三种状态其中之一即是真诚，一个人不否认他在人际交往中体验到的感情，并且愿意公开

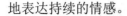

地表达持续的情感。

2．真诚与护理人文关怀

真诚是一种心灵的开放。旧式的护患关系中缺乏这种心灵开放，少了一点信任和坦诚相待，特别是护士一方，以权威专家高人一等的姿态面对患者，势必造成护患双方掩盖内心真实的感受和体验。"以人为本"的护理人文关怀需要护士以"真实的我"和"真正的我"面对患者，没有防御式伪装，不把自己藏在专业角色后面，不戴假面具，不是在扮演角色或例行公事，而是表里一致、真实可信地置身于与患者的关系之中。真诚的护士熟悉自己，坦然面对自己，在护患互动过程中，能够轻松地呈现真实的自己。护士可能会有不同意患者言行的情况，在良好护患关系已建立的情况下，适度地表达对患者言行的看法，无损于护患关系，反过来会起积极促进作用。真诚可以为护患关系营造安全、自由的氛围。

真诚更是一门艺术。真诚并不是随心所欲、口无遮拦，将自己的痛苦或者要求强加于患者，将自己的每一个想法都说出来。真诚可以分解成"真实"和"诚恳"两个部分。仅仅有真实是不够的，真实的出发点是完全不考虑他人的感受、不看全局、不从长远考虑，单纯的真实，往往会事与愿违。在执行"真"的同时，需加上"善"和"美"。有了"善"的缰绳，"真"才会变得强韧而富有弹性；有们"美"的润色，"真"才变得精彩。

真诚也是一种力量。真诚的眼睛是清澈的，真诚的声音是甜美的，真诚的态度是缓和的，真诚的行动是从容的，真诚的处世是优雅的。真诚地做事，则能克。真诚地做人，则能立。护士在护理工作中运用正确的职业理念，本着对患者乐观、信任的态度，充满关切和爱护，同时也在接纳自己、充满自信的基础上建立真诚，不但能够促进患者的康复，推动护理事业的发展，而且自己也能成长。

3．运用真诚实践人文关怀案例

患者 A 喜欢用轻佻语言和护士说话，他要护士的电话号码，还时不时地触摸她。此时护士的想法是，作为护士，举止端庄是自己的职责，受到尊重是自己的权利。但是，考虑到患者很脆弱，所以她回应患者时非常谨慎，她提醒患者护患关系是治疗性的职业关系。在这样的关系里她会为患者提供专业性的照顾。

【仁爱：仁者爱人】

1．仁爱及其内涵

"济世救人，仁爱为怀"。仁爱是儒家思想的核心，是自古以来东方人共同尊奉的道德信念，是主观道德修养的最高体现，包含着对人的尊重和关怀。儒家思想中的"仁"是一种处理人和人之间关系的学说。根据东汉文学家许慎的《说文解字》，"仁"是由"人"和"二"两个单字组成的，其本意是指人与人之间的相互关系，以及人与人在交往过程中表现出的友爱、同情等爱人之心。

"仁爱"的儒家思想与人本主义的思想是一致的。"仁爱"之心的表达也是践行护理人文关怀的基本原则。

2. 仁爱与护理人文关怀

人本主义认为，人有与生俱来同情弱者的善性。当人遇到某种特定的痛苦境况时，就会自觉意识到自己与他人之间存在着某种无形的联结，牵动着内心而主动、自觉地关心他人。这与孟子所说"恻隐之心，仁之端也"的思想不谋而合。在护理实践过程中，护士具有同情、怜悯之心，体会患者的痛苦，耐心、细致、深入地了解患者病情，对患者予以足够的重视、安慰和尊重，赢得他们的信任，解除他们的焦虑。此时，护士付出的爱体现出超越于知识、技术之上的最美的灵性。

"医者仁心，大爱无疆"。人具有社会性，而患者除了对疾病担忧、苦闷和彷徨外，还顾虑疾病对周围人（家人、朋友、同事、邻居）、环境（单位、社区）、工作、事业等的影响。同样，周围人也或多或少地受到影响，尤其是家人，其内心的担忧、痛苦、无助不仅影响到他们自身的机体及精神，而且还会影响患者的精神，甚至影响患者疾病演变的过程。因此，护理人文关怀的范围应跨越医院而延伸到单位、社区、社会。从关爱、博爱的内涵出发而衍生出的为患者"善而为之"的理念，是践行护理人文关怀的道德标准。同情之心与生俱来，人之初、性本善。护士的"善"体现在助人于困难之际，救人于危急之时。它是最具人文关怀和人性温暖的善行，最直接、最生动地体现了护理人文关怀。

随着社会文明程度的提高，人类对自身健康提出了新的、更高的要求，即躯体无病损，心理健康，社会适应良好。护理的美是和谐美和极致美的表现，不仅要求护士的学术理论美、专业技能与技巧美、服务行为美、医学环境美，而且要求维护、塑造和强化富有形体美和生命活力美感的医学人体美。护士的自身素质、专业技能、仪表言行、服务质量等美感水平直接影响患者的就医，甚至后续的诊疗质量。正如古希腊希波克拉底所说，"医术是一切技术中最美和最高尚的"。

3. 运用仁爱实践人文关怀案例

护士看到一位晚期肿瘤患者苍白的额头冒冷汗，于是关切地说："先生，您额头上冒汗让我感觉到您现在疼痛实在难忍，如果我是您肯定会大声哼出来的。您是不是怕影响他人休息忍住了，这样会消耗您太多体力。我和医生商量，建议您接受适量止痛药，我们将按照三阶梯止痛法为您安排剂量。放心，小剂量的吗啡不会成瘾的"。护士的一番话让患者感动和惊讶，借此也充分体现了护士"至善至美"的仁心。

【专业：科学至尊】

1. 护理学专业是科学

护理学专业的发展必须体现人文关怀的精神，而护理人文关怀更需要科学技术的支撑，这样才能真正体现科技、人、自然和社会的和谐发展。护理是体现人文关怀的职业，护士在实践人文关怀的时候需要善于表达对患者的尊重、关心、肯定、欣赏。灵活运用沟通技巧，传情的肢体语言，才能体现人文关怀的真谛，促进患者自我愈合，实现护患双方心灵的融合。

护理作为一门技术，不仅表现在照顾他人的关怀能力，而且具有从属于技术性治疗的内涵特质。护理人员必须为医师的诊断和治疗提供持续性支持和协助。因而护士在具备良好道德关怀理念的基础上，也需要有娴熟的护理技术，来实现技术性的关怀。

2. 科学是护士实践护理人文关怀的保障

护理作为一门专业，不仅需要护士具备关爱他人的能力，而且需要以科学知识体系为指导。扎实的专业理论知识是护士及时、独立发现问题，创造性地分析、解决问题的基础，是为患者提供人性化关怀护理的专业保障，是护理学专业发展的持续动力，更是护理科学与人文艺术完美结合的核心要素。

护理学知识体系的建立、护理学科的建设，需要护理人员运用科学的思维方法，不断探索。作为一个专业，护理学承担着在不同场所、不同的健康-疾病和成长-发展阶段为服务对象提供健康保健的社会重任。为了对这一社会重任负责，除了应用一些来自其他学科（如社会学、心理学和医学科学）的理论外，护理学专业还必须独特、可靠的知识基础，建科学的护理理论体系，从中引申出研究假设，并对护理实践、护理学教育和护理管理起指导作用。护士实践人文关怀需要"心理学家的眼光、科学家的耐心，忘却自我，化为患者角色，陪他们笑，陪他们哭"，化为生命的参与者。

3. 运用专业知识实践人文关怀案例

血液科住着一位中年白血病患者，他是一名企业家，家庭条件非常优越。但此患者对护士百般挑剔，甚至谩骂，经常无中生有，并曾向医院院部投诉，护士们都害怕与他接触。具有心理专业知识的护士知道，该患者的行为是由疾病导致的愤怒和敌意所致。患者的事业正处干良好发展阶段，家庭条件也优越，但是突然患了绝症，觉得老天对自己不公平，所以把愤怒发泄到了护士身上。对于此类患者，护士不要回避，相反需要完全接受他的反应，给予安慰和支持，引导他宣泄情感。掌握这部分知识，护士才能从心底理解、尊重和关爱患者。

三、护理人文关怀的基本方法

护患沟通交流是护理人文关怀的基本方法，是人文关怀在临床护理中的具体应用。通过护患沟通，患者可以看到、听到、感受到护士的人文关怀，从而对护士有重新的认识和正确的评估，使护士形象得以提升。通过护患沟通，护士能进一步学习到疾病发生和发展变化对患者心理影响的规律及护理经验，拉近护患双方的距离，真正建立起相互尊重、信任、平等、合作的新型护患关系。通过护患沟通，护士能准确收集到患者的相关信息，及时解答疑惑，解决患者所需。护患沟通构筑起了一座护患双方心灵交流的桥梁，从而有利于化解护患矛盾。

在护患沟通中，护理人员可通过语言沟通、类语言沟通、非语言沟通、共情、人际间的关爱实现护理人文关怀。

【语言关怀（一言可成疴，一言可治病）】

1. 语言沟通

根据沟通所借用的媒介的不同，可将其划分为语言沟通与非语言沟通。语言沟通是指以语词符号为载体实现的沟通，主要包括口头沟通、书面沟通和电子沟通等。其中口头沟通是指借助语言进行的信息传递与交流。书面沟通是指借助文字进行的信息传递与交流。书面沟通的形式有很多，如通知、文件、通信、公告、报刊、备忘录、书面总结、汇报等。

2. 语言关怀技巧

护士应当努力提高自己的语言沟通能力，做到准确而不含糊，精炼而不冗长，热情而不轻佻，严肃而不刻板，真诚而不虚伪，求实而不浮夸，这样语言沟通就能顺利进行，从而促进护患间的心理沟通，最终达到增进患者身心健康的目的。语言关怀可遵循以下原则。

（1）言要达意　护士在表达语言信息时要正确选择语言，邂免词不达意。除非是在需要暗示的情况下，否则要说得准确明了。避免言外之意，要使用非语言沟通方式进行辅导，以增强表达的准确性。

（2）言要通俗　沟通双方不仅要有共同的词汇和语言表达体系，而且要有对语言的共同理解，否则沟通会发生困难。如果语言表达者陈述的概念对听者来说完全是新的、不熟悉的，则听者无法把它纳入自己的知识结构中，必将导致迷惑不解。因此护士要尽量避免使用医学术语，而应使用患者易于理解的通俗词语。

（3）言要科学　对于涉及患者的诊断，治疗、病情和预后等方面的问题，护士必须使用科学、严谨、有理有据的语言，切不可随便乱说或不懂装懂，这样才能取得患者的信任，促进双方的沟通。

（4）言要尊重　护士必须尊重患者，才能得到患者的尊重。使用文明、有礼貌的语言，既能赢得患者的尊重，达到以理服人的效果，又能满足患者希望得到尊重的心理需求，这是护患心理沟通的首要环节。

（5）言要安慰　患者到医院求医，总希望得到同情、关怀和体贴。护士使用温暖、热情的语言，会使患者感到莫大的安慰，即所谓"良言一句三冬暖"。这样不但能有效地进行信息交流，而且能促进情感交流，从而实现深层次的护患沟通。

（6）言要艺术　单调、枯燥的语言，不仅不能给人留下深刻的印象，有时还会使人感到沉闷或厌倦。因此，护士使用鲜明、生动、幽默的语言，不但能很好地传递信息，而且能改善患者的情绪，活跃气氛。

【类语言沟通（一音一调藏心事）】

1. 类语言沟通

类语言也称辅助语言，包括音质、音幅、音调、音色等。附加在语言上的音质、音幅、音调和音色往往是不自觉的，因此它往往比语言更能真实地表达一个人的思想感情。事实上，人们在语言沟通时，同一句话，同一个字，如果使用不同的类语言，就可以给人以不同的知觉。参透话外之音，我们就能够顺着声音走进人心。

2. 类语言沟通中的关怀

如护士说"请"字，语调平稳，会显得客气，满载盛情；语调上升，并带拖腔，便意味着满不在乎，无可奈何，而语调下降，语速短促，就会被理解为命令式的口气，怀有敌意。护士说话语速较快、口误较多，会被对方认为地位比较低且紧张；若说话声音响亮，慢条斯理，则易于被认为地位较高、悠然自得。若说话音调升高，可能是心烦意乱，情绪不稳定。说话结结巴巴、语无伦次的人会被认为缺乏自信，或言不由衷；而用鼻音哼声又往往会表现出傲慢、冷漠和鄙视，令人不快。不仅如此，一个人激动时往往声音高且尖，语速快，音域起伏较大，并带有颤音；而悲哀时又往往语速慢，音调低，音域起伏较小，显得沉重而而呆板。同样，爱幕的声音往往是音质柔软，常为低音，语速慢，音调均衡而微向上，有规则的节奏以及含糊的发声；而气愤的声音则往往是声大、音高，音质粗哑，音调变化快，节奏不规则，发声清晰而短促。

【非语言关怀（一颦一笑总关情）】

1. 非语言沟通

非语言沟通（non - verbal communication）是相对于语言沟通而言的，是指在信息传递过程中无声的语言，是通过肢体动作、体态、空间距离等方式交流信息、进行沟通的过程。非语言沟通的方式与语言沟通一样重要，也有自己的"语音"和"语调", 也能传递所要表达的信息。在沟通过程中, 信息的内容部分往往通过语言来表达, 而非语言则作为提供解释内容的框架, 来表达信息的相关部分。因此非语言沟通常被错误地认为是辅助性或支持性角色。语言符号主要表现意识活动, 类语言符号和非语言符号主要表现潜意识的波动, 而一切高贵的情感, 一切深刻的体验, 一切微妙的思绪都隐藏在潜意识的汪洋大海里, 极少浮现在海平面上。

2. 非语言沟通中的关怀

(1) 眼睛 眼睛是心灵的窗户, 眼睛的表情达意在沟通中起着举足轻重的作用。人们内心的隐衷和秘密, 用语言难以表达的极其微妙的思想情感, 总是不经意地流露于多变的眼神中。当患者悲伤的时候, 眼中可能会含泪水; 当患者焦虑的时候, 眼神可能会犹疑不定; 当患者说的不是实情 / 有所隐瞒时, 瞳孔可能会散大, 视线可能会游移。所以护士在与患者沟通时注意患者眼神的变化, 可以了解患者的内心。同样, 护士注视着患者的眼睛, 是对患者的一种尊重、一种坦诚和一种信任。当我们注视着对方的眼睛说谢谢时, 我们更真诚。当我们注视着对方的眼睛说承诺时, 我们更有责任和信心。当然, 这种注视并不是死盯着对方看, 那样会显得傻或者凶。注视应该是宁静而安然的。

(2) 面部表情 约翰. 根室在《回忆罗斯福》一书中曾这样写道: "在短短20分钟里, 他的表情有稀奇、好奇、故作惊奇、焦急、担心、同情、坚定、庄严, 还有无比绝伦的魅力, 但他却只字未说"。面部表情是非语言沟通中最丰富的源泉。相由心生, 面部表情可以折射出人的喜怒哀乐。患者的表情可清楚地反映其愤怒、恐惧、厌恶、悲伤、惊讶和快乐六种最基本的人类情绪, 并容易被人所察觉。护士若能敏锐地观察患者的面部表情, 就可以了解患者的心理状况患者紧锁眉头可能是悲伤, 满面笑容可能是喜悦。同时, 护士的表情是护士的仪表、行为、举止在面部的集中体现, 对患者影响很大。护士亲切、自然、真诚而温暖的微笑表达了对患者的接纳和友善。护士的表情随着患者的喜、怒、哀、乐变化而变化表达了对患者的关注和共情。

(3) 肢体语言 身体运动、身体姿势和手势都可以在没有语言的世界中很好地传递信息。所有护士和患者都会使用肢体语言, 通常在不经意时, 会传递有关他们的沟通意愿或是自身的恐惧和担忧。

身体运动: 比如, 一位患者徘徊在护士站很久但又不愿意靠近护士, 说明患者有需求但又有顾虑。如若此时护士快步迎上去主动询问患者需求, 患者会感受到关爱, 会增强说出需求的信心。

身体姿势: 患者身体前倾可能是对护士说话的内容感兴趣, 而交叉的双腿表明自我保护, 轻敲双腿可能是紧张或者不耐烦, 或是表明封闭的沟通状态。当与患者沟通时，护士需关注患者的身体姿势，同时也应关注自己的身体姿势。护士倾听患者时身体稍微前倾，表明尊重患者和关注患者所说的内容。

手势：手和手臂的姿势可以用来传递很多信息。当与他人交流时，张开的手臂姿势代表着开放和诚实。交叉的手臂和合拢的双手则代表在谈话中对他人有所保留或对泄露个人信息感到困惑。交叉的手臂也可以传递一种受到伤害和需要被保护的感觉。患者的感受可以通过手和手臂的姿势来表现。同样，护士也可以通过手势语言来传递信息，如使用开放的手势语言，可以表达护士很热情并希望了解患者的意愿。

（4）身体距离 不同的身体距离代表着两个人的关系形态。通常，演讲和发言时的公共距离在3.6m以上；日常生活和工作距离为1.2～3.6m；两个一般朋友之间的距离为0.9～1.2m；亲密朋友之间的距离有时小于50cm，并且可能有身体接触。通常情况下，护士为了完成生活护理或是治疗工作，往往要与患者更加亲密地接触。如果时间允许，最好的方式是在与患者第一次见面时，询问一下患者所能接受的这种亲密距离是多少，或者至少告知患者可能会发生什么样的接触。这样就会使患者有一个准备，接受他们所要改变的这种距离，同时也会让患者对周围环境和即将进行的护理工作有一种可控的感觉。

身体距离的正确运用也能体现护士对患者的关爱。一位焦虑的患者或是有心理疾病的患者往往需要更多的空间才会感觉自在。疼痛患者或是有过疼痛经历的患者，往往需要护士更加亲近地与他接触。如果情况允许，握住患者的手或给患者一个温柔的抚摸，都可以使患者在紧张的状态下感到轻松。

（5）抚摸 通过抚摸可以交流很多的信息。抚摸是在护理工作中普遍使用的一种非语言沟通方法，它能超越语言和年龄的限制。身体上的接触可以表达对人的一种关爱之情。抚摸是种强有力的情感交流工具。在恰当的时候，抚摸可以表达关心，减少患者焦虑，增进护患之间的关系。例如，握住一位分娩患者的手可以在她子宫强烈收缩的时候给予关爱和支持，可以增强她的信心。在做各种侵入性治疗操作或者是在疼痛时抚摸患者，可以建立一种信任关系。但是，生硬的抚摸动作可能会被误解为一种控制和敌对的信息。在有些患者看来，抚摸被认为是一种性行为。在面对这类患者时需谨慎。必要时解释抚摸的意义，以免产生误解。一般情况下，如果不是为患者做身体护理，抚摸高于肘部就会使一些患者产生混淆的感觉。认真评估患者对空间感的需求和他们对抚摸需求的反馈，可以有效地避免由此带来的尴尬和不便。

（6）仪表 仪表包括人的衣着、姿势与风度。通过仪表人们可以表现自己、了解别人。在与陌生人交往的过程中，第一印象并非总是正确的，但却总是最鲜明、最牢固的，并且决定着以后双方交往的过程。而第一印象主要基于对方的表情、姿态、仪表和着装等。第一次见到患者，护士就可以通过他的着装和姿势、风度判断其背景。护士端庄、稳重的仪容，和蔼可亲的态度，高雅、大方且训练有素的举止，不仅构成护士的外表美，而且可在一定程度上给患者留下很好的印象，产生良好的沟通效果。

【共情（感同身受）】

1. 共情的内涵与意义

"感同身受"意味着非常彻底地进入他人的私人感知世界，敏感地感受他人的恐惧、狂怒、柔情，甚至是他人所经历的一切。心理学上将这种"感同身受"称为共情（empathy），也称移情、同理心或者同感心。人本主义心理学家Rogers 认为，共情是个体如同体验自身精神世界一样体验他人精神世界的能力。

当我们确认他人非常了解我们，不用问我们为什么会那样，或者建议我们从另一个角度去感受时，我们会感觉到放松和自由。当我们知道自己被理解、被接受时，就不用努力去解释自己的观点，不用担心被误解、被拒绝。承认我们的感情，承认我们有权利做自己，有时会使我们更愿意去改变。我们希望改变，并且在不久的将来也许会改变我们的感觉和反应，但更愿意接受他人口头上对我们的认可和感情的理解。

研究显示，护士对患者的这种理解很自然地表露出来，并且这种理解被患者感受到，就会增强护士与患者之间的感情联系，这种积极的归属感可以减轻患者的孤独感，给他们信心和希望。有时"感同身受"甚至可以帮助患者提高其洞察力，帮助他们处理问题、解决问题。同样，护士对患者的"感同身受"也有利于护士自身。最明显的是当护士帮助了别人，使别人感到被理解和接受时，护士也会感到很温暖。

2. 提升共情能力

共情是人类的基本能力，理解他人的感受是一种本能。然而，自然共情与临床共情是有差异的，有意识的、专业的共情是达到关怀目的的一种技巧，需要学习和训练。而且一个人的共情能力与其生活阅历和经验，认识问题、思考问题的方式，心理学的理论学习及技能训练，以及语言表达的能力和技巧有关，但更重要的决定因素是自身的人格。因此护士要提高共情能力，就应从以下几个方面去完善自己。

（1）增加生活阅历，丰富生活经验　在临床实践中，护士往往要面对不同性别、不同年龄、不同学历、不同职业、不同信仰、不同经历的患者。如果护士与他们的差异太大，对他们的生活完全不了解，就很难做到共情。

（2）完善自身的人格　共情不仅是一种关怀的技能，更重要的是护士作为一个真实的人的一种人格。研究显示，开放性、亲和性和谨慎性人格与共情能力呈正相关。在日常生活中能够尊重别人，真诚地关心别人，从别人的角度去看问题，不以自我为中心，看问题不主观，不把自己的观点强加给别人，在人际交往中与别人和谐相处，同时又保持自己的独立性。如果护士具备这些人格特质，再加以训练，在护理工作中自然就能做到共情。但是，如果护士以自我为中心，不善于控制自己的情绪，那么接受再多的训练也不能很好地共情患者。

（3）提高文学素养，加强语言训练　共情是通过语言表达来实现的。这要求护士不但能听懂患者所表达的意思，而且要能用精炼的语言迅速进行概括，同时用准确的词汇把对方的情绪表达出来。这需要护士有一定的文学素养和语言表达能力。

【爱智说（懂爱）】

爱是构建护理人文关怀的基石。关怀在字典里的解释是关心、关爱他人。"关怀"一词最早见于《宋书．孔觊传》："不治产业，居常贫罄，有无丰约，未尝关怀"。关怀的核心是爱，而爱需要能力和智慧。一名拥有爱的能力和智慧、懂得如何去爱与被爱的护士会更幸福、更快乐、更有力量。

1. 爱无条件

爱是一种生活方式，是一种态度，而不是被给予的物件。护士对患者的关爱，不是为了通过付出关爱而换回某种爱。爱是平等的，护士不是高高在上的帮助者，也不是卑微的服从者。护士对患者的关爱不卑不亢，也不虚假。给予爱并不是为了获得爱，爱没有条件。

2. 爱需表达

不表达爱的人便不被人所爱。

——威廉姆·莎士比亚

爱的本性决定了它是要被展现、被知晓和延伸的。当今医患、护患关系紧张，并非我们不关怀对方，而是因为我们没能用对方认可并理解的方式来表达关怀。我们应该用对方看得见、感受得到并能够理解的方式来表达关怀。社会学家、心理学家以及精神病学家都认识到，尽管爱是共同的，但我们每个人理解和表达爱的方式都不同。为了解析差异的起因，从而找出应对方式，我们必须尊重差异的存在并意识到那并非不可逾越的鸿沟。

3. 爱自己

自体心理学认为个体与自己的关系决定了个体与外界一切的关系。个体对自己的看法决定了个体对周围一切的看法。因而，当个体看穿表象身体、自我、个性、形象，并感知、认识自己的精神后，自爱便油然而生。而个体的自爱是个体爱他人的基础，因为爱本身就是一种个体看待自己和他人的方式。

通常，当我们说出我们要爱自己的时候，我们似乎能感觉到自己身后有凉风。因为在东方文化的背景下，说爱自己是有压力的。东方文化强调集体利益大于个人利益，强调先人后己，爱自己似乎是一件不道德、不光彩的事情。作为护士，患者是第一位的，医院是第一位的。回到家里，配偶是第一位的，孩子是第一位的。我们经常忘了或者不敢名正言顺地爱自己。或我们隐隐地觉得我们好像在某些方面偷偷地爱着自己，当我们欣赏自己的这些方面时又会开始批评自己，这意味着其实我们不能完全地爱自己。所以我们压抑、苦闷、悲伤、烦恼、彷徨……

爱自己是能够爱别人的前提条件。爱自己的护士才能真正爱患者、爱家人、爱世界。有能力爱自己的护士才有能力爱患者、爱家人、爱世界。爱就像一条河，如果源头是干涸的，就不会有清水滋润两岸。

德国作家尼娜·拉里什·海德尔说："爱自己就是我内心深处知道我是值得爱的，不管我是怎样的人。爱自己就是我对自己坦诚，让自己能感受一切。爱自己就是我准备不作任何评价或批判，接受构成我的一切和我所做的一切。爱自己就是我给予自己足够的重视和关注，让我经常能和自己亲密接触。爱自己就是我要体验和说出感动我、对我重要的东西，让我和别人越来越能看清我。爱自己就是与我自己意见一致，也就是说，我体内的所有器官都是清醒的，我能听到它们，它们受我的意识支配。爱自己就是我要和我自己建立一种同情、关心、理解和友好的关系。爱自己就是我是我自己生活的主人，我理解和认识自己每次的经历，并承担责任。爱自己就是对我来说重要的是我是什么样的人，而且这依据的是我自己的而非他人的价值观。爱自己就是我不是脱离世界的其他部分审视自己、体验自己，而是将自己理解为整体的一部分"。

爱自己是最简单也是最复杂的事情。她不需要任何成本，却需要一个无谓的灵魂。Rogers说："只有个体彻底接受自己真实的存在，才能够超越自己现有的存在方式，而变化在不经意间就发生了"。他还说："个体学会以接纳的心态聆听自己时，他就能够成为自己希望成为的那个人，不仅自信，而且具有更好的自我导向，他会感觉到自己更有能力。"当然，个体这种自我接纳的能力更多时候也取决于他人的接纳程度。罗杰斯始终相信："个体自身具有走向成熟的能力和倾向，只是被掩盖在心理防御的硬壳之下，隐藏在精致的面具背后"。这面具让个体自己和别人都看不到他的真实的能量，以至于他内心的期待和情绪、思想无法破壳而出。而这种潜在的能力和倾向一旦被一颗敏锐的心灵感知或察觉，并被环境接纳和认同，个体潜藏的能量就会因此释放并表现出来。那么，一个真正的生命就在这一刻诞生了。唯有如此，才能真正爱自己、爱他人、爱这个世界，才能有能力爱自己、爱他人、爱这个世界。

第三节 基础护理操作中的人文关怀

基础护理操作是指在照顾患者的过程中最基本的一些操作，这类操作是护士最常使用的一些技术手段（如生命体征的测量、输液、给药等），也是目前护理工作中护士和患者互动最频繁的中间途径。我们可以在临床护理工作中经常看到患者会因为基础护理操作而求助于护士，从而开启了护患互动的旅程。因此，如何在基础护理操作中体现人文关怀，让护士的人文素养和关怀体现在基础操作过程中，是当前护理工作急需开拓的一个领域。

一、关怀式评估

按照护理程序，在进行任何基础护理操作的时候，我们开始的第一步总是评估，评估环境、准备用物和自身。所以，评估是开始的开始。当我们具备人文关怀意识以后，要随时注意以下几个问题。

1. 评估内容

（1）评估患者的需求

毋庸置疑，患者的需求是我们所有护理工作的出发点和落脚点。只有满足患者需求的工作才是有效的工作。然而，当我们确认我们的工作目标满足患者需求的时候，我们站了哪里，我们又看到了什么？在马斯洛的基本需求层次理论中，生理的需求仅仅是最基本的需求，在这个需求之外，还有安全、爱与归属、尊重和自我实现多个层面的需求。所有的需求放在一起，才是我们患者的全部需求，才能够构成患者全部的体验、感受的来源。

因此，当我们面对患者的时候，先去评估这个人，先去评估这个人可能存在哪些需求，这些需求被满足的轻重缓急的程度如何？如何才能够满足它们？切记，是轻重缓急的程度，而不是谁是谁非的抉择。同样是高热，患者可能会体验到不同的需求，我们可能需要在不同的层面满足他们。例如患者踏踏实实地住在医院，接受着我们的护理，这个时候，物理降温的方法可能会很奏效。但是，如果另外一个高热患者，总是试图拿开冰袋、脱下病号服、走出医院回到家中，那么，我们需要重新评估患者目前最渴望得到满足的需求到底是什么？是爱与归属，还是安全？只有当明确了患者最渴望的需求后，我们才能有的放矢地照顾这个人。

在基础护理学中，我们非常注重"首优"的问题，例如呼吸道清理无效、低效型呼吸刑态、患者目前出现的各种症状（疼痛、高热等）。这些"首优"的问题无疑是基础护理操作需要首先处理的内容，因为它可能危及患者的生命安全。然而，如果我们把"首优"问题看成是护理工作的全部内容，可能就会一叶障目不见森林。在这，我们要区分两个概念："首优与"次优"的护理问题，不是"首要"与"次要"的护理问题。我们往往会认为，解决了患者的"首优"问题，就解决了全部问题，从而忽略了看起来"次优"的重要问题。并不是用吸痰或者雾化吸入解决了"清理呼吸道无效"的问题后，患者就万事大吉了。我们还可以看到患者在凶猛地一根接一根地吸烟，而吸烟的背后，我们又看到他刚刚离异的妻子和辍学的儿子，看到他蹲在生命的黑暗角落里独自哭泣，看到他作为一个人所承受的压力和无助。

（2）评估患者的人，而不仅仅是症状

只有当我们清楚地看到患者的生命力和生命历程的时候，我们才能够完整地看到一个人，而不仅仅是他的症状（无论是患者右腹部疼痛还是尾部压疮）。我们会去看这些疾苦对这个患者来说意味着什么，去看他是如何看待它们，如何感受它们，如何处理它们的。这些疾病的意义，疾病给患者所带来的影响，疾病的处理方式都根植于患者这个人。这个人的感受、观点、期待、渴望以及他对自己的认知，都在很大程度上影响着他对疾病看法。而这个人，又根植于他的家庭，他的社会文化、他所受的教育和所走过的生活。

（3）评估方法

在基础护理操作中，我们的确需要首先评估操作的环境、患者的一般状况和局部情况（如皮肤情况、血管情况）、护士自身的准备（例如衣着、物品）等。在必要的情况下，我们还需要使用一些专业的评估工具和仪器，如疼痛脸谱、问卷和量表、监护仪等。然而，如果只评估这些，就无法让我们看到还没有死去的活生生的患者。因此，只有当我们使用其他评估工具时，才能够真正在"人""人文""人性"的层面上与患者相遇。

在传统的职业认知中，我们总是习惯性地把注射、输液之类的护理技能作为护理工作的全部，其实不然。端着治疗盘，推着治疗车的是一个有情感、有思想、有文化、有知识的人。其实，这个人，这个护士，才是最好的评估工具。我们可能会"看到"心电监护仪中所不能捕捉到"患者的恐慌"，当然也能"看到"患者在得知一个诊断时"无声的抽泣"。也只有我们才能感受到患者与家属在对治疗意见有分歧时的那种纠结，在诊断尚未明确之前的那种不安。因为，我们和患者一样，都是人，都曾经在同样的或者类似的境遇中摸爬滚打，深夜徘徊。所以，在我们端着治疗盘，推着治疗车来到患者的床前时，请带上我们自己，我们的成长历程和在那个历程中砥砺出来的敏感和敏锐。只有带上自己，我们才能够接触到患者的眼神，并真正地明了那些没有说出来的感受和需求。也只有带上自己，患者才能看到我们在燕尾帽下口罩后面隐藏着的接纳的笑脸和包容的胸怀，让患者把他的需求、她的感受、她的渴望勇敢而信任地告诉我们。而我始终相信，这种诉说，这种表达，既是一种评估，也是一次治疗。

二、关怀式确认

护士和患者，就是一段旅程中的伙伴。只不过这段旅程中充满了疾病带来的痛苦和对死亡的恐惧。所以，这段旅程在患者看来或者是灯光幽暗，或者是一片漆黑。当我们看到对需求的渴望，并知道前方的目标的时候，就燃起了"走过去"的希望。因此，在我们起步前，先想想，我们如何能够在目标的层面上和患者的目标达成一致，这样就能让护患的力量形成合力，所以，我们需要关怀式确认。

1. 建立信任关系

所谓关怀式确认，就像是徐徐的春风，吹动患者渴望的衣角；就像是和煦的阳光，让患者解开渴望的扣子。所以，关怀式确认是温和的、自然的，是顺势而为的。如何能让我们的确认如此轻盈而灵活呢？建立信任关系是开启这扇门的钥匙。关于信任的建立，一定是建立在相信的基础上的。那么，如何让一个患者相信我们呢？

（1）相信我们的技术

如前所说，进行基础护理操作，是我们和患者建立互动联结最常用的方式。而患者在开启真正的交流之前，也往往把技术看得更重要一些。我们是不是在第一时间来到患者的床前，我们是不是一针见血地给患者穿刺，我们是不是准确而可靠地回答了患者知识性的提问，都会给患者留下不同的印象。因此，无论我们是否已经具备了娴熟的人文关怀技术，都需要首先具备娴熟的操作技术。为了患者，让我们的操作更轻柔一些，更精准一些，更娴熟一些，本身就是人文素养的体现。

（2）相信我们的同理心

在临床实习的护理学专业学生往往会处于双重而矛盾的角色中。他们反馈，一方面在操作技术时被患者"嫌弃"，另一方面在沟通过程中又受患者"欢迎"，究其原因，实习的学生是一个求知的角色，他们有时间"拜患者为师"，听他们唠唠叨叨，有时间倾听患者看起无关痛痒的家长里短，有时间帮助患者完成他们最微小的需求。而在这个过程中建立起来的同理心，信任的关系，就是关怀式确认的有力保障和良好开端。

2．借用冰山模型

维琴尼亚·萨提亚（Virginia Satir）是美国最具影响力心理治疗大师，她的重要贡献被称为"萨提亚治疗模式"。"萨提亚治疗模式"创造性地提出了个人内在的"冰山模型"。实际上冰山是一个隐喻，它指一个人的"自我"就像一座冰山一样，我们能看到的只是表面很小的一部分行为，而更大一部分的内在世界却藏在更深层次，不为人所见。在基础护理操作中，最常见的就是患者和护士的行为，但是如果要带着关怀的心，护士就需要了解患者的感受，患者所持有的观点，患者的期待和渴望。如果护士透过患者的表面行为，去探索其内在"冰山"，就能从中寻找出解决之道。

我们可以根据"冰山模型"理论的隐喻确认患者的关怀式需求。

（1）行为——应对模式

我们可以通过在门诊病房的观察了解患者的行为，发生在患者身上的故事等。

（2）应对方式

是指在压力状态下（如患者患病，伤者受伤，或者整个家庭受到外来刺激）患者如何和其他人相处。如果三者是一致性的，那么患者会兼顾自我、他人和情境。如果忽略了上述三者的任何一方，患者可能会表现出讨好、指责、超理智和打岔等应对方式。应对方式是患者在压力状态下求存活的一个形式。

（3）感受

是指喜悦、兴奋、着迷、愤怒、伤害、恐惧、悲伤等患者的体验。我们可以询问："当您了解情况（疾病的诊断、手术的风险、化疗的副作用等）后，您感受到了什么"，从而开始评估患者对感受的敏感性。感受的感受是指当患者体验到上述感受时，他对这个感受有怎么样的观点和看法。例如一个刚刚得知乳腺癌诊断的患者，她的感受是悲伤和恐惧，而当她觉察到自己的悲伤时，她就会因为这种悲伤而有很多的自责，觉得自己不应该悲伤，而是应该坚强等。这个时候，困扰患者的不是她的悲伤感受，而是她感受的感受：对悲伤的自责。当我们了解到这个部分的时候，我们可以去看悲伤能够发挥什么样正向、积极的作用，从而让患者在更大程度上接纳和允许自己的悲伤。

（4）观点

是指患者所持有的信念、假设、思考、想法、价值观等认知层面上的内容。如有些患者可能会有一些不合理的信念："只有做了亏心事的人才会得这种恶性病"，从而在身体遭受伤害的同时，对自己的价值感和自尊产生二次打击。确认患者在认知层面上有不合理的时候，我们需要了解这个不合理的认知曾经是如何帮助患者成长的，而现在又起到什么副作用，从而改变患者的不合理认知。

（5）期待

包括对自己的期待，对别人的期待，以及来自他人的期待。首先，作为护士，我们可以先从患者对我们的期待入手，了解我们如何能够更好地回应患者的期待。切记，是回应患者的期待，而不是照单全收完全满足。另外，我们还可以了解患者对自己、对家人有什么样的期待，尤其是在其患病的时候，这些期待会发生什么样的变化。当我们真正了解患者的期待后，我们才可能知道如何理解患者的感受和行为（如患者对丈夫的愤怒和失望，对医护人员的挑剔）。

（6）渴望——爱、接纳、归属、自由等。

人类有一些共有的渴望，如被爱、被认可、被接纳、有价值、有意义、自由等。当一个人患病的时候，最强烈的渴望一般是关于安全感和价值感的。一方面，关于死亡的恐惧可能会在个人患病的时候更加明显，这时，安全感的渴望就会更加强烈。另一方面，人在患病的过程中，往往会有"被看低""被嫌弃""被抛弃"的低自我价值感。另外，一个特殊疾病的女性患者（如乳房疾病、卵巢疾病患者），还会因为女性特征的缺失而产生更加强烈的对"爱与归属"的渴望。

（7）自我

是指患者是如何看待自己的，他是谁，他与自己的生命力是如何互动的。他存在于这个世界上的意义等。这往往是患病的人在夜深人静的时候，对自己价值的终极追问，也是很多临终患者冥思苦想的问题。如果患者给自己一个满意的回答，那么，他将收获完美或者完整感。如果患者对自己不够满意，那么他会带着更多的遗憾和失落离去。

三、关怀式操作

1. 隐私的保护

在基础护理操作中，有很多操作（如导尿、灌肠等）需要暴露患者的隐私部位，所以，在这个时候，我们往往会要求家属离开，关团门窗，遮挡屏风，从而保护患者的隐私。在医院的楼道和电梯里，我们会看到各种提示，例如"为保护患者的隐私，请不要在公共场合讨论患者的病情"，从而保护患者的隐私。在带教实习学生时，我们会反复叮嘱，病历汇报或科研报告中要隐去患者的真实姓名和联系方式，从而保护患者的隐私。

而我们需要讨论的是，什么是隐私？如何才能保护患者的隐私？

（1）什么是隐私？

隐私，顾名思义，就是隐蔽、不公开的私事。在汉语中，"隐"字的主要含义是隐蔽、隐藏；"私"字的主要含义是个人的、自己的，以及秘密、不公开。百度百科中把隐私定义为是一种与公共利益、群体利益无关，当事人不愿他人知道或他人不便知道的个人信息（只能向有保密义务的人公开），当事人不愿他人干涉或他人不便干涉的个人私事，以及当事人不愿他人侵入或他人不便侵入的个人领域。从这个定义来看，我们所界定的隐私不仅仅是隐私部位，还更看重患者对于隐私的认定。因为隐私的主体是人，所以，我们在基础护理操作过程中，需要咨询和了解患者对于其隐私的界定。有些患者认定自己的血型是个人隐私，因此，在得到患者的知情同意之前，我们没有权利对外公布他的血型。有些患者认定自己的药物过敏史或者诊疗过程是个人隐私，那么在护理过程中，我们也需要加以注意。

（2）如何保护患者的隐私？

在基础护理操作过程中，我们经常强调要给予患者独立的空间，关闭门窗，遮挡屏风。诚然，这是操作层面上对隐私的保护。在这里需要添加的部分是：在我们进行某项操作（不仅仅是暴露隐私部位的操作）之前，我们需要进行患者隐私的界定和评估，我们需要征询患者的建议和意见，以做到知情同意。

举例来说，当我们在给患者进行输液之前，我们可以先询问患者对于所使用药物的了解程度，既往用药史，现在是否愿意让周围的人了解他目前的疾病状态和治疗过程，包括所输注的液体和服用的药物。在这个评估过程中，我们把患者作为疾病的主人，认为他是有权利公开还是不公开自己的疾病状态，同时，也是在用无声的语言告诉他，只有他才能为自己的疾病和健康负责。其他人，包括医护人员和家属，都是在帮助、支持他，而不是在替代他，或者无视他。

其实，隐私的问题在很大程度上是"边界"是否清楚的问题。只有人和人之间，患者和家属之间，患者和医护人员之间的边界清楚了，关系才能更加顺畅，每一个人才能各司其职，不玩忽职守，也不越俎代庖。在我们国家，人们非常重视亲情和家庭观念，这一方面有利于患者在治疗和康复过程中形成合力，发挥家庭抵御困境的作用。但是，另一方面，也会在无意中剥夺患者自身疾病主体的权利和义务，使得患者的隐私在没有被征询之前就被暴露，同时也剥夺了患者自己需要为其疾病、健康或者生活负责的权利。

因此，下次我们在关闭门窗或者不关闭门窗之前，是否可以问问患者自己的想法？因为，既然是隐私，就是私人的事情，我们在行动之前，就需要征询个人的观点、看法和意见。

2. 接纳患者的感受

人，之所以能如此鲜活而丰富地存在，是因为人具有各种多变的感受。喜怒哀乐，忧思悲恐，就像一个个跳跃的音符，装点着生命，让人充满活力和张力。患者作为生命的一个特殊存在形态，同样存在着各种各样的感受。或许，正是因为患病和诊疗，才使得患者的感受变得更加复杂和多变。而这种多变而复杂的感受也会反过来影响患者的诊疗和康复，从而进一步影响患者的健康。因此，护士在基础护理操作过程中，需要对患者的感受保持开放、敏感、接纳的心态。让患者在承受疾病之苦的时候，心情放松地躺在护士为之准备的安全岛上，可以抒发，可以表达。

（1）感恩信任感

因为医护人员的天职就是救死扶伤，所以，在患者的心里，看到了医护人员就看到了被救治的希望，于是他们就会产生"把自己的生命交给医院"这种强大的信任感和依赖感，所以，在基础护理操作过程中，尤其是在获取疾病诊断资料和对疾病进行处理的过程（如测量血压，静脉输液、输血等）中，我们会发现患者特别配合，因为其中还有很多的信任和期待。

面对这种沉甸甸的信任感，毋庸置疑，我们需要保持感恩，同时练好基本功，外树形象，内强素质，为患者提供满意的服务。但是，生老病死是人生亘古不变的现象，疾病的发生、发展也受到各种因素的影响，因此，满意的服务不一定就能带来满意的效果。我们承接了沉甸甸的信任，但是不一定能承接患者所有的期待。因此，在感恩信任的同时，我们也需要了解和接纳医学本身、护理本身的局限性。告诉自己，并在必要的时候告诉患者：谢谢信任，我们一定会尽我所能。虽然医学不是万能的，但是，我们的陪伴和支持会一直在。

（2）看见病耻感

在人们的观念中，总是有一种强烈的声音：新生是美好的，死亡是可怕的，疾病是残缺的，老去是无力的。所以，当人们面对衰老或者疾病的时候，总会有一丝失落和委屈萦绕心头。而也有一些患者会因为疾病所带来的各种症状，尤其是疾病导致的生活不能自理而产生自卑感甚至耻辱感。这些感受可能会在某些程度上影响患者对治疗的配合程度。所以，我们需要对这种感受保持觉察和敏感。

一般情况下，基础操作中的给药、输液、测量血压等，不会影响患者的自尊，因为患者认定"生病了以后需要打针、吃药"或"护士帮我打针是天经地义的"。所以，他们会欣然接受，积极配合。但是，如果操作（如接受口腔护理、导尿、灌肠等）影响到患者的自理能力，患者就会觉得难为情、难堪，甚至耻辱。

（3）陪伴恐惧

从我们铺好备用床的那刻开始，我们就应该知道，会有下一个患者到来。他的住院清单里有病历资料、生活物品，还有一个看不见的家伙：恐惧。因为患病的疾苦，因为死亡的未知，因为自己的不可掌控，所以，几乎每一个患者在住院治疗期间，在接受护理的过程中，都是从一个惴惴不安的求助者慢慢成长起来的。在这个成长的历程中，护士的陪伴是一剂良药。

恐惧，是我们与生俱来的一种反应性的感受。当我们遇到对自身安全造成威胁的应激源时，恐惧就是我们的第一应急预案。人们经常会因为恐惧而退缩，但是这种退缩可以使我们退居二线抵达安全地带。人们经常会因为恐惧而哭泣，但是，这种哭泣是在释放心中的害怕，从而使我们慢慢变得勇敢。所以，其实恐惧作为一种负面的感受，在很多时候，是有积极和正向的功能的。我们可能会因为害怕黑暗而在穿越黑暗的时候小心翼翼，以免受伤。患者因为害怕手术过程中可能出现的意外，所以，在做决定之前，会反复斟酌，小心谨慎。但也正是因为害怕未知的死亡，所以，每一个患者都充满对生的渴望。这彰显了生命的能量。

由此看来，恐惧不是一只看不见的老虎，带给我们更多的威胁和恐慌。相反，恐惧可以无声无息地带给我们很重要的讯息。所以，当恐惧到来的时候，不必把它看成大敌当头，甚至也不用一遍一遍地告诉患者"不用怕"，因为无论是怕还是不怕，都是患者自身的感受，而不是我们护士一句"用"与"不用"的指令。相反，我们可以告诉患者："我知道您是害怕的。害怕也是可以的。我们可以看看，通过害怕，我们能有什么样的收获，或者听听，害怕这种感受想告诉我们什么"。

此外，护士自己在面对疾病、面对死亡过程中的感受和所采取的行动，也一定是患者和家属的榜样。我们相信，南丁格尔之所以被患者和伤员称之为提灯女神，不仅是因为她手里有一盏灯，还更是因为她内心充满了光亮。所以，当护士来到一个即将接受手术的患者床前，进行药物敏感试验、插胃管等基础护理操作的时候，如果看到患者慌张的眼神，那么，可以坐在他的床边，轻轻地握住他的手，告诉他："担心和害怕是可以的，我们陪你。

四、关怀的延续

生命不止，关怀不息。护士的角色不仅仅是在病房、门诊、急诊，还有可能会深入到社区和家庭。护士不是和病房相配的，而是和疾苦相伴的。哪里有疾苦、哪里有健康的需求，哪里就有护士的关怀。

1. 出院后关怀的延续

（1）关注患者的新需求

每一个环境的变化，都会带来新的调整。患者从医院出院回家，当脱下病号服，解下腕带的时候，他的患者角色可能就会慢慢地消退或者隐藏起来，但是，他的家庭角色，他的社会角色又会重新出现，进入到他生活的领域中。在这个时候，出院指导中不仅应该包括出院后的用药与随访、还应该包括指导患者如何适应出院之后的生活。因为，出院后，患者不仅是一个患者、他还更是一个人。

（2）照顾家庭照顾者

当患者离开医院的时候，势必回归家庭的。所以，在患者尚没有/不能完全康复的时候，家庭照顾者就替代了医院的医生、护士、护工、营养师、心理师等诸多角色，担负起照顾患者的重任。

2. 死亡后关怀的延续

（1）体恤居丧期家属

正如患者面对死亡会经历否认、愤怒、协议、抑郁和接受各个阶段的心理变化一样，患者家属在面对患者死亡的时候，也会经历一个漫长而艰难的心理过程。而且，这个过程并不会随着患者的死亡而消失，反而会把家属推到风暴的中心，让家属在各种情绪的交织中远离对自己的关爱。

所以，护士在给患者做尸体处理的过程中，可以先允许家属表达自己的悲伤，可以和家属一起依照患者及家属的文化习俗来操作，或听听他们的想法。可以在操作的过程中，带着一份对生命的敬意和尊重来擦拭身体、堵塞孔道。可以在所有操作完毕后，安静地离开，轻声地打电话告诉太平间的工作人员"老张走了"。不管接老张的人是不是认识他，最起码护士认识他，坐在护士身边或者等候在抢救室外的家属认识他……

患者的离开，并不代表护士和家属之间的联系完全中断。有时可能会因为各种证明、各种保险、各种报销，护士和家属之间还会有业务上的往来。再一次见面的时候，可以再一次凝望他们的眼睛，体恤他们的悲伤，也相信他们的力量。

（2）成长自己

我们相信，前面案例（无声的交流）中的护士长，一定是经过了漫长的岁月和职业生涯的历练后，才会拥有如此包容和共情的能量。也正是基于这样一种相信，才会督促我们在工作过程中，要去探索自己、充实自己、挖掘自己和运用自己。一个人，永远都给不出自己身上没有的东西。如果我们想给予患者一份尊重和关爱，我们首先要学会尊重和关爱自己，当自己得到滋养时，那份关爱就会慢慢地彰显出来。所以，在运用自己之前，还应学会充实自己。

1）充实自己　需要去探索自己的需求，在知识和技能方面的需求。大学的教育和屡次的考核，已经把我们打造成了一个"高手"。护士在情感和社会交往方面的需求往往因为职业的工作特色而受限，从而表现出心理枯竭、疲惫感、效能低下、亚健康等各种各的"症状"陪伴着护士，而护士也渐渐地忽略了自己的需求。护士在疲劳中作战，在枯竭中坚持，所以，她们没有时间，没有精力，也没有能量去照顾患者"次优"但重要的心理社会问题了，于是就觉得被冷落，被亏待，被激怒了…每每想到这里，对于奋战在一线的护理姐妹们，就有了很多的心疼。她们是多么不容易。所以，如果可能，希望增加护理岗位编制，充沛护理人员伍，提升护士的人文素养。唯有当护士是一个完整的人，安全、被尊重、被关爱时，她才能看见、去照顾、去尊重和关爱患者。

2）正视问题 著名心理学家萨提亚说："问题本身不是问题如何看待才是问题"。即他在当前护理人员严重不足的情况下，我们也可以在繁重的劳动中，保持觉察，保持对自己的关爱。可以在一天的工作结束后，在回家的地铁里，听一听轻松而愉快的音乐，放松身心。可以在下夜班的那个清晨，细细地品味一顿可口的早餐，满足自己对美食的渴望。可以在与患者的互动过程中，体会那份惦记和牵挂，给自己一个被肯定的回应。可以在和家人的相处中，体会家的轻松与愉快，汲取力量再出发……我们呼吁增加编制。但是，即使做不到，也别忘了时刻关爱自己。因为，护士的肩上还担负着重任，还要推着治疗车，端着治疗盘，走到患者的床前去照顾他，关爱他。

3）成长自己 要知道自己不再是个仅仅注射、输液的护士，而应时刻意识到，自己的每一句话，每一句话的每一个语气，每一个动作，每一个动作背后的动机，都将被患者觉察和感受到，成为关爱他或者伤害他的工具。所以，在每一次准备好物品，走到患者床前的时候，再问一句："我自己准备好了吗"？这里的准备好，不仅仅是衣帽整洁、洗手、戴口罩。而是将以什么样的自己，什么样的心态，什么样的行为去面对患者，因为，除去那些药物、设备、技能后，自己才是最有价值的治疗工具。而每次从病房出来，除了要到处置室处理用物之外，我们还可以再一次问自己："在刚才与患者的互动中，我得到了什么，哪些收获是固有的，哪些收获是新鲜的"？就这样，一点一点地，我们在慢慢地充实自己，并运用自己；运用自己，并成长自己。

（3）感恩生命的相遇

生命是这个世界上独特的能量呈现。它可以像春天的小草一样，稀稀疏疏地从土壤中冒出头来，再茂盛地覆盖整个大地；它可以像冬夜的那一场雪，悄无声息地降临，然后融化。我们面对的每一个人，包括患者，都也是在这样的生命状态里交替变换着的，初生婴儿那天真无邪的微笑，孩子们奔跑的脚步，甜蜜的恋人脸上那一抹绯红，初为人母的新妈妈眼角激动的泪水，古稀老人布满皱纹的脸庞，一次又一次为我们展现出生命的力量和由这种力量生发出来的感动。

一个内心真正充满关爱的护士，一定是细细聆听过生命，觉察过生命，感恩过生命，从而对生命充满了敬意和慈悲的护士。她可以被患者的顽独生命力所感动，她可以为患者的疾苦心疼，她更可以看到患者也走在自己的生命历程里。

患者不适或者患病，包括死亡，只是生命历程的一个阶段，患者终将超越这个阶段，伴随着成长，迈向下一个阶段。

　　护士有幸成为这个阶段的见证者、陪伴者和照顾者。这样想来，护士不仅不会为患者所累，反而会满怀感恩，被患者对自己的那份信任、那份依赖深深感动。毕竟，这是生命中一分独特的嘱托……

参考文献

[1]尤黎明，吴瑛. 内科护理学.6版.北京：人民卫生出版社，2017.

[2]王辰，王建安. 内科学.3版.北京：人民卫生出版社，2015.

[3]葛均波，徐永建.内科学.8版.北京：人民卫生出版社，2013.

[4]杨宝峰.药理学.内科学.8版.北京：人民卫生出版社，2013.

[5] 中华医学会老年医学分会心血管病学组《中华老年医学杂志》编辑委会，中国生物医学工程学会体外反搏分会老年学组. 老年人体外反搏临床应用中国专家共识.中华老年医学杂志 ，2019年第9期.

[6]胡大一。中国心血管疾病健康/二级预防临床操作指南2015（试行版）.北京：北京大学医学出版社，2015.

[7]毛燕君，许秀芳，李海燕，介入治疗护理学.2版.北京：人民军医出版社，2013

[8]中华医学会心血管病学分会，中华心血管病杂志编辑委员会.2015急性ST段抬高型心肌梗死诊断和治疗指南.中华心血管病杂志，2015，43(s):380-393.

[9]中华医学会心血管病学分会介入心脏病学组，中国医师协会心血管病内科医师分会血栓防治专业委员会，中华心血管病杂志编辑委员会.中国经皮冠状动脉介入治疗指南(2016).中华心血管病杂志，2016，44(05):382-400.

[10]中国高血压防治指南修订委员会.中国高血压防治指南2010.中华心血管病杂志，2011，39:579-614.

[11]马长生,方唯一，霍勇，等，介入心脏病学.2版，北京:人民卫生出版社，2012.

[12]中国营养学会，中国居民膳食营养素参考摄入量速查手册，北京:中国标准出版社，2014.

[13]国家老年疾病临床医学研究中心(湘雅),中南大学湘雅医院,JBI湘雅循证实践与健康卫生保健创新中心,等. 多参数监护仪临床警报管理实践指南(2020版)简版[J]. 中国护理管理,2021(5). DOI:10.3969/j.issn.1672-1756.2021.05.025.

[14]中国康复医学会心血管病预防与康复专业委员会.慢性心力衰竭心脏康复中国专家共识.［J］中华内科杂志，2020，59（12）.

[15]中国老年医学学会心电及心功能分会，中国医师协会心血管内科分会，中国心衰中国联盟专家委员会.慢性心力衰竭加重患者的综合管理中国专家共识2022.［J］中国循环杂志，2022，37（3）.

[16]周雪梅，钱红继,中华护理杂志2021年7月第56卷第7期

[17]吴永健，宋光远，中国循环杂志，2022，37（1）：12-23

[18]刘明，李平.基层医院心血管介入护理实用手册［M］.第10版.北京：科学技术文献出版社，2020.

[19]周雪梅，钱红继.经皮冠状动脉介入术后患者规范化饮水的审查指标及障碍因素分析［J］.中华护理杂志，2021，56（7）：1031-1037

[20]吴永健，宋光远.中国经导管主动脉瓣置换术临床路径专家共识（2021版）［J］.中国循环杂志，2022，37（1）：12-23

[21]李惠玲.护理人文关怀.北京大学医学出版社

[22]李惠玲，张秀伟.护理人文修养.北京：人民卫生出版社，2014.

[23]张镇静，李惠玲.护患沟通实践指导手册.南京：东南大学出版社，2008.

[24]胡大一，中国心脏康复与二级预防指南（2018版）。北京：北京大学医学出版社，2018.

[25]胡大一，孟晓萍，心脏康复。北京：人民卫生出版社，2018.

[26]何建桂，柳俊，心血管疾病预防与康复。广州：中山大学出版社，2020.

[27]郭航远，丁荣晶，规范化心脏康复中心建设与认证。浙江：浙江大学出版社，2018.

[28]李峥，刘宇，护理学研究方法。北京：人民卫生出版社。2018.

[29]李皎正，方月燕，关怀照护护理教育的核心.护理杂志，2000,47(6):22-28.

[30]马风岐，汤玉英，郑琳，人性化护理教育。护理杂志，1994,41(2):27-31.

[31]王菊吾，关怀照护的本质及内涵，护理研究，2005,19(1):1-2.

[32]胡月娟，关怀照护行为内涵的探讨．护理杂志，1994,41(1):34-39.

[33]刘玉馥，护理工作融人人文关怀的思想探讨，解放军护理杂志，2003,20(7):70-77.

[34]林宜昀，丘周萍，关怀之概念分析．护理杂志，2003,50(6):74-78.

[35]王琳．关于加强护理人文关怀教育的探讨，中国医学创新，2013,10(19):58-60.

[36]李秀萍，护理人文关怀概念的分析与研究现状，工企医刊，2013,(4):13-16.

[37] Froelicher V . Cardiac rehabilitation // Parmley W , Chatterjee K , eds . Cardiology . Philadelphia : JB Lippincott ,1988,]:1-17.

[38]Malory G , White P , Salcedo - Salgar J , The speed o healing o myocardial infarction : a study of the pathological anatomy in seventy -1wo cases , Am Heart J,1939,18:647-641.

[39] Levine S , Lown . " Armchair " treatment of acute coronary thrombosis . JAMA ,1952,148:1369.

[40]Newman L , Andrews M , Koblish M . Physical medieine and renabtation in acute myocardial in tion . Arch Intern Med ,1952,89:552-561.

[41] Cain H , Frasher W , Stivelman R . Graded activity program lor sale return to sel - care after myocardia infarction . JAMA ,1961,177:111-115.

[42]Boyle J , Lorimer A . Early mobilization after uncomplicated myocardial intarction . Lancet ,1973,346-349.

[43]Hutter A . Slidell V , Shine K , et al . Early hospital discharge after myocardial infarction . NEngl J Med ,1973,288:1141.

[44]Bloch A , Maeder J , Haisly J , et al . Early mobilization after myocardial infarction . Am JCardiol ,1974,34:152-157.

[45]Brummer P , Linko E , Kasanen A . Myocardial infarction treated by early ambulation . Am Heart J ,1956,52:269-272.

[46] Abraham A , Sever Y , Weinstein M . et al . Value of early ambulation in patients with and without complications after acuter myocardial infarction . NEngl JMed ,1975,292:719-722.

[47]WHO Expert committee . Report of the World Health Organization Expert Committee on Disability Prevention and Rehabilitation : Rehabilitation of patients with cardiovascular disease . Geneva : World Health Organization ,1964.

[48]Wenger N , Gilbert C , Skoropa M . Cardiac conditioning after myocardial infarction . An early inter - vention program . Cardiac Rehabil ,1971,2:17-22.

[49]Oldridge N , Gyatt G , Fischer M , et al . Cardiac rehabilitation after myocardial infarction . com - bined experience of randomized clinical trials . JAMA,1988,260:945-950.

[50] O ' Connor G , Buring J , Yusurf S , et al . An overview of randomized trials of rehabilitation with exer -cise after myocardial infarction , Circulation ,1989,80:234-244.